ESKKA BASIC SERIES

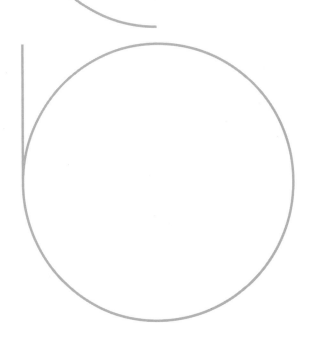

エスカベーシック

給食の運営管理論

計画と実務

改定新版

芦川 修貳［編著］

同文書院

JN057548

『エスカベーシック・シリーズ』の刊行にあたって

　今，管理栄養士・栄養士を取り巻く環境は激変している。2000年3月の「栄養士法」改正により，とりわけ管理栄養士は保健医療分野の重要な担い手に位置づけられた。しかし，現代の大きなテーマとなっている「食の安全」や国民の「健康保持活動」の分野で，管理栄養士・栄養士が十分な役割を果たしているかは意見が分かれるところである。

　同文書院では，2002年8月に「管理栄養士国家試験出題基準（ガイドライン）」が発表されたのを受けて，『ネオエスカ・シリーズ』を新ガイドラインに対応して全面的に改訂し，より資質の高い管理栄養士の育成を目指す教科書シリーズとしての強化を図ってきた。

　『エスカベーシック・シリーズ』は，『ネオエスカ・シリーズ』のいわば兄弟版として位置づけ，ガイドラインの「社会・環境と健康」「人体の構造と機能および疾病の成り立ち」「食べ物と健康」「基礎栄養学」「応用栄養学」「臨床栄養学」「公衆栄養学」「栄養教育論」「給食管理」の各分野の基本を徹底的に学ぶことに焦点をあて，応用力があり，各職域・現場で即戦力になりうる人材の養成を目指すことにした。

　本シリーズは『ネオエスカ・シリーズ』と同様，"基本的な事項を豊富な図表・イラストと平易な文章でわかりやすく解説する"とのコンセプトは踏襲しているが，より一層「コンパクト」に「見やすく」したのが最大の特徴で，内容もキーワードを網羅し，管理栄養士・栄養士養成施設校のみならず，栄養を学ぶすべての関係者に活用いただけるものと，自負している。

　2009年4月

監修者代表

（株）同文書院

執筆者紹介

【編著者】

芦川修貮（あしかわ しゅうじ）
北海道文教大学客員教授

服部富子（はっとり とみこ）
十文字学園女子大学名誉教授

【著　者】

伊澤正利（いざわ まさとし）
文教大学教授

金子裕美子（かねこ ゆみこ）
北海道文教大学講師

須永将広（すなが まさひろ）
独立行政法人国立病院機構渋川医療センター栄養管理室長

田中寛（たなか ひろし）
東京家政大学教授

登坂三紀夫（とさか みきお）
和洋女子大学教授

永井豊（ながい ゆたか）
華学園栄養専門学校専任講師

野原健吾（のはら けんご）
帝京平成大学助教

藤井茂（ふじい しげる）
元国際学院埼玉短期大学教授

藤井駿吾（ふじい しゅんご）
北海道文教大学講師

矢ヶ崎栄作（やがさき えいさく）
国立研究開発法人国立国際医療研究センター栄養管理室長

　健康増進法の第五章に規定される「特定給食施設」という呼称が，管理栄養士・栄養士に違和感なく受け入れられるようになりました。「特定給食施設」は，長年慣れ親しんだ「集団給食施設」が改称されたものです。

　健康増進法並びに健康増進法施行規則に規定される「特定給食施設」とは，『特定かつ多数の者に対して継続的に，1回100食以上または1日250食以上の食事を供給する栄養管理が必要な施設』です。

　健康増進法施行規則による「栄養管理の基準」の要旨は，

①　特定給食施設利用者の身体状況，栄養状態，生活習慣等（以下「身体状況等」という。）を定期的に把握し，これらに基づく適当な熱量および栄養素の量を満たす食事の提供と，その品質管理を行うとともに，その評価を行うように努めること。

②　食事の献立は，身体の状況等のほか，利用者の日常の食事の摂取量，嗜好などに配慮して作成するよう努めること。

③　献立表の掲示並びに熱量およびたんぱく質，脂質，食塩など主な栄養成分の表示等により，利用者に対して栄養に関する情報の提供を行うこと。

④　献立表その他必要な帳簿などは適正に作成し，当該特定給食施設に備え付けること。

⑤　衛生の管理は，食品衛生法その他関係法令の定めるところによること。

となっています。特定給食施設に勤務する管理栄養士・栄養士は，この「栄養管理の基準」に適応する給食を利用者に提供することを職務としています。

　一方，栄養士法で「栄養士」とは，『都道府県知事の免許を受けて，栄養士の名称を用いて栄養の指導に従事することを業とする者』と定義されています。管理栄養士・栄養士によって適切に栄養管理された安全・安心な食事は，もっとも優れた栄養指導・教育媒体です。よって，献立の作成から食材の調達，調理および配食にいたる給食管理業務を担当することは，栄養指導・教育媒体の作成を通じて栄養の指導に従事していることになります。

　また，「管理栄養士」とは，『厚生労働大臣の免許を受けて，管理栄養士の名称を用いて，傷病者の療養のため必要な栄養の指導，個人の身体状況等に応じた高度の専門知識・技術を要する健康の保持・増進のための栄養の指導，特定給食施設における利用者の身体状況等に応じた特別な配慮を要する給食管理，およびこれらの施設に対する栄養改善上必要な指導などを行なうことを業とする者』と免許業務が具体的に定義されています。

　現在の栄養士法関連法令の下では，「栄養士」でない「管理栄養士」は存在しません。特定給食施設に就職した栄養士はもとより管理栄養士であっても多くの人が，最初に経験する仕事は給食管理業務です。利用者（喫食者）による食事提供サービス評価の良し悪しには，管理栄養士・栄養士の技量が大きく影響しています。特定給食施設の栄養管理者たる管理栄養士・栄養士には，給食の運営管理に関する広範な専門的・実践的な知識・技術が求められています。

　本書は，管理栄養士・栄養士養成施設でそれぞれ免許取得を目指している皆様に，健康増進法施行規則に規定されている「栄養管理の基準」を，円滑に運営するために必要な知識・技術の修得の支援を目指して編集いたしました。将来，社会の期待に応え得る管理栄養士・栄養士となるため，少しでもお役に立てれば幸いです。

　　　2022年1月

　　編著者一同

c o n t e n t s ■もくじ

chapter 1 給食の概念

〈学習のポイント〉
●すべての給食施設に共通する「給食の目的」についての理解を深める。
●健康増進法における特定給食施設の定義などについて学ぶ。
●特定給食施設の施設種別，食事提供回数，経営形態，供食形態，配膳・配食形態別の分類について学ぶ。
●健康増進法の概要と関係法令に基づく給食施設に対する行政指導について学ぶ。
●給食運営のトータルシステムやサブシステムなどについて理解を深める。

Ⅰ　給食の目的と定義

1　すべての給食施設に共通する目的

　　給食施設における「給食の目的」は，様々な施設種別に関係なく共通する目的と，種別によるそれぞれの施設固有の目的とに分けて考えることができる。ここでは，各施設種に共通する目的を取り上げ，施設種別の目的については Chapter 9「特定給食施設種別の詳細」（p.169〜）にまとめているので参照いただきたい。

　　施設の種別を超えた給食における究極の共通目的とは，**食事の提供を通じて，利用者（喫食者）の QOL（=Quality of Life：生活の質）の向上に寄与すること**である。より具体的な内容を**表1－1**にまとめる。

表1－1　すべての給食施設に共通する目的

・利用者に，必要なエネルギーや栄養素を適切に提供することによる健康の保持・増進。
・食事や食生活と関係が深い疾病，特に生活習慣病の発症予防と重症化予防への寄与。
・施設において給食をともに喫食する利用者の円滑な人間関係の醸成。
・利用者の食費にかかる経済的負担の軽減。
・利用者とその家族および地域に対して，給食を活用した栄養指導の展開による健康・栄養に関する知識の普及・啓発（食育）の推進。

2　健康増進法と特定給食施設

　　給食施設とは，次の施設を指す。
○病院等医療施設　　　○老人ホーム等高齢者・介護福祉施設
○保育所等児童福祉施設　　　○身体等障害者福祉施設　　　○小・中学校等および

会社・工場等事業所など

○特定かつ多数の利用者を対象として継続的に食事を提供する施設

　飲食店等，営業施設に分類される規模の大きい食堂やレストランなどは，提供する食事の数は多数であっても利用者が不特定のため，「給食施設」とはみなされない。

1）特定給食施設の定義

　厚生労働省では，給食施設のうち健康増進法で規定する規模以上の施設を**特定給食施設**，それより規模の小さい施設を**その他の給食施設**に分類している（図1－1）。

　健康増進法ならびに健康増進法施行規則（厚生労働省令）における，特定給食施設の規定は次の通りである。

健康増進法　第20条第1項　※抜粋

　特定かつ多数の者に対して継続的に食事を提供する施設のうち，栄養管理が必要なものとして厚生労働省令で定めるものをいう。

健康増進法施行規則　第5条

　法第20条第1項の厚生労働省令で定める施設は，継続的に1回100食以上または1日250食以上の食事を提供する施設とする。

　健康増進法および健康増進法施行規則の規定から，特定給食施設とは，<u>特定かつ多数（1回100食以上または1日250食以上）の者に，継続的に食事を供給する栄養管理が必要な給食施設</u>と定義することができる。

　また，提供する食事数が健康増進法施行規則で規定する1回100食または1日250食に満たない小規模の施設は，便宜上「その他の給食施設」に位置づけられ，特定給食施設に準拠した行政指導の対象とされている。

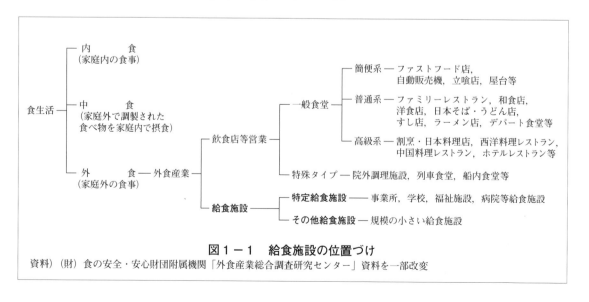

図1－1　給食施設の位置づけ

資料）（財）食の安全・安心財団附属機関「外食産業総合調査研究センター」資料を一部改変

2）特定給食施設の分類

一般的に特定給食施設は，各施設種別の特性に着目して次のように分類されることが多い。

（1）給食利用者による分類

- ・入院患者などを対象とした病院等医療施設における入院時食事療養（病院給食）
- ・老人ホーム等高齢者・要介護者を対象とした社会福祉施設給食
- ・保育所に代表される児童を対象とした児童福祉施設給食（保育所給食など）
- ・身体障害，知的障害および精神障害者を対象とした障害者福祉施設給食
- ・小学生および中学生などを対象とした学校給食
- ・会社・工場の勤労者などを対象とした事業所給食

（2）その他の分類

経営形態による分類，供食形態による分類，食事提供回数による分類および配膳・配食方式による分類を，**表1－2**にまとめた。

表1－2　形態，提供回数，配膳・配食方式による分類

①経営形態別による分類

直営方式	給食施設を設置する組織が直接運営に当たる。
委託方式	給食施設を設置する組織が，組織以外の給食会社などに運営を委ねる。
準直営方式	直営方式と委託方式の中間に位置し，系列会社や生活協同組合等の付属組織に運営を委ねる。
協同組合方式	規模の小さい企業などが給食のための協働組合を結成して運営する。

②供食形態別による分類[*1]

定食方式	主食，汁物，主菜，副菜など1食分の料理がセットされる選択肢のない「単一定食」，利用者が複数の定食から選択する「選択食」がある。
カフェテリア方式	利用者が複数の料理から好みに応じて選択することができる。食器に盛り付けられた料理の種類を選ぶ方式と，希望する料理の種類と量を自由に盛り付ける**バイキング方式**がある[*2]。

＊1　詳細はChapter3，p.73。

＊2　**バイキング方式：**Chapter3，p.75。

③食事提供回数による分類

1日1回給食	学校給食や事業所給食などで，昼などに1回食事を提供する。
1日2回給食	寄宿舎や寮などで，朝食と夕食の2回の食事を提供する。
1日3回給食	社会福祉施設給食や入院時食事療養（病院給食）[*3]などで，朝・昼・夕の3回の食事を提供する。

＊3　**入院時食事療養（病院給食）：**Chapter9，p.169参照。

④配膳・配食方式による分類

代表的な給食	配食・配膳方式名	提供方法
入院時食事療養	中央配膳方式	調理室で調理し，一人分ずつ盛り付けられた料理を，そこから各病棟の病室や食堂へ運ぶ。
	病棟配膳方式	調理室で調理した料理を各病棟の配膳室に運び，盛り付け・配膳を各々で行う。
	食堂方式	病棟配膳方式に加え，最終的な調理を各病棟で加え，盛り付け，配膳を行う。
学校給食*1	単独校調理場方式	校内にある調理施設で調理した料理を提供する。
	共同調理場方式	給食センターなどの施設で調理した料理を各学校に配送して提供する。
大規模事業所給食*2	食堂方式	社屋などの中に調理施設と供食場を備えた食堂で料理を提供する。
	弁当方式	外部委託業者などが調理済みの弁当を企業等に運搬して提供する。

*1 学校給食：Chapter9, p.206参照。

*2 事業所等給食：Chapter9, p.223参照。

3）特定給食施設の状況

（1）日本の給食運営の歴史

　はるか昔から，食事は生命を維持する営みであるとともに，あらゆる身体活動の源であり，ヒトの誕生から成長・発達，また健康の保持・増進を支えている。一方で，食事を摂ることは，生活に楽しみや潤いを演出する重要な行為でもある。人類の起源とともに始まった食事ではあるが，思いのほか食に関する記録は少ないと言われている。

　そのような状況の下で給食の要素を備えた食事の起源は，武士の戦時の兵糧や病人を収容する養生所における食事療法などに認めることができる。記録に残る大きなものとしては，海軍軍医総監・高木兼寛*3の『食物改良による脚気の撲滅』や，陸軍軍医総監・森林太郎*4の『日本兵食論』があり，将兵の脚気予防のための兵食の改善が主体となっていた。

　1870年代になって製糸工場では，遠隔地から募った女子工員のための昼食，また，寄宿舎における食事の提供がみられるようになり，これが現在の事業所給食の黎明と位置づけられる。1880年代には学校給食，1900年代初頭には病院給食，1930年代には現在の一般給食センターがそれぞれ黎明期を迎え，その後の福祉施設給食関係法令の整備などを経て，現在の給食運営の状況に至っている（**表1-3**）。

*3 **高木兼寛**：たかぎ・かねひろ（1849〜1920）。艦船の航海中に発生する脚気について，白米中心の食事が原因であることを予想し，麦や大豆，肉の供給量を増やすことで予防に成功する。後に脚気の原因は，ビタミンB1の欠乏によることが証明された。

*4 **森林太郎**：もり・りんたろう（1862〜1922）。作家・森鷗外の本名で，高木と同時期に陸軍軍医に従事。4年間のドイツ留学で，衛生学，細菌学などを修め，帰国後は旺盛な執筆活動の傍ら，長く軍医を務めた。

表1-3　日本の給食の歴史

年	主な出来事
1872（明治5）	群馬県富岡製糸工場で女工対象の給食を開始（**産業給食の黎明**）
1884（明治17）	海軍軍医総監・高木兼寛「食物改良論」脚気予防のため兵食に麦混合食を導入
1886（明治19）	陸軍軍医総監・森林太郎「日本兵食論」主食の米麦混合を提唱
1889（明治22）	山形県鶴岡市私立忠愛小学校で昼食給食を開始（**学校給食の黎明**）
1902（明治35）	東京築地の聖路加国際病院で給食を開始（**病院給食の黎明**）
1925（大正14）	佐伯矩（ただす）「私立栄養学校」を創設し栄養技手の養成を開始（**栄養士養成の黎明**）
1934（昭和9）	埼玉県川口市で栄養食炊事組合が栄養食配給を開始（**給食センターの黎明**）
1940（昭和15）	文部省「学校給食奨励規定」公布
1947（昭和22）	栄養士法[*1]，児童福祉法，食品衛生法公布
1948（昭和23）	医療法公布（**病院給食制度確立**），児童福祉施設最低基準通知
1950（昭和25）	病院における「完全給食制度」創設
1952（昭和27）	栄養改善法公布
1954（昭和29）	学校給食法公布
1956（昭和31）	中学校および高等学校夜間課程で学校給食を開始
1958（昭和33）	病院における「基準給食制度」創設（完全給食制度を改正）
1961（昭和36）	基準給食制度に特別食加算の導入
1962（昭和37）	栄養士法に管理栄養士の創設（登録制）
1963（昭和38）	老人福祉法公布（老人福祉施設給食の根拠法令）
1964（昭和39）	学校栄養職員の設置費補助制度の創設
1974（昭和49）	学校栄養職員の定数化
1978（昭和53）	定員41名以上の社会福祉施設に栄養士設置の義務化
1986（昭和61）	病院給食の業務委託が制度化
1988（昭和63）	集団給食施設「管理栄養士必置指定基準」制定
1994（平成6）	入院時食事療養[*2]制度創設（基準給食制度から移行）
2000（平成12）	管理栄養士免許業務の規定，管理栄養士登録制から免許制に改正
2002（平成14）	**健康増進法の公布**（栄養改善法の廃止）
2009（平成21）	「学校給食実施基準」「学校給食衛生管理基準」改正
2012（平成24）	保育所における「食事の提供ガイドライン」通知
2014（平成26）	「日本人の食事摂取基準（2015年版）」報告
2015（平成27）	「日本食品標準成分表2015年版（七訂）」報告
2019（令和元）	「日本人の食事摂取基準（2020年版）」報告
2020（令和2）	「日本食品標準成分表2020年版（八訂）」報告
2021（令和3）	「学校給食実施基準」一部改正

*1 **栄養士法（第1条）**：この法律で栄養士とは，都道府県知事の免許を受けて，栄養士の名称を用いて栄養の指導に従事することを業とする者をいう。（栄養の指導と給食の調理の関係は，「栄養士によって栄養管理された食事は，もっとも優れた栄養指導媒体である。」にかんがみて，栄養士が行う給食調理は栄養指導媒体の作成と位置づけられ，栄養指導の一環と考えることができる。）

*2 **入院時食事療養**：現在，病院等医療施設で提供される食事は，すべて医療の一環としての治療食と捉えられている。治療食の位置づけは，完全給食制度から基準給食制度を経て入院時食事療養制度へと発展してきた。

（2）給食運営の現状

　厚生労働省は，毎年「衛生行政報告例」により年度末現在の給食施設数などを公表している[*1]。2019（令和元）年度の「衛生行政報告例の概要」に公表された給食施設の総数は93,118施設であった（**表1-4**）。内訳で特定給食施設は51,110施設（54.9％），その他の給食施設が42,008施設（45.1％）となっている。

①過去5年間の給食施設の動向

　5年前の2015（平成27）年度との比較で，増加数および増加率がともに著しい上昇を示したのは児童福祉施設である。主たる要因は，行政の強力な後押しに伴う保育所および認定こども園の施設増によるものと考えられる。そのほかで施

*1 **衛生行政報告例**：衛生関係の法令の施行に伴う各都道府県等における衛生行政の実態を把握し，衛生行政運営の基礎資料を得ることが目的。全国の特定給食施設数などを知ることができる。

表1－4　給食施設の状況

		2015（平成27）年度	2019（令和元）年度	2019／2015年度	
				増減数	増減率（％）
特定給食施設	学校	15,769	15,523	△246	△1.6
	病院	5,659	5,639	△20	△0.4
	介護老人保健施設	2,811	2,860	49	1.7
	老人福祉施設	4,672	4,946	274	5.9
	児童福祉施設	12,467	14,035	1,568	12.6
	社会福祉施設	791	758	△33	△4.2
	事業所	5,607	5,433	△174	△3.1
	寄宿舎	574	528	△46	△8.0
	矯正施設	116	107	△9	△7.8
	自衛隊	189	193	4	2.1
	一般給食センター	402	354	△48	△11.9
	その他	687	734	47	6.8
特定給食施設小計		49,744	51,110	1,366	2.7
その他の給食施設		38,901	42,008	3,107	8.0
給食施設総計		88,645	93,118	4,473	5.0

資料）厚生労働省「令和元年度衛生行政報告例の概要」2021より作成

設数や増加率の高かったのは，老人福祉施設と介護老人保健施設である。一方，減少数および減少率が目立ったのは，減少数では学校，事業所，一般給食センターおよび寄宿舎，減少率では一般給食センター，寄宿舎，矯正施設および社会福祉施設であった。

　給食施設全体では，この5年間に4,473施設（5.0％）増加している。内訳では，特定給食施設が1,366施設（2.7％）の増加に対して，その他の給食施設は3,107施設（8.0％）と施設数および増加率ともに上回っていた。

②特定給食施設3分類の構成割合

　厚生労働省は，健康増進法令の規定に基づき，特定給食施設を「管理栄養士の設置を都道府県知事が指定する施設（指定施設）」（本書では，第1分類とした），「管理栄養士の設置努力規定対象施設」（本書では，第2分類とした。），「栄養士または管理栄養士の設置努力規定対象施設」（本書では，第3分類とした）に分類している（**表1－5**）。

　特定給食施設全体51,110施設の3分類による構成割合は，第1分類の2,838施設（5.6％），第2分類の12,495施設（24.4％）および第3分類の35,777施設（70.0％）であった。管理栄養士・栄養士の設置努力規定対象施設が94.4％を占め，管理栄養士設置の指定施設は5％程度にとどまっている。今後，第2分類施設まで管理栄養士設置の指定施設に，さらには第3分類まで栄養士または管理栄養士の設置指定施設への拡大が求められる。

表1−5　特定給食施設3分類構成割合（2019〈令和元〉年度末現在）

施設の分類	施設数	構成割合（%）
第1分類（指定施設）[※1]	2,838	5.6
第2分類[※2]	12,495	24.4
第3分類[※3]	35,777	70.0
全体	51,110	100.0

※1：第1分類（指定施設）：
・医学的管理を必要とする者に食事を提供する特定給食施設であって，継続的に1回300食以上または1日750食以上の食事を供給する施設
・上記以外で管理栄養士による特別な栄養管理を必要とする特定給食施設であって，継続的に1回500食以上または1日1,500食以上の食事を供給する施設
＝【管理栄養士の設置を都道府県知事が指定する施設】
※2：第2分類施設：
継続的に1回300食以上または1日750食以上の食事を供給する施設（ただし，第1分類施設を除く）
＝【管理栄養士の設置努力規定対象施設】
※3：第3分類施設：
継続的に1回100食以上または1日250食以上の食事を供給する施設（ただし，第1分類および第2分類施設を除く）
＝【栄養士または管理栄養士の設置努力規定対象施設】
資料）厚生労働省「令和元年度衛生行政報告例の概要」2021より作成

③　特定給食施設の種類別構成割合

　2019（令和元）年度「衛生行政報告例の概要」における特定給食施設51,110施設の種類別構成割合は，学校がもっとも多く30.4%，次いで児童福祉施設が27.5%，病院が11.0%，事業所が10.6%，老人福祉施設が9.7%および介護老人保健施設が5.6%となっていた（図1−2）。その他には，社会福祉施設，寄宿舎，矯正施設，自衛隊および一般給食センターなどが含まれている。

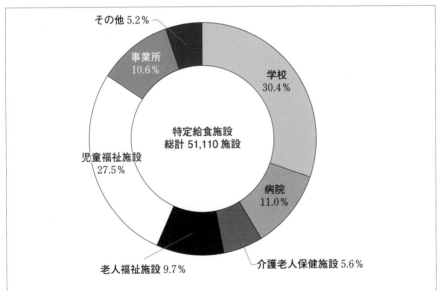

図1−2　特定給食施設の種類別構成割合（2019〈令和元〉年度末現在）
資料）厚生労働省「令和元年度衛生行政報告例の概要」2021を一部改変

Ⅱ　健康増進法と行政指導

　わが国の法令は，すべて憲法の規定に則って制定・施行されている。全般的な給食の運営管理に関係する法令の体系は，**表1－6**に示すように法律，政令，省令および告示*1 からなっている。

　さらに，法令を適切に施行するために，それぞれの法令を所管する府省から局長通知や課長通知が発出されている。この通知は，法令には含まれないが地方自治体の職員が，管内の組織や個人に対して行政指導を行うときのマニュアルに相当するものである。

　一方，都道府県や市町村などの地方自治体において，国の法令に相当するものが都道府県条例あるいは市町村条例である。

1　健康増進法と関連する基準

　給食の運営管理に関連する法令には，入院時食事療養では医療法，保育所給食では児童福祉法，および学校給食では学校給食法など施設の種別に適用される法令と，すべての特定給食施設に共通する事項を規定した健康増進法がある。

　管理栄養士・栄養士の身分を規定する法令は栄養士法である。一方，すべての特定給食施設共通の管理栄養士・栄養士の業務を規定する法令は**健康増進法**である。ここでは，健康増進法における給食の運営管理関連部分を取り上げる。

1）健康増進法の背景と目的

　健康増進法は，特定給食施設などにおける管理栄養士・栄養士が従事する業務を規定する法律で，2002（平成14）年に制定されている。健康増進法の前身は，1952（昭和27）年に制定された栄養改善法である。21世紀に入りわが国の健康・栄養施策の流れは，栄養素等摂取量の不足に対応する栄養改善から，生活習慣病の一次予防としての健康増進に転換が図られてきた。

　このような流れは，給食の運営管理に従事する管理栄養士・栄養士業務にも大きく影響し，幼少期から高齢期まで利用者の健康寿命の延伸に貢献する，科学的根拠に基づいた高品質の食事の提供が求められてきた。現状の健康増進法は，新

表1－6　給食の運営管理に関する法令

法令の種類	健康増進法関連の法令	議決・決定機関等
法律	健康増進法	国　会
政令	健康増進法施行令	内　閣
省令	健康増進法施行規則	厚生労働大臣
告示	厚生労働省告示第○号	厚生労働大臣

※告示の例：平成24年厚生労働省告示第430号「国民の健康の増進の総合的な推進を図るための基本的な方針」
資料）厚生労働省告示第199号「食事による栄養摂取量の基準」2015

しい時代に適応する給食の運営管理の根拠法令と位置づけられている。

健康増進法に規定されている目的は以下である。

第1条 この法律は，我が国における急速な高齢化の進展及び疾病構造の変化に伴い，国民の健康の増進の重要性が著しく増大していることにかんがみ，国民の健康の増進の総合的な推進に関し基本的な事項を定めるとともに，国民の栄養の改善その他の国民の健康の増進を図るための措置を講じ，もって国民保健の向上を図ることを目的とする。

2）健康増進法が定める給食の運営管理

給食の運営管理に関して，健康増進法には基準や栄養管理，行政による管理・監督などが規定されている。重要な内容となるため，以下に法令の原文を適宜補足資料等を加えて示す。

（1）食事摂取基準の規定（健康増進法第16条の2）

第16条の2[*1] 厚生労働大臣は，生涯にわたる国民の栄養摂取の改善に向けた自主的な努力を促進するため，国民健康・栄養調査その他の健康の保持増進に関する調査及び研究の成果を分析し，その分析の結果を踏まえ，食事による栄養摂取量の基準（以下この条において「食事摂取基準」という。）を定めるものとする。

2　食事摂取基準においては，次に掲げる事項を定めるものとする[*2]。

一　国民がその健康の保持増進を図る上で摂取することが望ましい熱量に関する事項

二　国民がその健康の保持増進を図る上で摂取することが望ましい次に掲げる栄養素の量に関する事項

イ　国民の栄養摂取の状況からみてその欠乏が国民の健康の保持増進を妨げているものとして厚生労働省令[*3]で定める栄養素

ロ　国民の栄養摂取の状況からみてその過剰な摂取が国民の健康の保持増進を妨げているものとして厚生労働省令[*4]で定める栄養素

3　厚生労働大臣は，食事摂取基準を定め，又は変更したときは，遅滞なく，これを公表するものとする。

（2）栄養指導員の任命（健康増進法第19条※主旨）

第19条 都道府県知事（保健所を設置する市にあっては市長または特別区にあっては区長）は，住民の健康の増進を図るために必要な栄養指導，その他の保健指導のうち，特に専門的な知識および技術を必要とする業務を行う者として，医師または管理栄養士の資格を有する職員のうちから栄養指導員を命ずる。

（3）特定給食施設の届出の規定（健康増進法第20条）

第20条 特定給食施設を設置した者は，その事業の開始の日から1カ月以内に，その施設の所在地の都道府県知事（保健所設置市の市長または特別区の区長）に，健康増進法施行規則で定める事項[*5]を届け出なければならない。

[*1] **健康増進法第16条の2**：同法第16条は，「生活習慣病の発生の状況の把握」を規定している。第16条の2は，「食事摂取基準」を規定しており，第16条とは別の条となる。ただし，「第16条の1」とは表記されない。

[*2] **健康増進法第16条の2第2項**：第16条の2では食事摂取基準を規定し，第2項として「食事摂取基準に掲げる事項」を定めている。この場合も「健康増進法第16条の2第1項」とは表記されない。ここでは「○法第○条の2」「○法第○条第2項」との違いを理解されたい。なお，厚生労働大臣による公表は，同条第3項になる。

また第16条の2第2項の次の一および二は，同条第2項「第1号」および「第2号」である。次のイおよびロは，「健康増進法第16条の2第2項第2号のイ」とし，国民の栄養摂取の状況からみて…（以下略）と表現される。

[*3] 健康増進法施行規則第11条（表1−7）

[*4] 健康増進法施行規則第11条（表1−7）

[*5] 健康増進法施行規則第6条（表1−8）

表1-7　食事摂取基準が定める栄養素（健康増進法施行規則第11条より）

欠乏が健康の保持増進に影響を与える栄養素
①たんぱく質 ②n-6系脂肪酸およびn-3系脂肪酸 ③炭水化物および食物繊維 ④ビタミンA，ビタミンD，ビタミンE，ビタミンK，ビタミンB$_1$，ビタミンB$_2$，ナイアシン，ビタミンB$_6$，ビタモンB$_{12}$，葉酸，パントテン酸，ビオチンおよびビタミンC ⑤カリウム，カルシウム，マグネシウム，リン，鉄，亜鉛，銅，マンガン，ヨウ素，セレン，クロムおよびモリブデン
過剰な摂取が健康の保持増進に影響を与える栄養素
①脂質，飽和脂肪酸およびコレステロール ②糖類（単糖類または二糖類であって，糖アルコールでないもの） ③ナトリウム

2　特定給食施設の届出を行った者は，届出事項に変更が生じたときには変更の日から1カ月以内に，その旨を都道府県知事（保健所設置市の市長または特別区の区長）に届け出なければならない。また，給食を休止または廃止した時も，同様の届出を行わなければならない。

表1-8　特定給食施設の届出事項（健康増進法施行規則第6条より）

①給食施設の名称および所在地 ②給食施設の設置者の氏名および住所（法人にあっては，給食施設の設置者の名称，主たる事務所の所在地および代表者の氏名） ③給食施設の種類 ④給食の開始日または開始予定日 ⑤1日の予定給食数および各食ごとの予定給食数 ⑥管理栄養士および栄養士の員数

（4）特定給食施設における栄養管理（健康増進法第21条）

第21条　特定給食施設であって特別な栄養管理が必要なものとして，厚生労働省令[*1]で定めるところにより都道府県知事が指定する施設の設置者は，当該特定給食施設に管理栄養士を置かなければならない。

2　都道府県知事が指定した管理栄養士を置かなければならない特定給食施設以外の特定給食施設の設置者は，厚生労働省令[*2]健康増進法施行規則の定めるところにより，当該特定給食施設に栄養士または管理栄養士を置くように努めなければならない。

3　特定給食施設の設置者は，管理栄養士・栄養士の設置に係る規定のほか，厚生労働省令[*3]で定める基準に従って，適切な栄養管理を行わなければならない。

*1　健康増進法施行規則第7条（表1-9）

*2　健康増進法施行規則第8条（表1-10）

*3　健康増進法施行規則第9条（表1-11）

表1－9　特別の栄養管理が必要な給食施設の指定（健康増進法施行規則第7条より）

①医学的な管理を必要とする者に食事を供給する特定給食施設であって，継続的に1回300食以上または1日750食以上の食事を提供するもの
②医学的な管理が必要な特定給食施設以外の管理栄養士による特別な栄養管理を必要とする特定給食施設であって，1回500食以上または1日1,500食以上の食事を提供するもの

表1－10　特定給食施設における栄養士等（健康増進法施行規則第8条より）

　健康増進法第21条の規定により栄養士または管理栄養士を置くように努めなければならない特定給食施設のうち，1回300食または1日750食以上の食事を供給するものの設置者は，当該施設におかれる栄養士のうち少なくとも一人は管理栄養士であるように努めなければならない。

表1－11　栄養管理の基準（健康増進法施行規則第9条より）

①利用者（当該特定給食施設を利用して食事の提供を受ける者）の身体の状況，栄養状態，生活習慣等を定期的に把握し，これらに基づき適切な熱量および栄養素の量を満たす食事の提供およびその品質管理を行うとともに，これらの評価を行うように努めること。
②食事の献立は，身体の状況などのほか，利用者の日常の食事の摂取量，嗜好等に配慮して作成するように努めること。
③献立表の掲示並びに熱量およびたんぱく質，脂質，食塩等の主な栄養成分の表示などにより，利用者に対し栄養に関する情報の提供を行うこと。
④献立表その他必要な帳簿等を適正に作成し，当該施設に備え付けること。
⑤衛生の管理については，食品衛生法その他関係法令*1の定めるところによること。

*1　病院等医療施設では「医療法」，小中学校等義務教育諸学校では「学校給食法」，事務所等では「労働安全衛生規則」などが該当する。

(5) 行政による指導および助言（健康増進法第22条）

第22条　都道府県知事（保健所設置市の市長または特別区の区長）は，特定給食施設の設置者に対して，健康増進法第21条第1項または第3項の規定による栄養管理の実施を確保するために必要があると認めるときは，当該栄養管理の実施に関し必要な指導および助言をすることができる。

(6) 行政による勧告および命令（健康増進法第23条）

第23条　都道府県知事（保健所設置市の市長または特別区の区長）は，健康増進法第21条第1項の規定に違反して管理栄養士を置かず，もしくは同条第3項の規定に違反して適切な栄養管理を行わず，または正当な理由がなく栄養管理をしない特定給食施設の設置者があるときは，管理栄養士を置き，または適切な栄養管理を行うよう勧告をすることができる。

2　都道府県知事（保健所設置市の市長または特別区の区長）は，勧告を受けた特定給食施設の設置者が，正当な理由がなくその勧告に係る措置を取らなかったときは，当該特定給食施設の設置者に対し，その勧告に係る措置をとるべきことを命ずることができる。

(7) 立入検査等（健康増進法第24条）

第24条　都道府県知事（保健所設置市の市長または特別区の区長）は，健康増進法第21条第1項または第3項の規定による栄養管理の実施を確保するために必要があると認めるときは，特定給食施設の設置者もしくは管理者に対し，その業務に関し報告をさせ，または栄養指導員に当該施設に立ち入らせ，業務の状況もしくは帳簿，書類その他の物件を検査させ，関係者に質問させることができる。

2　立入検査または質問をする栄養指導員は，その身分を示す証明書「栄養指導員の証」を携帯し，関係者に提示しなければならない。

3　健康増進法第24条第1項の規定による権限は，犯罪捜査のために認められたものと解釈してはならない。

2　行政指導

　特定給食施設において，給食の運営管理に係る管理栄養士・栄養士が対応している行政指導は，厚生労働省，都道府県等の衛生主管部（局）および保健所の栄養指導員や食品衛生監視員による，健康増進法や食品衛生法などの法令に基づく指導が主体となっている。

　一方，学校給食には，文部科学省，都道府県教育委員会および市区町村教育委員会による学校給食法関連法令に基づく指導がある。

　特定給食施設の運営管理に関する行政指導の根拠は，健康増進法や食品衛生法関連の法令とともに，法令に基づく行政指導を円滑に施行するために発出される「通知」に沿って行われている（表1－12）。

　特定給食施設において，有能な給食運営の管理・監督者となるために管理栄養士・栄養士は，行政指導の窓口となる保健所の栄養指導員などが行う行政指導の

表1－12　厚生労働省が発出した通知の種類とあて先および通知の例

通知の種類	発出者	宛先	通知の例
事務次官通知	厚生労働事務次官	都道府県知事，政令市市長，特別区区長	「今後のたばこ対策について」
局長通知	健康局長	都道府県知事，政令市市長，特別区区長	「健康増進法等の施行について」
課長通知	がん対策・健康増進課長	都道府県，政令市，特別区の各衛星主管部（局）長	「特定給食施設における栄養管理に関する指導および支援について」

マニュアルに相当する関連通知について習熟し，行政が特定給食施設に何を求めているかを理解した上で，適切な対応に努めなければならない。なお，法令および通知はすべて公表され，例えば『栄養調理六法*1』などに収載されている。

*1 栄養調理関係法令研究会『栄養調理六法 令和4年版』新日本法規出版，2021

1）特定給食の運営に係る行政指導の実際

ここでは，給食の運営管理に係る行政指導の理解を容易にするため健康増進法関連の法令に基づく通知の代表として，「**特定給食施設における栄養管理に関する指導・支援等について*2**」から，特定給食施設における栄養管理に関する指導・支援等と栄養管理に係る留意事項を示した資料1と2を取り上げている（**表1－13，表1－14**）。

*2 2020（令和2）年3月31日付け厚生労働省健康局健康課長通知

特定給食施設において管理栄養士・栄養士は，関係法令および通知に基づいて給食の運営管理を行っている*3。関係法令の改定や発出された通知の内容は，都道府県や保健所を通じて周知される。

この課長通知は，都道府県等保健所を設置する地方自治体に向けたものである。しかし，特定給食施設における給食の運営管理の基本的事項が示されているので，都道府県等や保健所では通知に基づいた行政指導を行うことになる。特定給食施設の管理栄養士・栄養士は，通知の内容を日常の業務の中で励行しておくことが求められる。文書の内容は本教科書の各章と深く関わるものであり，管理栄養士・栄養士は，給食の運営管理の専門職として円滑に給食の運営を遂行するため，これら文書の内容を習熟・理解しておくことが求められる。

*3 通知等の発出者の名称：通知等の発出後，組織の改編等により名称が変る場合があるが，この時，全ての通知を出し直すことは行われない。そのため，改編前の職名による通知がそのまま残ることになるが，新職名に読み替えて対応する。新たに通知が発出されたときに，改訂が図られる。

表1－13　特定給食施設における栄養管理に関する指導・支援等について

別添1

第1　特定給食施設等に関する基本的事項について

1　特定給食施設は，健康増進法（平成14年法律第103号。以下「法」という。）第20条第1項に規定される施設であり，特定かつ多数の者に対して継続的に食事を供給する施設のうち栄養管理が必要なもの（継続的に1回100食以上又は1日250食以上の食事を供給する施設）をいう。

なお，施設外で調理された弁当等を供給する施設であっても，当該施設の設置者が，当該施設を利用して食事の供給を受ける者に一定の食数を継続的に供給することを目的として，弁当業者等と契約をしている場合には特定給食施設の対象となること。

2　特定給食施設に対する指導を効率的に行う観点から，関係施設の設置者，管理者等の理解と協力を得ながら，法第20条第1項の届出が適切に行われるよう対応すること。

なお，同一敷地内に施設の種類や利用者（特定給食施設を利用して食事の供給を受ける者をいう。以下同じ。）の特性が明らかに異なる特定給食施設が複数設置されている場合は，それぞれ別の特定給食施設として届出をさせることが適当である。

3　法第22条に基づく特定給食施設の設置者に対する指導及び助言は，都道府県知事（保健所を設置する市又は特別区にあっては市長又は区長。）が法第21条第1項又は第3項の規定による栄養管理の実施を確保するために必要があると認めるときに行うものである。そのため，法第22条に基づく指導及び助言を行う場合には，その内容等については慎重に判断すること。

4　法第24条に基づく立入検査等は，法第22条に基づく指導及び助言や法第23条に基づく勧告及び命令を行うことを前提としたものである。

5　法第18条第1項第2号に基づく指導及び助言は，特定給食施設のほか，特定かつ多数の者に対して継続的に食事を供給する施設として各自治体の条例等に基づき把握される特定給食施設以外の施設（以下「その他の施設」という。）も対象となる。

　また，当該指導及び助言は，栄養指導員が栄養管理の実施に関し必要な事項について行うものであり，例えば，特定給食施設及びその他の施設（以下「特定給食施設等」という。）において最低限の栄養管理が行われているものの，よりよい食事の供給を目指すために助言をするような場合も想定される。

第2　法第18条第1項第2号に基づく指導・助言等に係る留意事項について
1　現状分析に基づく効率的・効果的な指導・支援等の実施について

(1) 地域全体の食環境が向上するよう，管内施設全体の栄養管理状況及び地域の課題を踏まえた上で，課題解決に向けて効果的な指導計画を作成し，計画的に指導・支援等を行うこと。

(2) 管理栄養士又は栄養士の配置状況を分析し，未配置施設においても適切な栄養管理がなされるよう指導計画を作成するとともに，管理栄養士又は栄養士の配置が促進するよう助言すること。

(3) 病院・介護老人保健施設等については，地域の医療・介護等の質の向上を図る観点から，管内の医療機関等と必要なネットワークの構築に向けた調整を行い，入退院（入退所）前後の連携を促す支援も行うこと。

(4) 専門職としての高度な技能の確保に向けた取組については，職能団体[1]の協力が得られるよう調整することとし，自治体が行う研修等と連携又は棲み分けを行い，計画的に当該地域の管理栄養士・栄養士の教育を行うこと。

- - - - - - - - - - - - -
[1]　各都道府県に設置されている公益社団法人○○県栄養士会やその支部組織等が該当する。
- - - - - - - - - - - - -

(5) 事業所については，利用者に応じた食事の提供とともに，特定健診・特定保健指導等の実施もあわせ，利用者の身体状況の改善が図られるよう，指導・支援等を行うこと。

(6) 特定給食施設等に対して，他法令に基づく指導等を行う部署とは定期的

に情報共有を行い，効果的な指導・助言のための連携体制の確保に努めること。なお，学校への指導については，教育委員会と連携して行うこと。

(7) 給食業務を委託している場合は，栄養管理の責任は施設側にあるので，委託事業者の業務の状況を定期的に確認させ，必要な指示を行わせること。

(8) 栄養改善の効果を挙げている好事例を収集し，他の特定給食施設へ情報提供するなど，効果的な実践につながる仕組みづくりに努めること。

(9) その他の施設に対する指導・支援等に関しては，地域全体の健康増進への効果の程度を勘案し，より効率的・効果的に行うこと。

2 特定給食施設等における栄養管理の評価と指導計画の改善について

(1) 各施設の栄養管理の状況について，施設の種類別，管理栄養士・栄養士の配置の有無別等に評価を行うなど，改善が必要な課題が明確となるような分析を行うこと。

(2) 評価結果に基づき，課題解決が効率的・効果的に行われるよう，指導計画の改善を図ること。また，評価結果については，研修等の企画・立案の参考にするとともに，関係機関や関係者と共有する体制の確保に努めること。

(3) 利用者の身体状況の変化や栄養管理の状況等について評価を行い，栄養管理上の課題を抽出し，その課題から指導・支援等を重点的に行う施設の抽出を行うこと。

(4) 栄養管理上の課題抽出に当たっては，特に児童福祉施設，学校，事業所，寄宿舎等の健康増進を目的とした施設において提供される食事のエネルギー量の過不足の評価については，肥満及びやせに該当する者の割合の変化を参考にすること。

なお，提供栄養量の評価に当たっては，身体状況等の変化から給与栄養目標量の設定が適切であるかの確認を併せて行うことが重要であり，単に施設が設定した目標量と提供量が乖離していることをもって不足又は過剰と判断することは適切ではないこと[*1]。

(5) 特定給食施設等に対し，栄養管理の状況について報告を求める場合には，客観的に効果が評価できる主要な項目とすること。例えば，医学的な栄養管理を個々人に実施する施設に対し，給与栄養目標量や摂取量の平均的な数値の報告を求める必要性は乏しく，身体状況の変化等から栄養管理に課題のある可能性の高い利用者に提供される食事の内容等を優先的に確認し，評価すること。

ただし，利用者の多くに栄養管理上の課題が見受けられる場合には，基本となる献立（個別対応用に展開する前の献立）に課題がある可能性が高いため，施設の状況に応じて指導・助言等を行うこと。

(6) 病院・介護老人保健施設等については，栄養管理を行うために必要な連携体制が構築され，適切に機能しているかを確認すること。

*1 エネルギーについては体重の変化量とBMIの分布から，適正体重への移行および目標範囲内対象割合の評価。栄養素については摂取量の分布と推定平均必要量から，推定平均必要量を下回っている人の割合を評価する（詳細はChapter2，p.29を参照のこと）。

(7) 栄養管理上の課題が見られる場合には，施設長に対し，評価結果を踏まえた課題解決への取組を促すこと。また，必要に応じて，改善状況又は改善計画について報告を求めること。

3 危機管理対策について
(1) 健康危機管理対策の一環として，災害等に備え，食料備蓄の確保を促すとともに，期限前の有効活用について助言すること。
(2) 災害等発生時でも適切な食事が供給されるよう，特定給食施設が担う役割を整理し，施設内及び施設間の協力体制の整備に努めること。

第3 管理栄養士を置かなければならない特定給食施設について
　特定給食施設のうち，健康増進法施行規則第7条各号に掲げる施設については，法第21条第1項の規定により管理栄養士を置かなければならないこととされているところ，これらの施設を指定する場合の運用の留意点は以下のとおりである。

　なお，特定給食施設に該当するか否かの判断において，例えば，病院内の職員食堂など当該施設の利用者以外の者に供給される食数も含めることとしても差し支えないが，管理栄養士を置かなければならない施設として指定する際の食数については，除外することが適当である。

1 規則第7条第1号の指定の対象施設（一号施設）について
(1) 規則第7条第1号に掲げる特定給食施設（以下「一号施設」という。）とは，病院，介護老人保健施設又は介護医療院（以下「病院等」という。）に設置される特定給食施設であって，1回300食以上又は1日750食以上の食事を供給するものをいうこと。
(2) 供給食数の実績が1回300食未満及び1日750食未満の特定給食施設であっても，許可病床数（又は入所定員）300床（人）以上の病院等に設置されている特定給食施設は，一号施設とすること。

　なお，(1) で示したとおり，1日の食事の供給数が750食以上であれば，許可病床数（又は入所定員）が300床（人）未満の場合であっても，一号施設とすること。
(3) 病院等を含む複数の施設を対象に食事を供給する特定給食施設については，当該病院等の許可病床数（入所定員）の合計が300床（人）以上である場合に，一号施設とすること。

2 一号施設以外の特定給食施設
(1) 規則第7条第2号に掲げる特定給食施設（以下「二号施設」という。）とは，以下の①から⑥に該当する施設のうち，継続して1回500食以上又は1日1,500食以上の食事を供給するものをいうこと。
　① 生活保護法第38条に規定する救護施設及び更生施設
　② 老人福祉法第5条の3に規定する養護老人ホーム，特別養護老人ホーム

及び軽費老人ホーム

③ 児童福祉法第37条に規定する乳児院, 同法第41条に規定する児童養護施設, 同法第42条第1号に規定する福祉型障害児入所施設, 同法第43条の2に規定する児童心理治療施設, 同法第44条に規定する児童自立支援施設

④ 独立行政法人国立重度知的障害者総合施設のぞみの園法第11条第1項の規定により設置する施設

⑤ 障害者の日常生活及び社会生活を総合的に支援するための法律第5条第11項に規定する障害者支援施設

⑥ 事業所, 寄宿舎, 矯正施設, 自衛隊等（以下「事業所等」という。）

(2) 複数施設を対象に食事を供給する特定給食施設については, 1（3）に該当する場合を除き, 一号施設又は二号施設の対象となる施設種別である施設に供給する食事数の合計が1回500食以上又は1日1,500食以上である場合には, 二号施設とすること。

この場合, 病院等に対し1回に供給する食数については, 供給食数の実績ではなく, 許可病床数又は入所定員数（1日に供給する食事数については, 許可病床数又は入所定員数の3倍の数）として取り扱うものとすること。

3　その他, 社会福祉施設等に食事を供給する特定給食施設について

(1) 法第21条第1項の指定の対象施設となる特定給食施設のうち, 法令等により栄養士を必置とされている複数の社会福祉施設及び児童福祉施設（以下「社会福祉施設等」という。）に限り食事を供給する施設にあっては, それぞれの社会福祉施設等に配置されている栄養士が各施設において栄養業務を行っていることに鑑み, 法第21条第1項の指定の対象施設となる社会福祉施設等に供給される食事数が1回500食以上又は1日1,500食以上となるものがある場合には, 二号施設とみなされること。

(2) 特定給食施設が複数の施設に食事を供給する場合であって, 当該供給先の施設に法令等により栄養士を必置としない施設を含むときは, 特定の対象者に継続的に食事を供給し, 一号施設又は二号施設の対象となる施設種別である施設に供給される食事数が1回500食以上又は1日1,500食以上となる場合に, 二号施設とみなされること。

ただし, 供給先の施設を特定給食施設等として把握し, 個別に管理する場合には, 食数から除外することとし, 重複することのないようにすること。

(3) 事業所等に対し食事を供給する特定給食施設にあっては, 当該特定給食施設により事業所等に供給される食事が主として事業所等に勤務又は居住する者により喫食され, かつ, 事業所等で勤務又は居住する者の概ね8割以上が当該給食施設で供給する食事を喫食するものであって1回500食以上又は1日1,500食以上供給する場合, 二号施設とみなされること。

資料）厚生労働省健康局健康課長通知「特定給食施設における栄養管理に関する指導・支援等について」2020

表 1 － 14　特定給食施設が行う栄養管理に係る留意事項について

別添2

第1　趣旨

　健康増進法（平成14 年法律第103号。以下「法」という。）第20 条の規定に基づき設置・届出された特定給食施設において，当該特定給食施設の設置者は，法第21 条第3項の規定により，健康増進法施行規則（平成15年厚生労働省令第86号）第9条の基準（以下「栄養管理基準」という。）に従って適切な栄養管理を行わなければならないこととされているところ，本留意事項は，その運用上の留意点を示したものである。

　特定給食施設の設置者及び管理者は，適切な栄養管理がなされるよう，体制を整えること。

　なお，給食業務を委託している場合にあっては，栄養管理の責任は施設側にあるので，委託事業者の業務の状況を定期的に確認し，必要な指示を行うこと。

第2　特定給食施設が行う栄養管理について

1　身体の状況，栄養状態等の把握，食事の提供，品質管理及び評価について

(1) 利用者の性，年齢，身体の状況，食事の摂取状況，生活状況等を定期的に把握すること。なお，食事の摂取状況については，可能な限り，給食以外の食事の状況も把握[*1]するよう努めること。

(2) (1) で把握した情報に基づき給与栄養量の目標を設定し，食事の提供に関する計画を作成すること。

　なお，利用者間で必要な栄養量に差が大きい場合には，複数献立の提供や量の調整を行う等，各利用者に対して適切な選択肢が提供できるよう，工夫すること。複数献立とする場合には，各献立に対して給与栄養量の目標を設定すること。

(3) (2) で作成した計画に基づき，食材料の調達，調理及び提供を行うこと。

(4) (3) で提供した食事の摂取状況を定期的に把握するとともに，身体状況の変化を把握するなどし，これらの総合的な評価を行い，その結果に基づき，食事計画の改善を図ること。

(5) なお，提供エネルギー量の評価[*2]には，個々人の体重，体格の変化並びに肥満及びやせに該当する者の割合の変化を参考にすること。

　ただし，より適切にエネルギー量の過不足を評価できる指標が他にある場合はこの限りではない。

2　提供する食事（給食）の献立について

(1) 給食の献立は，利用者の身体の状況，日常の食事の摂取量に占める給食の割合，嗜好等に配慮するとともに，料理の組合せや食品の組合せにも配慮して作成するよう努めること。

---

*1　学校や事業所などで昼食だけを提供する場合には，朝食と夕食を給食以外から摂取することになる。給食以外の食物摂取状況を把握した栄養管理が求められている。

*2　個人別の体重変化量，体格の変化は体格指数による（乳幼児にはカウプ指数，学童にはローレル指数，それ以上の年齢ではBMIが主に用いられる。Chapter2も参照のこと）。

(2) 複数献立や選択食（カフェテリア方式）のように，利用者の自主性により料理の選択が行われる場合には，モデル的な料理の組合せを提示するよう努めること。

3 栄養に関する情報の提供について

(1) 利用者に対し献立表の掲示や熱量，たんぱく質，脂質，食塩等の主要栄養成分の表示を行うなど，健康や栄養に関する情報の提供を行うこと。

(2) 給食は，利用者が正しい食習慣を身に付け，より健康的な生活を送るために必要な知識を習得する良い機会であるため，各々の施設の実情に応じ利用者等に対して各種の媒体を活用することなどにより知識の普及に努めること。

4 書類の整備について

(1) 献立表など食事計画に関する書類とともに，利用者の身体状況など栄養管理の評価に必要な情報について適正に管理すること。

(2) 委託契約を交わしている場合は，委託契約の内容が確認できるよう委託契約書等を備えること。

5 衛生管理について

給食の運営は，衛生的かつ安全に行われること。具体的には，食品衛生法（昭和22 年法律第233 号），「大規模食中毒対策等について」（平成9年3月24 日付け衛食第85 号生活衛生局長通知）の別添「大量調理施設衛生管理マニュアル」その他関係法令等の定めるところによること。

第3 災害等の備え

災害等発生時であっても栄養管理基準に沿った適切な栄養管理を行うため，平時から災害等発生時に備え，食料の備蓄や対応方法の整理など，体制の整備に努めること。

資料）厚生労働省健康局健康課長通知「特定給食施設における栄養管理に関する指導・支援等について」2020

2）衛生行政報告例に見る行政指導の状況

衛生行政報告例（保健・衛生行政業務報告）は，先述の通り厚生労働省によって衛生関係法令の施行に伴う各都道府県，指定都市および中核市における衛生行政の実態を数量的に把握し，国や地方公共団体の衛生行政運営の基礎資料を得ることを目的として，毎年取りまとめが行われている。

「特定給食施設に対する指導・監督」では，保健所等の栄養指導員が行った指定施設（都道府県知事から管理栄養士の配置を指定された特定給食施設）に対する指導・助言数，および指定施設以外の特定給食施設に対する指導・助言件数が収載されている。給食運営の管理者である管理栄養士・栄養士は，特定給食施設に対する行政指導の状況を確認し，適切に対応していかなければならない。

Ⅲ　給食システム

　給食システムとは，それぞれの給食施設が，給食目的の効率的な達成を目指して給食を運営するために，運営の要素である栄養・食事管理，生産（調理）管理，品質管理，衛生・安全管理，経営管理および施設・設備管理などの管理業務を有機的・系統的に関連付けて組織化し，給食施設全体としてまとまった機能が発揮できるようにする集合体（仕組み）のことである。

1）給食のサブシステム

　給食における**サブシステム**とは，給食システムを構築する機能単位に分割された個々の管理業務のことである。『給食経営管理用語辞典[*1]』では，栄養・食事管理，献立管理，食材管理，生産（調理作業）管理，会計・原価管理，品質管理，衛生管理，施設・設備管理，組織管理，人事管理，労務管理，会計・原価管理，食事提供管理および顧客（利用者）管理をサブシステムの要素としているが，給食施設の規模に応じてシステムの集約や情報管理を加えられるなど必ずしも定まっていない。**図1－3**では「サブシステムとトータルシステム」を例示した。

　サブシステムは，直接的に食事の生産に関わる「実働サブシステム」と，直接食事の生産には関わらないが給食の運営が効率的・効果的に行われるよう，生産活動を側面から間接的に支援する「支援サブシステム」に分類される。

　実働サブシステムは，栄養・食事管理システム，献立管理システム，食材管理システム，生産（調理）管理システム，会計・売上げ管理システム，品質管理シ

*1　日本給食経営管理学会監修『給食経営管理用語辞典　第3版』第一出版，2020

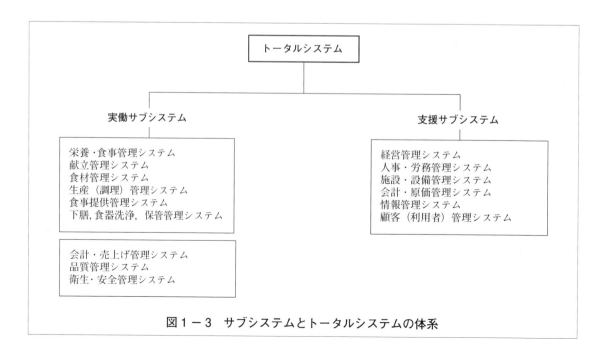

図1－3　サブシステムとトータルシステムの体系

表1－15　サブシステムと管理の対象

サブシステム名	管理対象
栄養・食事管理システム	給与栄養量・目標量，食品構成，献立表等
献立管理システム	献立計画，予定・実施献立表，食事評価等
食材管理システム	発注，検収，保管温度・場所，払出し，在庫等
生産（調理）管理システム	生産量，食事の品質，工程表，食材，職員等
食事提供管理システム	利用・喫食数，配膳・配食，職員，残飯・菜等
下膳，食器洗浄・保管管理システム	下膳，食器洗浄，保管庫・温度，職員，時間等
会計・売上げ管理システム	単価，食数，要望・要求，利用率，食事評価等
品質管理システム	安全・衛生，給与栄養量，経済性，満足度等
衛生・安全管理システム	大量調理施設衛生管理マニュアル規定事項等
経営管理システム	原価，売上高，利益率，業績評価，設備計画等
人事・労務管理システム	職員の採用・配置・昇格・退職，教育・訓練等
施設・設備管理システム	調理場・付属施設，熱源・給排水・照明設備等
会計・原価管理システム	食材料費，人件費，施設・設備費，水光熱費等
情報管理システム	利用・経営状況，食材価格，給食管理情報等
顧客（利用者）管理システム	利用者動向，給食に対するニーズとウォンツ等

ステムおよび衛生・安全管理システムなどの諸システムより構成される。

　一方，**支援サブシステム**は，経営管理システム，人事・労務管理システム，施設・設備管理システム，会計・原価管理システム，情報管理システム，および顧客（利用者）管理システムなどで構成される。各サブシステムの管理対象を**表1－15**に示す。

2）給食運営のトータルシステム

　給食における**トータルシステム**は，実働サブシステムと支援サブシステムを両輪とするものである。給食の運営に関わる各サブシステムが，個々に効率的・効果的に機能するとともに，それぞれのサブシステムが互いに連携・共働することで，より大きな成果を追求するために形成されてきた管理システムである。

　給食施設において実働サブシステムを担う現場の職員と，支援サブシステムを担う管理者などが，給食目的の効率的・効果的実現を目指して共働できる職場づくりを推進する必要がある。実働サブシステムを統括する管理者である管理栄養士・栄養士は，実働サブシステムにも支援サブシステムにも密接な関わりを持っている。

　それゆえ，実働サブシステムと支援サブシステムとを円滑に連携させ，職場の活性化を推進する大切な役割を担っている。

3）給食システムの評価

　給食システムの評価は，給食施設で設定された給食目的や目標に対して，日常の業務の積み重ねにより達成された成果を集積・比較することによって行われる。

　サブシステムの評価は，個々のシステムが目標を達成するために設定した計画に基づき，日々の業務によって積み重ねられた成果を，目標の達成度合いとして数量的に算出することによって行うことができる。

　一方，トータルシステムの評価は，サブシステム評価の総和として捉えられる。それは，一定期間の業務の遂行が給食の運営目的に適合していたかどうかの総合的な評価であり，給食運営部門の全体評価であるとともに，部門の管理者である管理栄養士・栄養士の評価として取り扱われる。

　一般的な評価項目とその内容は，Chapter2，p.43の「表2－15　評価の項目と評価の内容」を参考のこと。

2 給食の栄養・食事管理

〈学習のポイント〉
●栄養・食事管理の目的，栄養・食事計画と栄養アセスメントを理解する。
●給食管理における「日本人の食事摂取基準」の活用について理解を深める。
●給与栄養目標量（栄養基準量）の設定について学ぶ。
●献立作成基準と献立作成の方法など献立管理について知識の習熟を図る。
●給与栄養量や提供した食事の評価など栄養・食事管理の評価について学ぶ。
●給食施設における栄養指導の意義と対象および栄養指導の特徴について理解を深める。

　給食とは，給食施設において，利用者に食事を提供すること，また，提供する食事のことである。給食施設とは，病院，学校，事業所などの組織体に附属し，組織体に所属する人あるいは利用者に，継続的に食事を提供する施設のことである。

　特定給食施設とは，健康増進法および健康増進法施行規則において，「特定かつ多数の者に対して継続的に1回100食以上または1日250食以上の食事を供給する栄養管理が必要な施設」と規定されている[*1]。特定給食施設に満たない小規模な給食施設は，厚生労働省の衛生行政報告例で「その他の給食施設」として把握はされているが健康増進法の対象施設とはなっていない。そこで，給食の運営管理における学習の対象は，特定給食施設が実施している給食ということになる。ただし，その他の給食施設における給食の運営管理手法は，特定給食施設と変わるものではない。

*1　Chapter1, p.2参照。

I　栄養・食事管理

　給食施設における栄養・食事管理は，利用者の栄養アセスメントに基づく栄養管理計画と，食事の内容や提供方法などを設定する食事計画をマネジメントすることである。

1　栄養・食事管理の目的

　給食施設における栄養・食事管理の目的は，利用者の健康状態や栄養状態の維持・増進，健全な成長・発達，作業能率の向上，生活習慣病等の発症予防と重症化予防，傷病回復の促進およびQOL（生活の質）の向上などを目指し，それぞれの条件に最適な食事を提供するために，必要な食品を適切に組み合わせ，適応する調理操作を駆使して，厳重な衛生管理の下で安全・安心な食事を調製することにより，栄養計画で設定した必要なエネルギーや栄養素が，適切に摂取される

ためのマネジメントを実行することである。

　栄養・食事管理は，**栄養アセスメント**[*1]と栄養・食事計画の策定および献立作成に始まり，食事の調製・提供，提供後の評価，評価に基づく献立場合によっては栄養・食事計画の見直し，見直し後の栄養・食事計画および献立による食事の調製につながる，各段階の繰り返し（PDCA[*2]：マネジメントサイクル）により，業務の改善を図ることで給食サービスの質的向上を目指す取り組みである。

2　栄養・食事計画と栄養アセスメント

　給食施設における給食を提供するための主な業務の流れは，栄養状態のアセスメント→栄養計画の設定→食事計画の立案→献立作成→給食材料の購入→調理作業→配膳・配食→下膳・食器洗浄→機械・器具の洗浄→施設の清掃などである（図2－1）。業務の流れの初期段階に位置づけられているのが，栄養状態のアセスメント（栄養アセスメント），栄養計画および食事計画である。

1）栄養・食事計画

　2020（令和2）年の厚生労働省通知「特定給食施設における栄養管理に関する指導・支援等について[*3]」では，特定給食施設が行う栄養管理に係る留意事項が示されている。この記述を基に，栄養アセスメント，栄養計画および食事計画を定義づけると以下となる。

・**栄養アセスメント**：利用者の性・年齢，身体の状況，食事の摂取状況および生活状況などを定期的に把握すること。

・**栄養計画**：栄養アセスメント

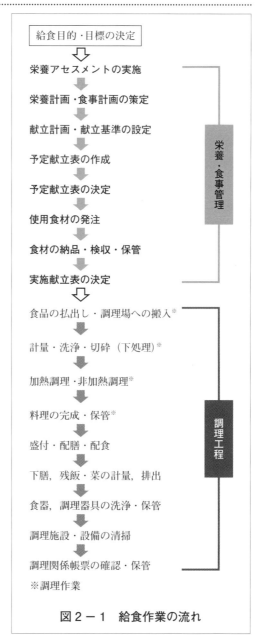

給食目的・目標の決定

栄養アセスメントの実施

栄養計画・食事計画の策定

献立計画・献立基準の設定

予定献立表の作成

予定献立表の決定

使用食材の発注

食材の納品・検収・保管

実施献立表の決定

栄養・食事管理

食品の払出し・調理場への搬入※

計量・洗浄・切砕（下処理）※

加熱調理・非加熱調理※

料理の完成・保管※

盛付・配膳・配食

下膳，残飯・菜の計量，排出

食器，調理器具の洗浄・保管

調理施設・設備の清掃

調理関係帳票の確認・保管

※調理作業

調理工程

図2－1　給食作業の流れ

*1　**栄養アセスメント**：病院医療施設で行う栄養アセスメントは，患者（利用者）の栄養に関する問題や，原因等をあきらかにする目的で行う栄養状態の評価を行う。低栄養・過栄養，代謝障害，その他の栄養問題等を測る指標として身体測定，体組成分析，既往歴，臨床検査，食事調査などを用いる。栄養ケア・マネジメントの基礎的資料とする。

*2　PDCA：p.43参照。

*3　令和2年3月31日付け厚生労働省健康局健康課長通知「特定給食施設における栄養管理に関する指導・支援等について」2020

で把握した情報に基づき給与栄養量の目標（給与栄養目標量）を設定すること，あるいは見直しを行うこと。

・**食事計画**：栄養計画で設定した給与栄養目標量を適切に充足するために，食事の提供に関する具体的な計画を設計すること，あるいは改善を行うこと。

　以上のことから栄養・食事計画では，利用者の性・年齢，身体状況，食生活および日常の生活状況（身体活動レベルを判定するための生活時間調査等）などを基に設定された給与栄養目標量が，適切に摂取されるための手法を明確に設定する必要がある。

2）栄養アセスメント

（1）栄養アセスメンの概要

　特定給食施設における栄養計画の設定に必要な指標には，表2－1に示すものがある。

表2－1　特定給食施設における栄養計画設定の指標

①「日本人の食事摂取基準」の各表に設定されている利用者の性別，年齢階級別，身体活動レベル別の人員構成
②身長，体重，BMI[*1]，腹囲長
③治療中の疾患，ハイリスクの状況，食事対応が必要な食物アレルギー，摂食・咀嚼・嚥下機能などの健康状態
④1日3回の食事の喫食状況，飲酒や間食の状況，利用者の嗜好などの食生活状況
⑤睡眠，通勤，労働，余暇の過ごし方等の内容と時間などの日常生活状況
⑥高齢者福祉施設などではマラスムス[*2]，クワシオルコル[*3]，フレイル[*4]等の栄養状態

　病院や介護老人保健施設等医療法で規定する医療施設が実施する栄養アセスメントでは，臨床栄養領域の多様な検査項目によって得られる指標が必要になる。しかし，事業所など医療施設以外の給食施設が行う栄養アセスメントで必要な指標は，一般的に①から⑤のうち栄養・食事計画の設定・設計に必要な程度で良いとされている。

（2）病院や医療施設等における栄養アセスメント[*5]

　現在，病院などの医療施設で行われている栄養アセスメントは，

・食事療養や栄養療法などを選定する栄養・食事計画段階における栄養アセスメント，

・食事療養や栄養療法の実施段階における栄養アセスメント，

・食事療養や栄養療法の効果を評価する段階の栄養アセスメント，

・評価の結果に基づく食事療養や栄養療法の見直し後の再実施の段階における栄

[*1] **BMI**（body mass index）：肥満の判定に用いられる数値（kg/m²）のことで，以下の計算から求められる。
　BMI＝体重（kg）×身長（m）²
日本肥満学会による肥満の判定（2011年）では，18.5未満を低体重，18.5～25.0未満を普通体重，25.0以上を肥満，35.0以上を高度肥満と判定され，標準体重＝BMI 22とする。
[*2] **マラスムス**：栄養失調症の類型の1つで，エネルギーとたんぱく質の摂取不足が原因。乳児や高齢者に認められる低栄養状態である。
[*3] **クワシオルコル**：エネルギーよりもたんぱく質が重度に欠乏している栄養失調状態。浮腫や腹部の膨張などを呈する。
[*4] **フレイル**：虚弱とも称される。老化に伴う身体的な機能の低下を基盤として，様々な健康障害に対する虚弱性が蓄積している状態。
[*5] 病院等の医療施設における管理栄養士の業務として定着している。給食の運営管理とは異なり直接的に病院等の経営に関わる病棟での業務であり，管理栄養士の社会的評価の向上に貢献した。栄養アセスメントは，医療施設以外の給食施設にも広がりをみせている。

養アセスメント

によって構成されている。

①栄養・食事計画段階における栄養アセスメント

　現在，病院等保険医療機関では，すべての入院患者を対象として栄養アセスメントが実施されている。入院基本料の算定には，医師，看護師および管理栄養士が共同して入院時の患者の栄養状態を確認し，特別な栄養管理の必要性の有無を判定し，その結果を入院診療計画書に記載しなければならない。特別な栄養管理の必要がない患者には，平易な栄養アセスメントを行い，治療食の種類や給与栄養量，食事形態などを決め，栄養管理計画書に記載し入院診療計画書に添付している。

　一方，特別な栄養管理が必要と医学的に判断された患者については，医師，管理栄養士，看護師その他医療従事者が共働して，患者ごとの栄養状態，摂食機能および食形態を考慮した栄養管理計画書を作成している。

②実施段階における栄養アセスメント

　栄養管理計画書に基づいた栄養管理を実施するとともに，栄養状態を定期的に記録する。

③効果の評価段階における栄養アセスメント

　栄養管理計画書に基づく栄養管理実施の効果を，栄養・食事計画段階における栄養アセスメントと同じ内容で実施することで評価する。

④再実施段階における栄養アセスメント

　評価の結果に基づき必要な栄養・食事計画の見直しを行い，新たな評価項目の追加などに対応する内容で，再実施開始時の栄養アセスメントを実施する。

　なお，栄養管理計画の効果を容易にまた適切に評価・判定するためには，計画段階における栄養アセスメントと，評価段階における栄養アセスメントは同じ内容で実施することが重要である。

3　「日本人の食事摂取基準」の活用

　「日本人の食事摂取基準」は，健康増進法第16条の2第1項に基づき厚生労働大臣が定める食事による栄養摂取量の基準である。

健康増進法　第16条の2第1項

　厚生労働大臣は，生涯にわたる国民の栄養摂取の改善に向けた自主的な努力を促進するため，国民健康・栄養調査その他の健康の保持増進に関する調査および研究の成果を分析し，その分析の結果を踏まえ，食事による栄養摂取量の基準（食事摂取基準）を定めるものとする。

　なお「食事摂取基準」という単語は多様な目的で用いられているので，混乱を避けるため，本書では食事による栄養摂取量の基準を「日本人の食事摂取基準」

と表記する。

　管理栄養士・栄養士にとって「日本人の食事摂取基準」の主たる活用は，公衆栄養領域などにおける「食事改善」活動と，給食施設における「給食管理」業務である。

1) 「日本人の食事摂取基準」の給食管理における活用

　「日本人の食事摂取基準（2010年版）」には，給食管理における活用の基礎理論が収載されていた[*1]。収載の要点は，以下のとおりである。なお，一部の割愛と加筆を行っている。

(1) 基本的事項

　給食管理とは，「特定集団に対する栄養・食事計画と，計画に基づく適切な品質管理の下での継続的な食事の提供，および摂取状況などの評価を意味する。」と定義している。給食管理の目的の一つに，健康の維持・増進（小児の健全な発育を含む）と生活習慣病の一次予防がある。給食管理では，「日本人の食事摂取基準」を参考にして献立を作成し，栄養・食事管理を行う必要がある。

　「日本人の食事摂取基準」を給食管理で用いる場合の概念を，作業手順に沿って表2－2にまとめている。ここで大切なことは，集団特性を正しく把握し，集団特性に見合った栄養・食事計画を決定した上で予定献立表を作成し，適切な品質管理の下で食事を提供し，一定期間ごとに摂取量調査や対象特性の再調査を行い，調査によって得られた情報などを活かして，栄養・食事計画の見直しと，

*1 「日本人の食事摂取基準（2010年度版）」に収載される給食管理における活用の基礎理論：2009（平成21）年8月10日発行の厚生労働省「日本人の食事摂取基準」策定検討委員会報告書には，給食管理における活用の基礎理論が示されている。しかし，（2015年度版）および（2020年度版）には，収載されていないので，以下は（2010年度版）を用いて記述している。

表2－2　給食管理を目的として食事摂取基準を用いる場合の作業手順の基本的な考え方

基本事項	作業手順の基本的な考え方
①食事を提供する対象集団の決定と特性の把握	・食事を提供する対象集団を決定。次に対象の性・年齢階級・身体特性（主として身長と体重），身体活動レベルの分布を把握または推定
②食事摂取量の評価	・食事摂取量を評価。給食に由来するもののみならず，すべての食事が対象。その中での給食からの寄与についての情報も得ることが望ましい ・情報を得ることが難しい場合は，一部の食事だけ（例えば給食だけ）について評価を行ったり，当該集団の中の一部の集団について評価を実施 ・さらに，対象集団については評価を行わず，他の類似集団で得られた情報をもって代用
③食事計画の決定	・①と②で得られた情報に基づき，食事摂取基準を用いて，食事計画（提供する食種の数や給与栄養素量）を決定 ・対象集団が摂取するすべての食事を提供するのか，一部を提供するのかについても考慮して作成
④予定献立の作成	・③に基づいて，具体的な予定献立を作成
⑤品質管理・食事の提供	・④に従って，適切な品質管理のもとで調製された食事を提供
⑥食事摂取量の把握	・対象者（対象集団）が摂取した食事量を把握
⑦食事計画の見直し	・一定期間ごとに⑥の結果と①の見直しにより，③の確認，見直し

資料）厚生労働省「日本人の食事摂取基準（2010年版）」2009

献立作成など一連の業務内容の改善に努めることである。

また，給食管理を目的として「日本人の食事摂取基準」を用いる場合の概念を，エネルギーおよび栄養素の別ならびに評価と栄養・食事計画の別に**表2−3**

表2−3　給食管理を目的として食事摂取基準を用いる場合の概念：エネルギーおよび栄養素の別ならびに食事計画の別にみた考え方

目的	評価 （表2−2の①と②に相当）		食事計画の決定 （表2−2の③に相当）	
	用いる指標	基本的概念	用いる指標	基本的概念
エネルギー摂取の過不足からの回避	BMI 体重変化量 身体活動レベル	・性・年齢階級・身長・体重・身体活動レベルの分布を把握 ・BMIの分布から，BMIが18.5未満ならびに25.0以上の者の割合を算出 ・変化を観察したい場合は体重変化量を測定	推定エネルギー必要量	・性・年齢階級・身体活動レベル別の分布から推定エネルギー必要量を算出，BMIや体重変化量などを考慮してエネルギー給与量を決定
栄養素摂取不足からの回避	推定平均必要量 目安量	・測定された摂取量の分布と推定平均必要量から，推定平均必要量を下回る者の割合を算出 ・目安量を用いる場合は，目安量を下回る者の割合を算出	推定平均必要量 推奨量 目安量	・評価結果を参考にして，推定平均必要量を下回る者がほとんどいなくなるように，また，目安量を下回る者ができるだけ少なくなるように，給与栄養量を計画。具体的には，推奨量または目安量に近い摂取量になるような献立作成 ・これらよりも摂取量が少なくなる場合は，推奨量または目安量をめざした献立を計画。推奨量付近またはそれ以上か，目安量付近またはそれ以上の摂取が可能な場合はその計画を実施。推奨量を満たすことが困難な場合でも，推定平均必要量は下回らないように留意。 （留意点）対象者全員が推奨量や目安量を満たす必要はない。そのようにすると過剰摂取の者が出現する割合が大きくなることもあるため留意。「集団へのアプローチ※1」だけでなく，「高危険度群へのアプローチ※1」も併せて用いることが望ましい
栄養素過剰摂取からの回避	耐容上限量	・測定された摂取量の分布と耐容上限量から，過剰摂取の可能性を有する者の割合を算出	耐容上限量	・耐容上限量を超える者がでないような献立を立案
生活習慣病の一次予防	目標量	・測定された摂取量の分布と目標量から，目標量の範囲を逸脱する者の割合を算出。また，予防目的としている生活習慣病が関連する他の栄養関連因子ならびに非栄養性の関連因子の存在と程度に関する情報も入手	目標量	・評価結果を参考にして，目標量を逸脱した摂取量の者をできるだけ少なくできるような献立を立案。具体的には，摂取量が目標量の範囲に入るような献立を計画 （留意点）予防を目的としている生活習慣病が関連する他の栄養関連因子ならびに非栄養性の関連因子の存在とその程度を考慮して総合的に対応することが望ましい。また，生活習慣病の特徴から考えて，長い年月にわたって摂取可能な献立の立案

※1 公衆衛生学で用いられる概念で，集団全体を対象として教育や介入を行う場合を「集団へのアプローチ」，ある特定のリスクをもっている小集団を集団から抽出して，集団全体ではなく，その小集団を対象として教育や介入を行う場合を「高危険度群へのアプローチ」と呼ぶ。
資料）厚生労働省「日本人の食事摂取基準（2010年版）」2009

に示されている。

　なお，「日本人の食事摂取基準」における健康の保持・増進と生活習慣病の一次予防の目的から考えて，1カ月間程度の給与栄養量の平均値が「日本人の食事摂取基準」に適応していることが望ましい。

（2）対象の集団特性の把握

　利用者集団の性別，年齢，身長，体重および身体活動レベル*1 の分布を把握する。身長と体重からBMI（kg /m²）を算出し，BMIの分布から18.5（kg /m²）未満ならびに25.0（kg /m²）以上の者の割合を算定する。

　そして，一定期間ごとに利用者集団の特性を把握するための調査を繰り返して実施し，給食管理の適正化と内容の向上に努めることが望ましい。

（3）食事摂取量の評価

　給食由来の摂取量のみならず，摂取したすべての飲食物を対象とする。その中で給食の寄与についての情報を得ることが望ましい。このような情報を得ることが難しい場合には，一部の食事だけ（例えば給食だけ）の評価や，利用者集団の一部の利用者を抽出して評価を行うことも考えられる。

　栄養素の摂取不足からの回避を目的とする栄養素については，測定された摂取量の分布と推定平均必要量*2 から，推定平均必要量を下回る者の割合を算出する。目安量*3 を用いる場合は，目安量を下回る者の割合を算出する。

　栄養素の過剰摂取からの回避を目的とする栄養素は，測定された摂取量の分布と耐容上限量*4 から，過剰摂取の可能性を有する者の割合を算出する。生活習慣病の一次予防については，測定された摂取量の分布と目標量から，目標量の範囲を逸脱する者の割合を算出する。

　得られた摂取量が「日本人の食事摂取基準」に照らして，適応するものであったか，改善する点はあるか，あるとすればそれは何であり，具体的にどのような対策を講じるかを検討し，実行に移す。

（4）栄養・食事計画の決定

　集団特性ならびに食事摂取量に関する情報に基づき，「日本人の食事摂取基準」を用いて栄養・食事計画を決定する。また，すべての食事を提供するのか，一部の食事を提供するのかについても考慮して決定する。

　エネルギーの給与量については，性・年齢階級，身体活動レベル別の分布から，推定エネルギー必要量を算出し，BMIなどを考慮して決定する。BMIや体重変化量の評価の結果も適宜活用する。

　栄養素の摂取不足からの回避を目的とする栄養素については，評価の結果を参考にして推定平均必要量を下回る者がほとんどいなくなるように，また，目安量を下回る者ができるだけ少なくなるように，栄養・食事計画を設定し献立を作成する。具体的には，推奨量または目安量に近い摂取量となるような献立が一つの例となる。

　集団の特性が「日本人の食事摂取基準」における性・年齢階級および身体活動

*1　身体活動レベル：1日の総エネルギー消費量を1日当たりの基礎代謝量で除した指数。「日本人の食事摂取基準」では，6歳以上の身体活動レベルをレベルⅠ（低い），レベルⅡ（ふつう），レベルⅢ（高い）の3段階に区分している。ただし，1～5歳では，レベルⅡ（ふつう）のみである。

*2　推定平均必要量：測定対象の集団のうち，50％の者が必要量を満たすと推定される摂取量のこと。以下，栄養素の指標は資料編「日本人の食事摂取基準（2020年版）」p.239も参照のこと。
*3　目安量：特定の集団において，一定の栄養状態を維持するのに十分な量。「推定平均必要量」の算定に十分な科学的根拠が得られない場合に算定する。
*4　耐容上限量：健康障害をもたらすリスクがないとみなされる習慣的な摂取量の上限のこと。

レベルからみて，2つ以上の群（階級）に分けなければならない場合には，階級によって要求されるエネルギーおよび栄養素の給与栄養目標量が異なってくる。対応としては，給与エネルギーの階級別の栄養・食事計画と献立作成が望まれる。

栄養・食事計画の設定に当たって考慮するエネルギーおよび栄養素の優先順位は，基本的に以下の順と考えらえる。

①エネルギー

②たんぱく質

③脂質

④ビタミンA，ビタミンB$_1$，ビタミンB$_2$，ビタミンC，カルシウム，鉄

⑤飽和脂肪酸，食物繊維，ナトリウム（食塩相当量）[*1]，カリウム

⑥その他の栄養素で対象集団にとって重要であると判断される栄養素

⑦その他の栄養素

＊1　ナトリウムと食塩相当量：日本食品標準成分表では，ナトリウムはmg，食塩相当量はgで記載されている。ナトリウム摂取量の食塩相当量への換算は次式による。
　食塩相当量（g）＝ナトリウム（mg）×2.54÷1000（mgをgに換算するため）

4　給与栄養目標量の設定

1）給与栄養目標量設定の対象

健康増進法では，特定給食施設が給与栄養目標量（栄養基準量）を設定するときに，対象としなければならない栄養素等の種類は規定していない。一方，学校給食法に基づく「学校給食実施基準[*2]」，また，厚生労働省保険局医療課長通知「入院時食事療養費に係る食事療養及び入院時生活療養費に係る生活療養の実施上の留意事項について[*3]」では，栄養管理の対象とすべき栄養素等を規定している。規定している栄養素等は，エネルギー，たんぱく質，脂質，ビタミンA，ビタミンB$_1$，ビタミンB$_2$，ビタミンC，カルシウム，鉄，ナトリウム（食塩相当量）および食物繊維の11種類で共通している。

＊2　Chapter9, p.209参照。

＊3　Chapter9, p.171参照。

各給食施設が対応すべき法令で規定がある場合には法令に従い，法令に規定がない場合には基本的に11種類の栄養素等[*4]を対象とすることが適当である。ただし，11種類に加えて配慮すべき栄養素等が指定されている場合には追加が必要である。

＊4　栄養素等：「エネルギーおよび栄養素」のこと。エネルギーは栄養素ではなく，たんぱく質，脂質および炭水化物が産生する熱量を表わすために，栄養素等と表記されることがある。

2）給与栄養目標量設定の手順

給与栄養目標量の設定方法は，給食施設の種別によって必ずしも定まっているものではない。ここでは，給食施設における栄養管理の基本形と考えられる事業所給食をモデルとして取り上げた。

（1）人員構成表の作成

①利用者の性別，年齢を含む「日常生活時間調査」の実施

「日本人の食事摂取基準（2020年版）」において成人の身体活動レベルの推定は，日常の生活活動のうち仕事，移動（通勤，買物）および家事を取り上げ，そ

表2－4　身体活動レベル別に見た活動内容と活動時間の代表例

身体活動レベル※1	低い（Ⅰ）	ふつう（Ⅱ）	高い（Ⅲ）
	1.50 （1.40〜1.60）	1.75 （1.60〜1.90）	2.00 （1.90〜2.20）
日常生活の内容※2	生活の大部分が座位で，静的な活動が中心の場合	座位中心の仕事だが，職場内での移動や立位での作業・接客等，通勤・買い物での歩行，家事，軽いスポーツ，のいずれかを含む場合	移動や立位の多い仕事への従事者，あるいは，スポーツ等余暇における活発な運動習慣を持っている場合
中程度の強度（3.0〜5.9メッツ※1）の身体活動の1日当たりの合計時間（時間/日）※3	1.65	2.06	2.53
仕事での1日当たりの合計歩行時間（時間/日）※3	0.25	0.54	1.00

- - - - - - - - - - - - - - -
※1　メッツ：身体活動の強さが安静時の何倍に相当するかを表す単位。座って安静にしている状態を1メッツ，普通歩行が3メッツに相当する。
- - - - - - - - - - - - - - -

※1 代表値。（　）内はおよその範囲。
※2　Black, et al., Ishikawa-Takata, et al.を参考に，身体活動レベル（PAL）に及ぼす仕事時間中の労作の影響が大きいことを考慮して作成。
※3 Ishikawa-Takata, et al.による。
資料）厚生労働省「日本人の食事摂取基準（2020年版）」2020

れぞれの活動に費やした時間と運動強度から算出できるとしている。

　身体活動レベルの区分は，「低い（Ⅰ）」，「ふつう（Ⅱ）」および「高い（Ⅲ）」の3区分である。実際の区分けは，「日本人の食事摂取基準（2020年版）」に収載されている「身体活動レベル別に見た活動内容と活動時間の代表例」の表中，「日常生活の内容」を参考にして行われている（表2－4）。個々の利用者を対象とした「日常生活時間調査」は，日常の生活活動の内容と活動時間が把握できるものであればよい。また，調査項目には，性別と年齢を加えるようにする。

②身体活動レベルの判定

　個々の利用者の「日常生活時間調査」の結果を，前述の「日常生活の内容」に照らして，「低い（Ⅰ）」，「ふつう（Ⅱ）」および「高い（Ⅲ）」に区分する。

③性・年齢・身体活動レベル別人員構成表の作成

　利用者の性別，年齢階級別，身体活動レベル別の人数を集計し，「性・年齢・身体活動レベル別人員構成表」（表2－5）の該当欄に記入する。ただし，年齢階級の区分けは，「日本人の食事摂取基準」と同様にする。

(2) 荷重平均食事摂取基準量算出表の作成（表2－6）

①「性・年齢・身体活動レベル別人員構成の転記

　「性・年齢・身体活動レベル別人員構成表」（表2－5）から年齢階級別，性別，身体活動レベル別の人数を，「荷重平均食事摂取基準量算出表」（イ）欄の該当箇所に転記する。

表 2 - 5　性・年齢・身体活動レベル別人員構成表

年齢階級 （歳）	性別	人数（人）	身体活動レベル別人数（人）		
			低い（Ⅰ）	ふつう（Ⅱ）	高い（Ⅲ）
15 ～ 17	男性				
	女性				
18 ～ 29	男性				
	女性				
30 ～ 49	男性				
	女性				
50 ～ 64	男性				
	女性				
65 ～ 74	男性				
	女性				
75以上	男性				
	女性				
合計	－				

②「日本人の食事摂取基準」収載値の転記

　「日本人の食事摂取基準」に収載されている年齢階級別，性別および身体活動レベル別のエネルギー，たんぱく質および脂質の数値を，「荷重平均食事摂取基準量算出表」（ロ）欄の該当箇所に転記する。

（3）「荷重平均食事摂取基準量算出表」の計算
①栄養素等別食事摂取基準量の計算

　「荷重平均食事摂取基準量算出表」（ロ）欄のエネルギー，たんぱく質，脂質の数値に，同表（イ）欄の人数を乗じて（イ×ロ），年齢階級別，性別，身体活動レベル別のエネルギー量，たんぱく質量および脂質量算出し，同表の栄養素等別食事摂取基準量欄の該当箇所に記入する。

②総人数の計算

　「荷重平均食事摂取基準量算出表」の（イ）欄の人数を積算して，全体（総人数）を算出し，同表の該当箇所に記入する。

③合計栄養素等食事摂取基準量の計算

　「荷重平均食事摂取基準量算出表」の栄養素等別食事摂取基準量欄のエネルギー量，たんぱく質量，脂質量を積算して，それぞれ合計量を算出し該当箇所に記入する。

④1人1日当たり荷重平均食事摂取基準量の計算

　「荷重平均食事摂取基準量算出表」のエネルギー，たんぱく質および脂質それぞれの合計量を，総人数で除して1人1日当たり荷重平均食事摂取基準量とする。

表2－6　荷重平均食事摂取基準量算出表

年齢階級 （歳）	性別	身体活動 レベル	人数 （人） （イ）	食事摂取基準（ロ）			年齢階級別総食事摂取基準（イ×ロ）		
				エネルギー （kcal）	たんぱく質 （g）	脂　質 （g）	エネルギー （kcal）	たんぱく質 （g）	脂　質 （g）
15～17	男性	Ⅰ							
		Ⅱ							
		Ⅲ							
	女性	Ⅰ							
		Ⅱ							
		Ⅲ							
18～29	男性	Ⅰ							
		Ⅱ							
		Ⅲ							
	女性	Ⅰ							
		Ⅱ							
		Ⅲ							
30～49	男性	Ⅰ							
		Ⅱ							
		Ⅲ							
	女性	Ⅰ							
		Ⅱ							
		Ⅲ							
50～64	男性	Ⅰ							
		Ⅱ							
		Ⅲ							
	女性	Ⅰ							
		Ⅱ							
		Ⅲ							
65～74	男性	Ⅰ							
		Ⅱ							
		Ⅲ							
	女性	Ⅰ							
		Ⅱ							
		Ⅲ							
75以上	男性	Ⅰ							
		Ⅱ							
		Ⅲ							
	女性	Ⅰ							
		Ⅱ							
		Ⅲ							
			〔全体（総人数）の食事摂取基準量〕合計						
			1人1日当たり荷重平均食事摂取基準量						

（4）給与栄養目標量（栄養基重量）の決定

①エネルギー，たんぱく質，脂質

エネルギー，たんぱく質および脂質の給与栄養目標量は，「荷重平均食事摂取基準量算出表」で計算した1人1日当たり荷重平均食事摂取基準量の，端数の丸めなどによって取り扱いやすい数値とし，これを「給与栄養目標量（栄養基準量）」とする。

②その他の栄養素

その他の栄養素は，「日本人の食事摂取基準」に収載されている各栄養素の数値について，取り扱う指標や適切と考えられる栄養基準量を，施設の産業医などから意見を聴取し，これらを参考にして調整を行った上で，各栄養素の「給与栄養目標量（栄養基準量）*1」とする。

*1　給与栄養目標量（栄養基準量）の考え方：各栄養素の栄養基準量の設定において用いる指標や「日本人の食事摂取基準の数値」は，本章p29の（3）食事摂取量の評価および（4）栄養・食事計画の決定を参考にするとよい。

5　献立管理

献立とは，「食事を構成する料理や食品の種類とその組み合わせ，提供の順番や方法を定めること」である。給食施設では，献立を記した帳票を「献立表」という。

1）献立計画

献立計画とは，各給食施設が掲げる給食目的を実現するために，給与栄養目標量と食品構成をベースにして，利用者の嗜好，季節感，調理法（煮物，焼き物，揚げ物，炒め物，蒸し物），食事や料理の彩り，調製にかけられる時間，調理業務従事者数と技術レベル，調理機器の種類と性能，提供方式（単一定食，選択制の定食，カフェテリア方式*2 など）および給食費（売価）や使用可能な材料費などを考慮して，一定期間における料理や食品の組み合わせを設計したものである。

給食施設の献立は，栄養・食事計画に基づき2～4週間（1カ月）程度の期間を単位として作成されている。献立の作成においては，主菜の食材と調理法に変

*2　カフェテリア方式：カウンターに一人前が盛り付けされて並べられた複数の単品料理から，利用者が主食，主菜，副菜，汁，デザートなどを選択して喫食できる配食サービスの方法。利用者の嗜好的な満足度の向上に貢献するが，栄養素に偏りが生じやすいので管理栄養士や栄養士の栄養指導が必要である（Chapter3，p.74も参照）。

表2-7　高齢者福祉施設給食における献立計画表（例）

		月	火	水	木	金	土	日
朝食		魚	肉	卵	魚	肉	卵	豆腐
		煮物	炒め物	揚げ物	蒸し物	焼き物	煮物	炒め物
		鮪しぐれ煮	ハムソテー	揚げ卵	蒸はんぺん	ハンバーグ	玉子とじ煮	炒り豆腐
昼食		肉	卵	魚	肉	卵	豆腐	魚
		焼き物	炒め物	揚げ物	蒸し物	焼き物	煮物	炒め物
		焼肉餡かけ	中華風炒め	魚介天ぷら	蒸し鶏	厚焼き卵	麻婆豆腐	エビチリ炒
間食		果物	ヨーグルト	果物	みつ豆	果物	大学芋	季節和菓子
夕食		卵	魚	肉	卵	豆腐	魚	肉
		焼き物	炒め物	揚げ物	蒸し物	焼き物	煮物	炒め物
		だし巻き卵	白身魚炒め	カツ煮	茶碗蒸し	味噌付け焼	メカジキ煮	肉野菜炒め

化を付けるなど工夫を行っているが，単位期間内の食品類別使用量を食品構成表の設定数値に適合させる必要がある。この期間内の献立を標準化したものがサイクルメニューであり，現在では，献立作成の基本として広く活用されている。

　表2－7では，1日3回給食を行っている施設の献立計画表を例示した。朝食・昼食・夕食の別に，主菜の主材料と調理法および料理名を例示してある。

2）献立作成基準

　「献立作成基準」という用語が普及したのは最近のことである。以前は，献立計画のなかに包含されていた。給食業務の委託が広範に行われるようになり，委託契約書の細部を記す仕様書に添付する文書として「献立作成基準書」が用いられるようになった。

　「献立作成基準書」は，給食の品質（評価）に大きく影響する献立業務において遵守すべき事項を取り上げ，その取扱いを指示するものである。**表2－8**に

表2－8　献立作成基準書の収載要件（例）

給食の目的	
給与栄養目標量	性別・年齢階級別，身体活動別の構成割合
食品構成	病院等医療施設では食種別
健康状態	身長・体重・腹囲長等の身体状況，治療中の疾病やハイリスクなど（特定健康診査結果の活用：健康管理センターとの連携）
嗜好，食習慣	定期的な嗜好調査などの実施時期および頻度
給食運営費	年間予算，給食費（売価），使用可能な食材料費など
給食数	総数，複数回給食では提供回別
食事の提供回数	1回食，2回食，3回食，その他（夜食など）
食事を提供する時刻	（配食・配膳時間，下膳時間を含む）
食事の調製に許容される時間	作業開始時刻と配食開始時刻
配膳・配食方法	食堂配食方式か中央配膳搬送方式か
提供方法	・単一定食，複数定食，カフェテリア方式，バイキング方式[*1] ・フルサービス，セルフサービス，ハーフセルフサービス
調製する食事の種類（食種）	・事業所では定食＋カレー，麺類など ・500床規模の病院では100種類以上となることがある。 ・カフェテリアやバイキングでは料理数など
給食業務従事者の人数	管理栄養士・栄養士，調理師，パート・アルバイトなど
給食部門の施設・設備の状況	
新調理システムの指定	クックチルシステム，クックフリーズシステム，真空調理システム，場合によってはカミサリーシステム
作業マニュアル	設定されている調理マニュアルなどの指定
衛生管理（大量調理施設衛生管理マニュアルの遵守）	・食事の衛生管理 ・施設・設備の衛生管理 ・従事者の健康管理（定期的な健康診査と検便検査）
災害時等の対策	食料の備蓄，災害時献立，職員の確保など
調理施設・設備・機器の保守点検実施時期と記録	
給食関係帳票の作成と保管	

＊1　**バイキング方式**：カウンターに並べられた複数の単品料理から，利用者が好みの料理を希望する量選択して喫食できる配食サービスの方法。利用者の嗜好に委ねる食事の内容となるので，より栄養指導の重要性が増す。イベント給食などで用いられることが多い（Chapter3，p.75も参照）。

「献立作成基準書」の収載要件を例示した。実際の「献立作成基準書」の作成においては，給食施設の規模などに応じて必要な要件の選定が行われている。

　一方，直営で給食を運営している施設では，施設長または給食運営管理者から給食部門に対して，年度初めに献立業務の指示書として提示されることが多い。

3）メニューとレシピ

　給食施設で用いられている献立表は，料理名と使用食材名を記した食事計画書としての機能（menu）と，料理の形態，分量および味付けなど献立作成担当者の構想に基づく食材の使用量や調理法の指示など，調理指示書としての機能（recipe）とを併せ持っている。

　給食施設における献立表は，献立表に従って調製された給食を喫食することによって，利用者の健康の保持・増進，順調な成長・発達，作業能率の向上，疾病状態からの回復の促進およびQOLの向上など，各施設種別の給食目的を円滑に達成するための計画書であり，指示書としての重要な役割を担っている。

4）献立表の作成要件

　管理栄養士・栄養士による給食施設で用いる献立表の作成時には，給食に関連する多様な要件を考慮しなければならない（表2－9）。献立作成基準で取り上げた「献立作成基準書の収載要件」との関連性が強く，一部を取り出した項目に給食の運営環境や施設の立地条件などが加えられる。

表2－9　献立表作成で考慮すべき要件

・利用者の性別，年齢階級別，身体活動レベル別の構成割合
・利用者の生活状況，食習慣および嗜好など
・給食費（売価）や使用可能な材料費などの経費
・1日の給食提供回数および利用者数（食数）
・共食の形態（給食の提供サービス）
・給食業務従事者の人数および作業能力
・施設・設備の状況
・食事を提供する時刻
・食事の調製に許容される時間
・給食の運営環境（給食目的，施設長の方針，利用者の意識など）
・施設の立地条件など

5）献立表の作成方法

　給食施設における献立表は，給食目的，栄養・食事計画，利用者の嗜好や給食への要望，季節および施設の行事，地域の歳時や食文化などを考慮して作成されている。管理栄養士・栄養士が献立表の作成に当たってもっとも大切にしなけれ

ばならないことは，利用者のニーズに対応した上で，高い満足度が得られる品質の食事を提供することである。

一方，給食の運営費として認められる経費，調理従事者の人数と能力，施設・設備の状況，許容される調理作業時間など限られた条件の下で，衛生的で安全・安心な食事の提供が可能な献立表でもなければならない。

献立表の作成に当たり管理栄養士・栄養士は，利用者本位の食事提供サービスという視点と，与えられた条件の下で効率的・効果的に給食を運営するという2つの視点を調整して，両方の視点が成り立つような献立表を追求することになる。

（1）給与栄養目標量の設定

献立表の作成で最初に行う作業は，給与栄養目標量（栄養基準量）の算出および設定である。給与栄養目標量の設定は，p.30～34参照のこと。

（2）食品構成表の作成

食品構成表は，エネルギーや栄養素が栄養基準量を充足するとともに，使用する食品のバランスを効率的に整えるために作成する。食品構成表は，栄養成分が類似した食品を群別に仕分け，用いる重量を群別に集計することによって作成される。また，食品構成表の作成に当たっては，PFCエネルギー比[1]や動物性たんぱく質比などの栄養比率についても配慮が必要である（表2−10）。

栄養基準量に対する食品構成表の妥当性を評価するために，食品類別荷重平均成分表が活用される。食品類別荷重平均成分表は，一定期間内（サイクルメニューの設定期間や1カ月間など）に使用した食品のエネルギーおよび栄養素の量を，食品構成表の群別に100g当たりの数値として取りまとめたものである（表2−11）。

[1] **PFCエネルギー比**：健康維持に必要な3大栄養素である，たんぱく質（Protein），脂質（Fat），炭水化物（Carbohydrate）の摂取量（熱量）の構成比率を指す。

（3）献立計画の検討

給与栄養目標量（栄養基準量）の充足を重要視し，利用者ニーズの考慮とともに栄養教育的な観点も加味して行われる[2]。献立計画はp.34参照のこと。

（4）予定献立表の作成

予定献立表は，大まかに次のような手順を経て作成されている。

①献立表作成の時期の確認

実施日の半月から1カ月程度前に行う。

②献立表作成の期間の設定

サイクルメニューの期間（2～4週間が多い。），または半月から1カ月を単位として行われる。

③予定献立表素案（たたき台）の作成

[2] 管理栄養士・栄養士によって栄養管理が行われた食事は，もっとも優れた栄養教育・指導媒体である。栄養管理が行われた食事を継続的に喫食することによって，利用者は必要な食事の量や内容を理解できるため，栄養教育的観点が重要となる。

表 2 − 10　食品構成表（設定例）

		使用量 (g)	給与栄養量											
			エネルギー (kcal)	たんぱく質 (g)	脂質 (g)	炭水化物 (g)	カルシウム (mg)	鉄 (mg)	ビタミンA (μgRAE)	ビタミンB₁ (mg)	ビタミンB₂ (mg)	ビタミンC (mg)	ナトリウム (mg)	食物繊維 (g)
穀類	米	230	823	14.0	2.1	178.5	12	1.8	0	0.18	0.05	0	2	1.2
	パン類	17	47	1.6	0.9	8.0	5	0.1	0	0.01	0.01	0	85	0.4
	めん類	28	41	1.3	0.2	8.2	3	0.1	0	0.01	0.01	0	22	0.4
	その他の穀類・堅果類	20	82	2.4	2.5	12.4	47	0.5	0	0.04	0.01	0	27	1.0
いも類	じゃがいも類	60	43	1.0	0.1	9.8	3	0.2	0	0.05	0.02	16	1	1.0
	こんにゃく類		0	0.0	0.0	0.0	0	0.0	0	0.00	0.00	0	0	0.0
砂糖類		10	34	0.0	0.0	8.6	1	0.0	0	0.00	0.00	0	0	0.0
菓子類			0	0.0	0.0	0.0	0	0.0	0	0.00	0.00	0	0	0.0
油脂類	動物性		0	0.0	0.0	0.0	0	0.0	0	0.00	0.00	0	0	0.0
	植物性	15	132	0.0	14.3	0.0	1	0.0	0	0.00	0.00	0	0	0.0
豆類		50	59	4.5	3.8	1.6	65	0.9	0	0.05	0.04	0	4	0.7
魚介類	生魚	70	104	14.1	4.6	0.2	25	0.6	19	0.49	0.16	1	90	0.0
	塩蔵・缶詰	5	9	1.0	0.4	0.4	5	0.1	1	0.01	0.01	0	44	0.0
	水産ねり製品	5	6	0.6	0.1	0.6	1	0.1	0	0.00	0.00	0	40	0.0
肉類	生物	55	111	10.5	7.1	0.1	3	0.4	10	0.20	0.10	1	28	0.0
	その他の加工品	5	13	0.8	1.0	0.1	0	0.1	0	0.02	0.01	1	41	0.0
卵類		40	60	4.9	4.1	0.1	20	0.7	60	0.02	0.17	0	56	0.0
乳類	牛乳	200	134	6.6	7.6	9.6	220	0.0	76	0.08	0.30	2	82	0.0
	その他の乳類		0	0.0	0.0	0.0	0	0.0	0	0.00	0.00	0	0	0.0
野菜類	緑黄色野菜	150	45	2.1	0.3	9.8	68	1.7	1,151	0.12	0.17	38	21	3.8
	漬物		0	0.0	0.0	0.0	0	0.0	0	0.00	0.00	0	0	0.0
	その他の野菜	200	60	2.2	0.2	13.8	64	0.6	16	0.08	0.06	30	18	4.4
果実類		110	61	0.6	0.1	15.7	9	0.1	31	0.04	0.02	17	3	0.9
海藻類		2	1	0.1	0.0	0.5	6	0.1	5	0.00	0.01	0	40	0.2
調味料類	みそ	8	15	1.0	0.5	1.8	8	0.3	0	0.00	0.01	0	392	0.4
	その他の調味料	40	37	2.2	0.0	6.1	10	0.5	3	0.02	0.05	0	1,635	0.0
調理加工食品類			0	0.0	0.0	0.0	0	0.0	0	0.00	0.00	0	0	0.0
総計		1,320	1,917	71.5	49.9	285.9	576	8.8	1,372	1.41	1.21	106	2,631	14.4

（食塩相当量6.7g）

資料）芦川修貮他編『管理栄養士・栄養士になるための臨床栄養学実習　食事療養実務入門, 第9版』学建書院, 2020, p.55

　　・取りまとめには，サイクルメニューや過去の実施献立表を活用する。

　　・この段階で一度栄養計算を行い，栄養基準量との整合性を確認する。

④予定献立表素案を栄養士や調理師等による献立会議で検討する。

⑤献立会議の検討を踏まえ，予定献立表素案の見直しを行う。

⑥予定献立表（案）の作成

　予定献立表素案の栄養計算を行い，栄養基準量を充足していることを確認する。確認が済んだ献立表が「予定献立表（案）」となる。

⑦関連部門責任者の承認

　予定献立表（案）について，給食関連部門の責任者の承認を得る。

表2-11　食品類別荷重平均成分表（例）

(可食部100g当たり)

		エネルギー(kcal)	たんぱく質(g)	脂質(g)	炭水化物(g)	食物繊維(g)	食塩相当量(g)	カルシウム(mg)	鉄(mg)	ビタミンA(μgRAE)	ビタミンB₁(mg)	ビタミンB₂(mg)	ビタミンC(mg)
穀類	米	358	6.1	0.9	77.6	0.5	0.0	5	0.8	0	0.08	0.08	1
	パン類	296	9.8	6.3	50.0	2.2	0.0	35	0.7	9	0.09	0.09	1
	めん類	173	5.4	0.9	34.3	1.5	0.0	11	0.6	2	0.03	0.06	2
	その他穀類	369	10.5	3.2	72.1	2.6	0.0	41	0.8	2	0.22	0.12	1
いも類	いも類	83	1.6	0.2	19.3	1.7	0.0	14	0.5	0	0.09	0.03	24
	いも加工品	177	0.2	0.2	44.1	2.7	0.0	43	0.4	0	0.00	0.00	0
砂糖および甘味料		349	0.1	0.0	89.3	0.4	0.0	3	0.1	0	0.00	0.00	2
豆類	大豆製品	120	8.5	8.4	2.3	0.9	0.1	154	1.4	0	0.08	0.03	0
	大豆・その他の豆類	273	17.8	5.8	37.7	13.3	0.0	125	3.9	1	0.48	0.14	0
種実類		521	17.9	44.1	22.0	10.2	0.0	808	7.1	5	0.40	0.27	4
野菜類	緑黄色野菜	31	1.8	0.2	6.5	2.6	0.0	58	1.0	319	0.09	0.12	38
	その他の野菜	25	1.1	0.2	5.6	1.7	0.3	32	0.3	10	0.04	0.03	18
	野菜漬物	64	2.1	0.3	14.5	3.4	4.6	63	1.9	56	0.08	0.04	9
果実類	果実	60	0.9	0.1	15.5	1.3	0.0	16	0.2	8	0.05	0.03	37
	果実加工品	82	0.4	0.1	19.9	1.1	0.0	4	0.2	10	0.02	0.02	4
きのこ類		23	3.3	0.5	7.1	4.9	0.0	2	0.5	0	0.16	0.22	0
藻類		110	9.9	1.2	22.5	9.4	5.0	174	3.1	70	0.10	0.22	5
魚介類	魚介類（生）	146	19.2	6.8	0.2	0.0	0.3	34	0.6	49	0.10	0.18	1
	干物塩蔵缶詰	209	24.3	11.5	1.3	0.0	1.2	60	1.0	23	0.11	0.11	1
	練り製品	103	12.1	1.3	10.8	0.0	2.2	61	0.5	8	0.02	0.05	0
肉類	肉類（生）	171	19.7	9.3	0.1	0.0	0.1	5	0.8	12	0.38	0.19	2
	肉加工品	241	15.0	19.3	2.0	0.0	2.3	8	0.7	1	0.51	0.14	39
卵類		149	12.2	10.2	0.3	0.0	0.5	50	1.8	153	0.06	0.42	0
乳類	牛乳	67	3.3	3.8	4.8	0.0	0.1	110	0.0	38	0.04	0.15	1
	乳製品	98	6.9	3.4	9.7	0.0	0.3	222	0.1	32	0.12	0.29	1
油脂類	植物性	775	0.7	83.5	1.9	0.0	1.0	4	0.1	6	0.01	0.02	0
	動物性	747	0.6	81.2	0.2	0.0	1.7	15	0.1	552	0.01	0.03	0
調味料類	食塩	0	0.0	0.0	0.0	0.0	99.1	22	0.0	0	0.00	0.00	0
	しょうゆ	61	6.6	0.0	8.8	0.0	13.8	26	1.4	0	0.05	0.14	0
	みそ	195	12.1	5.4	24.5	4.9	11.5	102	3.9	0	0.03	0.10	0
	その他の調味料	143	2.4	2.1	24.8	0.5	5.2	17	0.5	7	0.02	0.04	2

病院および介護保険施設における栄養管理指針ハンドブック2013の使用比率を参照し，「日本食品標準成分表2015年版（七訂）」を用いて算出。
資料) 市川陽子他編『給食経営管理論実習』医歯薬出版, 2021, p.16

⑧予定献立表の決定

予定献立表（案）は，施設長の決裁により「予定献立表」と決定される。

なお，決定後の予定献立表は，給食部門に対する施設長の指示・命令書の性格を有する。

予定献立表の例を表2-12に示す。

（5）予定献立表の評価

予定献立表は，提供する給食の内容を具体的に表した計画書である。給食業務は，予定献立表に従って運営される。円滑な運営を図るために予定献立表の段階

表2－12　1日3回食の予定献立表（例）

区分	料理名	食品名	使用量 (g)	エネルギー (kcal)	たんぱく質 (g)	脂質 (g)	炭水化物 (g)	食塩相当量 (g)	備考
朝食	ごはん	精白米	85	304	5.2	0.8	66.0	0.0	
	みそ汁	なめこ	15	2	0.3	Tr	0.8	0.0	汁100cc
		糸みつば	10	1	0.1	Tr	0.3	0.0	
		みそ	8	15	1.0	0.5	1.8	1.0	
		煮干し	2	0	0.0	0.0	0.0	0.0	
	切干しだいこん 炒り煮	切干し大根	15	45	1.5	0.1	10.1	0.1	
		にんじん	15	5	0.1	0.0	1.3	0.0	
		油揚げ	10	41	2.3	3.4	0.0	0.0	
		植物油	2	18	0.0	2.0	0.0	0.0	
		砂糖	3	12	0.0	0.0	3.0	0.0	
		しょうゆ	4	3	0.3	0.0	0.4	0.6	
	しらすあえ	ほうれんそう	60	12	1.3	0.2	1.9	0.0	
		しらす干し	5	10	2.0	0.2	0.0	0.3	
		しょうゆ	1	1	0.1	0.0	0.1	0.1	
	味付けのり	味付けのり	2	7	0.8	0.1	0.8	0.1	
昼食	パン	食パン	120	317	11.2	5.3	56.0	1.6	
	ジャム	いちごジャム	15	38	0.1	0.0	9.5	0.0	
	チキンマリネ	鶏肉もも皮なし	60	83	13.2	2.9	0.0	0.1	
		清酒	6	7	0.0	Tr	0.0	0.0	
		こしょう	0.01	0	0.0	0.0	0.0	0.0	
		かたくり粉	7	23	0.0	0.0	5.7	0.0	
		植物油	7	64	0.0	7.0	0.0	0.0	
	マリネソース	トマト	40	8	0.3	0.0	1.9	0.0	
		ピーマン	10	2	0.1	Tr	0.5	0.0	
		たまねぎ	20	7	0.2	Tr	1.8	0.0	
		砂糖	3	12	0.0	0.0	3.0	0.0	
		塩	0.4	0	0.0	0.0	0.0	0.4	
		酢	6	2	Tr	0.0	0.1	0.0	
	レタス	レタス	15	2	0.1	0.0	0.4	0.0	
	レモン	レモン	10	5	0.1	0.1	1.3	0.0	
	ポテトサラダ	じゃがいも	100	76	1.6	0.1	17.6	0.0	
		にんじん	10	4	0.1	0.0	0.9	0.0	
		きゅうり	20	3	0.2	0.0	0.6	0.0	
		たまねぎ	10	4	0.1	0.0	0.9	0.0	
		マヨネーズ	12	80	0.3	8.7	0.2	0.3	
	牛乳	牛乳	200	134	6.6	7.6	9.6	0.2	
夕食	ごはん	精白米	85	304	5.2	0.8	66.0	0.0	
	いさき塩焼き	いさき	70	89	12.0	4.0	0.1	0.3	
		塩	0.7	0	0.0	0.0	0.0	0.7	
	ゆでさや	さやえんどう	8	3	0.2	0.0	0.6	0.0	
	おろし	だいこん	40	7	0.2	0.0	1.6	0.0	
		しょうゆ	3	2	0.2	0.0	0.3	0.4	
	炒め煮	牛肩ロース	10	31	1.7	2.5	Tr	0.0	
		ごぼう	40	26	0.7	0.0	6.2	0.0	
		にんじん	20	7	0.2	0.0	1.7	0.0	
		生しいたけ	10	2	0.3	Tr	0.6	0.0	
		しらたき	15	1	Tr	Tr	0.5	0.0	
		植物油	2	18	0.0	2.0	0.0	0.0	
		砂糖	4	15	0.0	0.0	4.0	0.0	
		しょうゆ	4	3	0.3	0.0	0.4	0.6	
	甘酢あえ	キャベツ	40	9	0.5	0.1	2.1	0.0	
		砂糖	2	8	0.0	0.0	2.0	0.0	
		酢	2	1	0.0	0.0	0.0	0.0	
	フルーツ	グレープフルーツ	120	46	1.1	0.1	11.5	0.0	
	合計			1,919	71.8	48.5	294.8	6.8	

資料）芦川修貳他編『管理栄養士・栄養士になるための臨床栄養学実習　食事療養実務入門, 第9版』学建書院, 2020, p.64

表2−13　予定献立表の評価の観点

・安全・安心な給食の提供に，十分な配慮が払われているか。
・栄養基準量，食品構成表との整合性がとれているか。
・栄養計算は適切に行われているか。
・利用者の嗜好への配慮は，十分に行われているか。
・給食材料費は，予算内に納まるか。
・調理師など調理業務従事者の能力に見合っているか。
・施設・設備の状況に見合っているか。
・適温での配食サービスは可能か。

Column　適温配食サービス

　対面で配食を行う給食施設では，配食コーナーに冷蔵ケースやホットテーブル等を設置して適温配食が行われる。一方，病院等医療施設の多くは，保温・保冷配膳車を用いた配食サービスとなり，その際，配膳車の設定温度が温室80℃，冷室10℃などのため，せん切りキャベツにトマトとパセリをトッピングした「トンカツ」は，温室にセットすることができない。トンカツと，キャベツ・トマト・パセリの「サラダ」とし，トンカツは温室，サラダは冷室にセットすれば，適温配食が可能になる。栄養量的に同じでも配食サービス方式が違えば，献立表の記載（料理名等）が異なる。

において，表2−13のような観点などから評価が実施され，問題が確認されたときには献立表の見直しが行われる。

（6）実施献立表の作成

　予定献立表の見直しを終えた後，次の順序で実施献立表を決定する。

①予定献立表の料理名，食品名，使用量に変更が生じた場合は，予定献立表を赤字で訂正

・食品が変わった場合や使用量が大幅に増減した場合には，栄養計算を行い成分値を赤字で訂正する。

②実施献立表の決定

・変更のなかった場合には，予定献立表をそのまま実施献立表とする。
・赤字訂正があった場合には，訂正後の予定献立表を実施献立表とする。

6）献立の展開

　献立の展開とは，年齢構成や身体活動レベルが著しく分散している状況に対応するため，複数の栄養基準量を設定している給食施設において，栄養管理の基本となる食事（一般的に提供食事数がもっとも多い食事）を基本献立として，この栄養基準量以外の食事に対応するため，基本献立から使用する食品の量や種類，また，調理法などを組み替えることである。

　例えば，事業所給食の基本献立から複数定食やヘルシーメニューへ，学校給食の基本献立から食物アレルギー対応食へ，病院等の入院時食事療養における一般治療食献立表から特別治療食献立表への展開を挙げることができる。

　給食施設のなかで，献立の展開がもっとも活発に行われているのは，病院等医療機関における入院時食事療養である。ここでは，入院時食事療養で施行されている献立の展開を取り上げて概説する。

表2－14　一般治療食の常食献立からかゆ献立への展開

・食物繊維を多く含む食品，脂質を多く含む食品，消化器への刺激が強い食品およびこれらをある程度以上用いている料理は，該当する食品を他の食品と入れ替える，および他の料理と取り換える。場合によっては，該当食品を除去する。
・揚げ物や炒め物など油脂を多く用いる料理は，油脂の使用量が少ない他の料理と取り換える。
・仕上がりが硬くなる料理，調製後時間が経過すると硬くなる料理（肉料理や焼き魚など）は，他の料理（卵料理や豆腐料理，煮魚など）と取り換える。
・主食の全がゆや五分がゆの軟らかさに調製できる調理法（蒸し物や煮込み料理，煮物など）を用いる。
・主菜の主材料には，白身の魚，鶏卵および豆腐を優先的に用いる。

（1）献立展開の方法

　入院時食事療養における献立展開では，一般治療食の常食献立を基本献立とし，使用する食品や調理法を最大限活用して全がゆ食や五分がゆ食献立を，また，塩分コントロール食やエネルギーコントロール食などの特別治療食献立を作成することが，広範な病院などの医療施設で行われている。

（2）献立展開の例

　一般治療食の常食献立からかゆ食献立への展開の実際は，**表2－15**のような考え方に基づいて行なわれている。

Ⅱ　栄養・食事管理の評価

　給食施設における栄養・食事管理は，利用者の健康状態や栄養状態の維持・増進，健全な成長・発達，作業能率の向上，病状の改善およびQOLの向上を目的として，適切な給食の提供を実現するために行われている。適切な給食の提供を継続するためには，定期的・計画的な栄養・食事管理の評価が不可欠である。
　社会一般でいう「評価」とは，善悪・美醜・優劣などの価値を判じ定めること（『広辞苑』岩波書店）とされている。一方，日本給食経営管理学会監修の『給食経営管理用語辞典』では，給食運営の観点から「評価の項目と評価の内容」を取りまとめている（**表2－15**）。給食の運営に関する評価指標は多様である。その中から評価指標を設定し，適応する評価項目を選択・実施することで，次のマネジメントサイクルにつながる実効性のある評価に努めなければならない。

表2−15　評価の項目と評価の内容

評価項目	内　容
質的評価	・数量で表せない範疇などは，質的データを用いて評価する ・利用者の献立に対するニーズなど質問紙による調査，「味」や「臭い」など利用者の感覚的な表現，嗜好調査で「好き」「嫌い」を調べる。食事が「おいしい」「まずい」など品質の評価を含む
数量的評価	・数量的データを用いて評価を行う ・給食では，給与栄養量や原価構成比率などを比較基準や平均値（標準偏差），有意差の検定など統計手法を用いてデータの変化を解析する
絶対的評価	・売上高など設定目標と成果を比較して評価する
相対的評価	・複数の対象者間あるいは複数の食事間で相対的に評価する（到達基準を用いない評価）
結果評価	・計画実施後の成果（結果）を目標に照らして評価する（総括的評価）
形成的評価	・計画の実施途中で，計画の改善を目的とした評価を行う
プロセス評価	・成果に至るまでの作業（調理）工程，手順，仕事の順序（段取り）などを評価する

資料）日本給食経営管理学会監修『給食経営管理用語辞典』（第一出版）2017他を参考に作成

1　PDCA

　給食管理は，「給食の目的・目標を達成するため，施設長等責任者の意思決定に従って計画を立案し，給食の運営組織に部門職員の行動を当てはめ，指揮・命令を発して実行させ，調整と統制を行う行為（マネジメント）」と捉えることができる。栄養・食事管理の評価段階では，業務の改善を目指したPDCAサイクルの活用が広く用いられている。

1）従来のマネジメントサイクル（PDS）の手順

　給食におけるマネジメントサイクルは，「計画→組織化→指揮・命令→実行→調整・統制の各段階を，繰り返し実施することによる業務改善の積み重ねによって，給食の目的・目標を，効率的・効果的に達成しようとする管理手法」である。

（1）計画（Plan）の段階

①計画

　給食の目的・目標に沿って必要な方針，実施方法および手続きなどを決め，具体的で実務的な実施計画を立案する。

②組織化

　実施計画を実行するために各職員に担当業務を配分し，それぞれの責任と権限を明らかにすることで組織を立ち上げる。

（2）実施（Do）の段階

③指揮・命令

　職員には，実施計画の内容を十分に理解させ，命令を発して業務を開始する。管理・監督者には，リーダーシップの発揮を指揮する。

④調整

　給食に関連する他部門の諸活動が，給食運営の障害とならないように，また，円滑に運営するための理解と協力が得られるようにする。

⑤統制

　実施計画と業務の進捗状況を確認し，乖離が認められた場合には原因を究明し，計画の変更や職員の能力開発などの措置を講じる。

（3）評価（See）の段階

⑥実施

　計画と実施の成果を比較検討し，計画通りの成果が挙げられたときには実施計画を繰り返し実施する。十分な成果が認められなかったときは，原因の究明に基づく改善策を取りまとめ，実施計画の見直しを行った上で計画を続行する。

　従来は，計画→実施→評価の流れをマネジメントサイクル（Management Siècle）と呼び，経営管理の手法として広く活用されてきた。しかし，働き手である職員にとってマネジメントサイクルは，単に「働かされている」と受け取られやすく，モラールの低下につながりやすいという指摘があるので，PDS サイクルを用いる場合には注意が必要である。

2）PDCA サイクル

　PDCA サイクルの基本的な考え方は，マネジメントサイクルの考え方と変わるものではない。PDCA サイクルの展開は，計画→実施→評価→改善（Action）というプロセスを経ることによって行われ，マネジメントサイクルに改善の段階が加えられている。改善は，実施計画を遂行する上で把握された問題を解消する

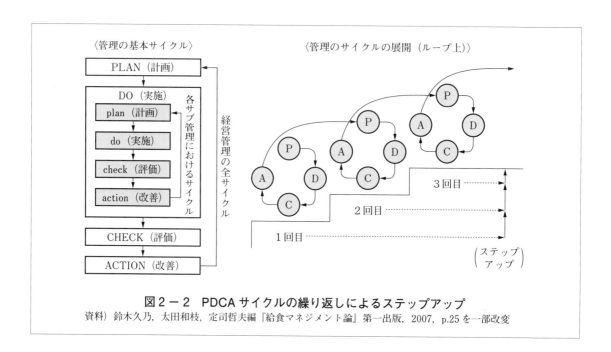

図２－２　PDCA サイクルの繰り返しによるステップアップ
資料）鈴木久乃，太田和枝，定司哲夫編『給食マネジメント論』第一出版，2007，p.25 を一部改変

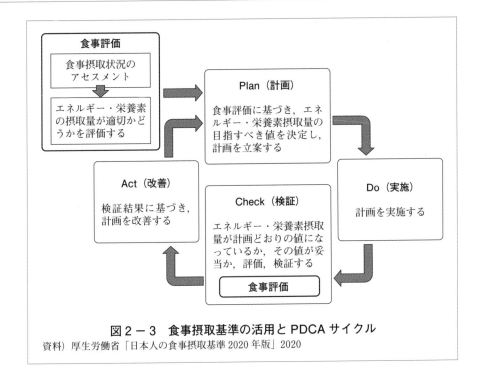

図2－3　食事摂取基準の活用とPDCAサイクル

資料) 厚生労働省「日本人の食事摂取基準2020年版」2020

ための方策を，計画の段階にフィードバックさせてサイクルを一回転させる。この回転を2回転，3回転と繰り返すことによって，目的・目標の効率的な達成を目指す管理活動である（**図2－2**）。

　近年，給食施設における業務改善への取り組みは，PDCAサイクルを活用して活発に行われている。「日本人の食事摂取基準（2020年版）」には，「食事摂取基準の活用とPDCAサイクル」としてPDCAをわかりやすく図示している（**図2－3**）。

2　栄養管理の評価

　給食施設における栄養・食事管理の評価の対象として，管理栄養士・栄養士がもっとも重要視しているのは，利用者に提供された給食の栄養量が適切であったか，否かについてである。

1）給与栄養目標量（栄養基準量）

　給与栄養目標量（栄養基準量）の評価は，直接的には利用者の健康状態や成長・発達，病状の回復状況などの観察（測定・検査など）によって行われている。また，間接的には，推定摂取栄養量や栄養管理報告書の数値などによって行われる。推定摂取栄養量および栄養管理報告書の数値の評価の基準には，給与栄養目標量（栄養基準量）が用いられている。

2）給与栄養量

給食施設で取り扱われる給与栄養量は，計画段階では「予定献立表」において算出された栄養量が用いられ，評価の段階では「実施献立表」において算出された栄養量が用いられている。

給与栄養量の評価は，栄養・食事計画として設定された給与栄養目標量（栄養基準量）の充足状況を中心に，食品構成表に設定された食品の使用実績などによって行われる。

3）推定摂取栄養量

給食施設における推定摂取栄養量の評価は，直接的には利用者の健康状態や成長・発達の状況，病状の回復状況などの観察とともに，配食重量から残食重量を差し引いて求めた喫食割合（％）を，「実施献立表」の各栄養素等の合計値に乗じることで得られる数値を活用することなどによって行われる。間接的には，給与栄養目標量（栄養基準量）の充足状況や食品構成表に設定され食品の使用実績などによって行われている。

4）利用者の栄養アセスメント

給食施設における栄養・食事管理には，利用者のアセスメントが必要なことは前述した。利用者の栄養アセスメントに基づいて栄養・食事計画が設定され，栄養・食事計画に従って給食が運営されている。給与栄養量の評価は，一定期間（1カ月から1年間など）継続的に給食を喫食した後に，栄養・食事計画のために行った栄養アセスメントと同じ内容で，栄養アセスメントを実施することでも可能である。計画段階の栄養アセスメントの結果と，評価段階の栄養アセスメントの結果とを比較検討することで，利用者の身体の状況の変化は，栄養状態の変化は，成長・発達の状況はどうか，病状の回復状況はどうかなどが評価できる。給食の喫食前後の栄養アセスメントの結果の比較は，科学的根拠に基づく総合的な栄養管理の評価手法の一つに位置づけられるものである。

3　食事管理の評価

給食施設に勤務する管理栄養士・栄養士が食事管理の評価対象としてもっとも重要視しているのは，提供した食事に対する利用者の満足度（満足が得られたか否か）である。実際には，検食簿の活用，残飯・菜調査および満足度調査などが行われている。

1）給食管理者などによる検食

検食は，利用者に提供する食事を配食（配膳）に先立って，給食管理者や管理栄養士・栄養士などが実際に喫食することで行っている。調製された食事を衛生，

栄養，嗜好および経済の観点から，チェック・評価し結果を検食簿に記録する[*1]。

管理栄養士・栄養士が献立作成基準に基づいて作成し，施設長の決裁を得た献立表通りに調理・盛り付けなどが適切に行われていたか，利用者の安全・安心にかなう食事となっているかなど，検食簿に設定されている評価項目について最終的な確認を行っている。

検食簿の評価項目には，「食事の満足度」を数量的に確認するための項目を設定する。例えば，料理の組み合わせ，季節感，食事の量，味付け，盛付・彩，調理操作（切り方，加熱の状況，硬さなど）および給食費に見合った内容かなど，食事の満足度につながる事項を採用し，5段階評価などで数量化できるように設定する。

検食簿の記録は，1カ月などを単位として集計を行い，給食委員会の議題として検討するとともに施設長に報告する。また，年間集計を行い，その結果を次年度の栄養・食事計画に反映させることが大切である。

2）残飯・菜調査

給食施設などにおける残飯・菜調査は，残飯・菜量の多少によって利用者の満足度を評価することなどを目的として実施されている。残飯・菜とは，配食された食事の食べ残しのことである。栄養管理は，利用者の全量喫食を前提として行われている。残飯・菜の量は，適切な栄養・食事管理に与える影響が大きいので，可能な限り発生量の減少を目指す必要がある。

残飯・菜が発生する原因には，献立表に由来する場合，調理・盛り付けに由来する場合，利用者に由来する場合などが考えられる。献立由来の残飯・菜には，利用者ニーズ把握の適正化と献立表の改善が必要である。調理・盛り付け由来の残飯・菜には，調理師等給食の調製に関わる職員の技術力の向上や調理マニュアル遵守の徹底が必要である。過度な偏食や給食以外の飲食など利用者由来の残飯・菜には，給食の場と機会を利用した栄養指導の充実が必要である。

3）満足度調査

給食施設における満足度調査は，提供された食事に対する利用者の総合評価を問うものである。提供された食事に対する利用者の意識を，給食の量的・質的内容，料理の出来栄えや盛り付けの状況，食事の温度およびサービスの状況などが調査の対象となる。利用者の満足度が高い給食の提供は，管理栄養士・栄養士をはじめとした給食従事者の責務という共通認識が求められる。

しかし，利用者の満足度を支配する要件は複雑で，管理栄養士・栄養士など給食従事者の努力だけでは解決できない課題も多い。このような厳しい条件の下でも，可能な限り利用者の欲求に応える取り組みが大切である。それは，利用者の満足度が給食の総合評価の大きな柱の一つとなっているからである。

[*1] 検食は，でき上った食事をチェック・評価することを目的としているため，どうしても欠点の洗い出しが主体になる。これでは，給食従事者にとってモラールの向上につながりにくい。そこで，検食の項目に「よかった点」や「改善が図られたところ」など，給食従事者のモラールを引き出すような観点を加えるようにすると良い。

4　栄養管理報告書

　健康増進法では，特定給食施設の設置者に「適切な栄養管理を行わなければならない」と規定している[*1]。また，適切な栄養管理の実施を確保するために，「都道府県知事（保健所を設置する市または特別区にあっては，市長または区長）は，必要があると認めるときは特定給食施設の設置者もしくは管理者に，その業務に関し報告をさせることができる」とする旨の規定もある[*2]。

　健康増進法関連の法令に基づき各都道府県（保健所設置市および特別区）は，栄養管理の実施状況を把握することを目的として管内の特定給食施設に，年1〜数回の栄養管理報告書の提出を義務付けている。都道府県等は，栄養管理報告書の様式や提出の時期などを，条例または細則で定めているため施設所在地によって異なっている。特定給食施設では，所在地を管轄する都道府県等（一般的には，保健所が窓口となっている）に様式や提出の時期などを確認し，その定めるところにより提出しなければならない。実際には，栄養・食事計画から栄養管理報告書の提出までの栄養管理システムが確立しているので，就職先のシステムを習熟することで対応していくことになる。

*1　健康増進法第21条3項

*2　健康増進法第24条

Ⅲ　給食施設における栄養指導

　管理栄養士・栄養士が行う栄養指導の究極の目標は，「対象者が栄養に関する諸科学を，実生活のなかで実践し習慣化できるように支援すること」である。栄養指導は，栄養士法に規定される管理栄養士・栄養士業務の専門性を発揮する活動ということができる。

　給食施設の管理栄養士・栄養士が行う栄養指導は，利用者の健康の保持・増進，健全な成長・発達，作業能率の向上，病状の改善およびQOLの向上などの給食目的を実現するために，利用者が必要とする知識・技術の獲得を側面から支援する大切な業務である。

1　給食施設における栄養指導の意義と対象

1）栄養指導の意義

　給食施設における栄養指導の意義を端的に表現すると，「利用者集団（場合によっては利用者個人）に健康・栄養および食生活上の問題を把握したとき，問題を改善するために利用者集団（場合によっては利用者個人）が行う取り組みを教育的な手法を用いて支援すること」ということができる。

　給食施設の利用者は，継続的に給食を喫食している。管理栄養士・栄養士によって栄養管理された給食は，もっとも優れた栄養指導媒体である。食事の摂取に由来する健康・栄養上の問題を抱えた利用者に，栄養管理された食事の継続的な

喫食を通して，望ましい食事の量，料理の組み合わせおよび味つけなどを経験的に，理解に導くとともに実践へのつながりを容易にする。例えば，「糖尿病患者対象の食事療法教育入院」が好例である。

　一方，特定健康診査[*1]の結果に基づく特定保健指導[*2]が保険者（健康保険組合など）に義務付けられ，事業所との連携が求められている。従来社内で給食従事者と捉えられていた管理栄養士・栄養士を，健康管理センターが所管する保健指導を担う専門職と位置づけ，一部は健康管理センター専属に，一部は給食部門と健康管理センターとの兼務が広がり，利用者の栄養・食生活を主とした保健指導を担当するようになってきた。このような給食施設では，従来の集団対象の栄養指導に加えて，生活習慣病を有する利用者およびそのハイリスク者を対象とした個別指導が求められ，栄養管理された食事または献立表などを指導媒体として展開されている。

　このように，給食施設における栄養指導には，多様な意義を認めることができる。

2）栄養指導の対象

　給食施設において管理栄養士・栄養士が行う栄養指導の対象には，次のようなものがある。

①利用者対象の栄養指導

　給食施設において，もっとも大切にしなければならない対象である。妊産婦，乳幼児，学童，青少年，成人および高齢者などのライフステージ別，また，傷病者やそのハイリスク者および要介護者等の栄養特性別など，それぞれ性格の異なる給食施設の利用者が対象となる。

②給食従事者対象の栄養指導

　管理栄養士・栄養士によって栄養・食事計画された給食を，適切に調理，盛り付けおよび配食するためには，良好なコミュニケーションと給食従事者の意欲づけが重要である。給食従事者には，作業開始時のミーティングや部門会議の定例開催などを通じて，給食運営に係る施設長などからの指示，食中毒等衛生事故の防止，給食関連の新情報の提供および利用者からのクレームや意見などを取り上げ，提案・協議することで認識の共有を図り，給食従事者を意欲づけ，良好なコミュニケーションを維持・構築するための栄養指導の対象とする。

③施設内給食関連部門職員対象の栄養指導

　施設内関連部門の職員に対する栄養指導は，給食に対する理解を深めるために重要である。管理栄養士・栄養士が，関連部門の研修会に講師として参加し，給食部門が取組んでいる利用者の満足度向上対策を周知するなど，より良い給食提供サービスを実現するための大切な対象となる。

④家庭や地域対象の栄養指導

　給食施設の管理栄養士・栄養士は，利用者対象の栄養指導とともに，利用者の

*1　特定健康診査：2008（平成20）年4月から「高齢者の医療の確保に関する法律」に基づき，40〜74歳の被保険者とその被扶養者を対象として，医療保険者に義務づけられた健康診査。腹囲とBMIを用いて内臓脂肪蓄積のリスクを判定する。腹囲が男性85cm以上，女性90cm以上およびBMI25kg/m²以上が特定保健指導の対象となる。

*2　特定保健指導：特定保健診査の結果でメタボリックシンドローム（内臓脂肪症候群）の該当者と予備軍と判定された人が対象者となる。特定保健指導は，医師，保健師，管理栄養士等が行うことになっており，事業所などは給食の運営管理に従事していた管理栄養士が栄養指導の一環として取り組むようになった。

家庭や地域社会に対する栄養指導を考慮することが大切である。すでに，学校給食では，「献立表」や「給食だより」を家庭に配布している。保育所でも同様の取り組みが行われている。病院では，栄養食事指導の場に患者家族が同席することは一般的になっており，食事療法の具体例として治療食献立表を提示した指導が制度上求められている。また，行政や学会，職能団体などの広報誌に，情報発信する給食施設の管理栄養士・栄養士は多い。家庭や地域は，給食施設に勤務する管理栄養士・栄養士の栄養指導対象となる。

⑤臨地・校外実習生に対する栄養指導

　特定給食施設は，栄養士免許取得に必要な校外実習生，また，管理栄養士国家試験の受験資格を得るための臨地実習生を受け入れている。より資質の高い後継者を育成するためには，実習生を栄養指導の対象としてしっかり指導育成する必要がある。

2　給食施設における栄養指導の特徴

　給食施設で行われている栄養指導は，集団指導と個別指導に大別される。ここでは，事業所給食を取り上げ，その特徴を整理した。

1）集団指導

　集団指導は，少数の管理栄養士・栄養士が多数の対象者を一度に指導することができ，特定・多数の利用者を抱える特定給食施設に適した栄養指導の方法である。給食施設における集団指導の特徴として，表2−16のような事項を挙げることができる。

表2−16　給食施設における集団指導の特徴

・職場を共有しているので，多数人を一度に対象とすることができる。
・同じ給食を利用しているので，食に関する共通課題や関心の把握が容易である。
・年齢や職務遂行能力に差が少なく，理解力の差を考慮する必要性が少ない。
・職場を共有しているので，人間関係の活用が容易である。
・職場を共有しているので，指導後のグループの形成が容易である。
・食堂の利用など，利用者の近くに会場を確保することが容易である。

2）個別指導

　個別指導は，対象者にもっとも効果が期待できる指導の方法である。給食施設における個別指導の特徴としては，表2−17のような事項を挙げることができる。

表２－17　給食施設における個別指導の特徴

・職場を共有しているので，対象者の確保が容易である。

・対象者の確保に，健康管理センターなどの支援が期待できる。

・指導時間の確保に，労務課などの協力が得やすい。

・特定健康診査の結果など，必要な情報が得やすい。

・必要に応じて，給食でヘルシーメニューの提供につなげ易い。

・職場を共有するので，継続指導が可能である。

chapter 3 給食の品質・生産（調理作業）・提供管理

〈学習のポイント〉
●給食の品質基準と献立・調理作業の標準化について理解を深める。
●給食材料の購買計画と方法，給食材料の保管と保管温度について学ぶ。
●給食作業管理の実際，新調理システムについて学ぶ。
●配食・配膳，食環境など提供サービスについて理解を深める。

I 品質と標準化

　品質とは，「生産する製品や提供するサービスが有する固有の特徴」のことである。そして，標準化は，「目的とする製品の生産やサービスの提供に必要な規格や方法などの標準を決め，設定した標準に従って規格や方法などを統一し，組織的に活用すること」である。

1 品質管理の意義

　日本工業規格（JIS）の定義では，品質管理とは，「買い手の要求にあった品

表3－1　給食における品質管理の意義

①互換性の推進
・食事：食材の標準化により，複数の料理の調製に使用できるようになる。
・サービス：スタッフが変わっても，同じ品質のサービスが提供できる。

②認識の共有化
・食事：食材の標準化で調理担当者間の調整が容易になり，相互理解が深まる。
・サービス：統一された接遇により，利用者からの信頼を強めることができる。

③連携の強化
・食事：多様なメニュー開発の場面で，技術的な協力関係を築きやすい。
・サービス：他の調理担当者の活動の理解が容易になり，新サービスの創造につながる。

④利用者への貢献
・食事：規格を遵守した調理工程により，高品質の食事が提供できる。
・サービス：契約通りのサービス提供により，利用者から高い満足が得られる。

質の品物またはサービスを経済的に作り出すための手段の体系」としている[*1]。一般的には，買い手から求められている品質を満たすことを中心に据えた経営管理の一部と理解されている。具体的には，まず商品やサービスに求められる品質を満たすための規格を設定する。次に，品質規格を効率的に実現するための手段を策定する。そして，設定した手段を用いて品質規格に適合する商品の生産またはサービスを実行する。この一連の生産・サービス活動における経営管理の状況を，品質管理と捉えることができる。

給食における品質管理の意義を，**表3-1**に示した。

*1 給食施設においては次の通り定義される。「品質基準を目指した生産と提供の過程の管理・統制活動を指す。」（日本給食経営管理学会監修『給食経営管理用語辞典』2020より）

2 給食の品質基準と献立の標準化

1）給食の品質基準

管理栄養士・栄養士によって栄養・食事管理された給食は，それぞれの施設が掲げる給食目的としての健康の保持・増進，健全な成長・発達，作業能率の向上，疾病からの回復の促進，およびQOL向上などに応え得る品質で提供されなければならない。

健康増進法ならびに同施行規則では，栄養管理について次のように規定している。

健康増進法　第21条第3項

特定給食施設の設置者は，厚生労働省令で定める基準[*2]に従って，適切な栄養管理を行わなければならない。

*2 健康増進法施行規則第9条（表3-2）を指す。

表3-2　健康増進法施行規則第9条が定める栄養管理基準の内容

①利用者の身体状況，栄養状態，生活習慣など（以下，「身体の状況等」という。）を定期的に把握し，これに基づき適当なエネルギー・栄養素の量を満たす食事の提供およびその食事の品質管理を行うとともに，これらの評価を行うように努める。

②給食の献立は，身体の状況などのほか，利用者の日常の食事の摂取量，嗜好などに配慮して作成するよう努める。

③献立表の掲示並びにエネルギー，たんぱく質，脂質，食塩などの主な栄養成分の表示などにより，利用者に栄養に関する情報の提供を行う。

④献立表その他必要な帳簿などを適正に作成し，当該施設に備え付ける。

⑤衛生管理については，食品衛生法その他関係法令[*3]の定めるところによる。

*3 病院等医療施設における医療法および学校給食における学校給食衛生管理基準（文部科学省告示）などがある。

健康増進法施行規則が定める「栄養管理の基準」と「給食の品質基準」は，必ずしも同じにはならないが，かけ離れた基準となることは適切とはいえない。

給食の品質基準は，栄養・食事計画で決定した給与栄養目標量や食品構成表の食品使用量，献立作成基準，および献立表の食品使用量と給与栄養量など，給食

の品質に影響する各種要因を包含した基準と考えることができる。

2）献立の標準化

　献立の標準化は，効率的な献立作成を容易にするとともに，調理作業の効率化につながることが知られている。給食部門の管理者である管理栄養士・栄養士には，給食運営にかかる経費の効率化に加えて，高品質の給食を提供するための知恵と工夫が求められる。この難しい二つの課題を解決する取り組みの一つが，**献立の標準化**である。献立の標準化は，サイクルメニュー*1やコンピュータによる栄養管理の導入時には不可欠で，現在では多くの給食施設で採用され大きな効果を上げている。

　献立の標準化の対象と期待される効果について，**表３－３**のような事項を挙げることができる。

　病院等医療施設における治療食の給与栄養量を標準化するための取り組みには次のような考え方がある。

○塩分コントロール食の副菜

　どの料理を採用しても食塩相当量が一定になるようにする。

　例）食塩相当量が和え物 0.5g，お浸し 0.4g，酢の物 0.3g などとなるように食塩の使用量を揃える。

○エネルギーコントロール食の主菜

　どの料理を採用してもエネルギー摂取量が一定になるようにする。

　例）エネルギー量が 80kcal や 100kcal などとなるように，肉類，魚介類，鶏卵および豆腐の使用量を揃える。

○たんぱく質・塩分コントロール食の主菜

　どの料理を採用しても，たんぱく質摂取量が一定になるようにする。

　例）たんぱく質量が 6g などとなるように，肉類，魚介類，鶏卵および豆腐の使用量を揃える。

*1　**サイクルメニュー**：2週間から4週間程度の給食献立を，従来実施してきた献立について利用者の満足度，衛生・安全性，栄養量の確保，経済性などの評価検討を行い，優先順位の高いメニューを選抜し，同一サイクル内での重複を避けた献立計画を設定する。これを繰り返し実施していく給食の運用方法。

表３－３　献立の標準化の対象と効果

標準化の対象	期待される効果
料理の組み合わせ	主食，汁物，主菜，副菜およびデザートなど献立構成を統一することは，料理の組換えを容易にする。
給与栄養量	主菜や副菜などの給与栄養量を統一することで，主菜や副菜の組換えに要する作業を簡素化する。
食品の規格	食品の形状，形態，重量などを統一することで，発注・検収および調理作業に要する労力が軽減できる。
調理工程	料理別の調理作業（切り方，成形，使用調理機器，加水量，加熱時間，調味および仕上がった料理の保管方法など）を統一することで，だれが調理を担当しても同じ品質の料理を仕上げることができる。
盛り付け	使用する食器，盛り付け量・盛り付け順，食器上の料理の配置および保管・搬送時の保温・保冷温度などを統一することで，見た目の良い食事を適温で提供することができる。

3) 調理工程と調理作業の標準化

　給食施設では，調理工程や調理作業を標準化した取り決めを「マニュアル」と呼んでいる。その際の標準化とは，マニュアルを作成するために行う食事の品質・形状・重量などを統一することである。

　「調理工程」とは，食品の払出しを受けて調理場に搬入することに始まり，調理施設・設備の洗浄で終わる，一連の流れの中で行われる行為の集積ということができる（図3－1）。下処理コーナーで行う計量・洗浄・切砕[*1]，主調理コーナーで行う加熱調理・非加熱調理，盛付コーナーで行われる配膳・配食，洗浄コーナーで行われる食器の洗浄・保管など，それぞれの工程ごと作業ごとにマニュアルが必要である。例えば，「切砕マニュアル」「加熱調理マニュアル」「盛付マニュアル」および「食器洗浄マニュアル」などがある。各マニュアルを設定するためにそれぞれの業務を，標準に従って統一することが**調理工程の標準化**と捉えられる。

　一方，一般的に調理工程の流れのうち，食品の払出しと調理場への搬入から，計量・洗浄・切砕，加熱調理・非加熱調理を経て，料理の完成・保管の工程までを「調理作業」と区分されることが多い。多くの給食施設では，調理作業についても標準化が図られ，マニュアルが設定されている。

4) 大量調理の特性と品質

　給食施設で利用者に提供される食事を調製する大量調理の特性とは，和食の料理屋で板前が調理する会席料理や，フランス料理のシェフが腕を振るうディナーなどの少量調理とは異なる，大量調理だけが有する特殊な性質のことである。一般的に

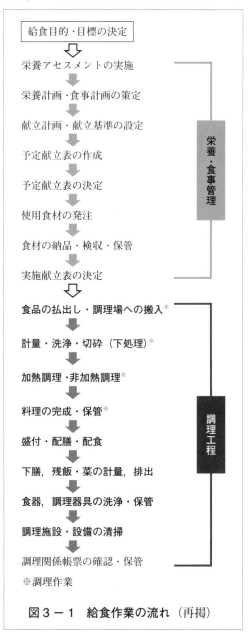

図3－1　給食作業の流れ（再掲）

図中：
給食目的・目標の決定
↓
栄養アセスメントの実施
栄養計画・食事計画の策定
献立計画・献立基準の設定
予定献立表の作成
予定献立表の決定
使用食材の発注
食材の納品・検収・保管
実施献立表の決定
（栄養・食事管理）
↓
食品の払出し・調理場への搬入※
計量・洗浄・切砕（下処理）※
加熱調理・非加熱調理※
料理の完成・保管※
盛付・配膳・配食
下膳，残飯・菜の計量，排出
食器，調理器具の洗浄・保管
調理施設・設備の清掃
調理関係帳票の確認・保管
※調理作業
（調理工程）

*1　**切砕**：切ること，食品の不可食部を取り除く，形状や大きさをそろえる。食品の表面積を大きくすることで熱の伝導をよくする。また，調味料の浸透を速くする。料理の見栄えをよくするなどを目的としている。

は，「特徴」と表現されることが多い。

　少量調理と比較した場合の大量調理の特徴として，**表3－4**のようなものを挙げることができる。

表3－4　大量調理の特徴

```
・取り扱う食材の量が多い。
・取り扱う食材の種類が多い。
・調理の開始から仕上がるまでの時間が長い。
・加熱時間は，食材の量や種類，加水量の影響を強く受ける。
・余熱効果が大きい。
・調理の過程における重量変化を一定に保つことが難しい。
・加熱中の単位重量当たりの水分蒸発量が少ない。
・煮崩れなどによる品質の低下を起こしやすい。
・大型の調理機器を使用する。
・チームによる調理作業の割合が高い。
・食品の廃棄量が多くなりやすい。
・少量調理とは異なる調理技術を必要とする。
```

　給食施設で提供する食事には，飲食店などとは異なり継続利用という特性がある。給食には，利用者からの高い満足度を維持するために，一定以上の品質の保持が不可決である。しかし，会席料理やディナーと比べ，給食の品質は食事にかけられる金額，食材の質，食器の材質と数，食事に許容される時間，調理師やサービススタッフの技術力，および食堂等の食環境などから，大きな差が存在することを認めざるを得ない。

　大量調理という厳しい条件の下で品質改善を進めるためには，大量調理の特徴として挙げた調理時間の短縮，加熱時間と加水量の標準化，重量変化の一定化，煮崩れの防止，さらには調理従事者やサービススタッフの自己啓発と能力開発などの中から目標を定め，職場ぐるみの **QC（Quality Control）活動**[*1] の展開が求められる。

*1　QC（Quality Control）活動：品質管理のこと。1960年代より製品の生産工程において普及・定着してきた日本特有の品質管理活動である。給食の運営においても，自発的な活動として実施されている。

Ⅱ　給食材料管理

　給食材料の管理とは，各施設の給食運営目標を達成するための献立計画に基づく購買計画を設定し，食材の発注，納品・検収（検品），保管・出庫から調理に至る一連の流れとともに，給食材料費を適切に管理することである。また，給食材料管理の最終的な評価は，供食後の利用者の満足度によって行われる。ここでは，その目的とともに，各作業における具体的方法について解説する。

1 給食材料管理の目的

　給食材料は，給食原価，調理作業および食事の品質などに与える影響が大きく，給食管理が適切に行われているかどうかを決定づける要因となる。そこで給食材料管理は，利用者の満足が得られる食事を提供するために，食品としての安全性，利用者の負担に見合う価格に加え，調理従事者などの使い勝手などを考慮し，高品質の食品を必要なときに，必要な量を，適正な価格で購入するとともに，それぞれの食品に適した方法で保管することによって，食材を適正に出納することを目的として行われている（図3−2）。

　給食材料管理の各段階では，それぞれの業務が適切に運営されたかどうかのチェックが不可欠である。運営上の支障が認められた場合には，それまでの流れをさかのぼって原因を明確にし，直面する課題を解決して給食を調製するとともに，再発を防止するための手段を講じるなど，PDCA による給食材料管理を推進することが重要である。

2 購買計画と方法

　購買計画では，予定献立表に取り上げられた給食材料について，規格，品質，購入量および価格などを勘案し，購入する食品を決定することが主な業務となる。

1）食材の分類と購入計画
（1）食材の分類
　給食材料は，一般的に生鮮食品，貯蔵食品および冷凍食品に分類されている。
❶生鮮食品
　生鮮食品は，収穫あるいは製品化されてからの時間の経過とともに，品質の劣化が進行しやすい食品である。そのため生鮮食品は，原則的には当日使用する分量を，即日納品させなければならない。食中毒などの衛生事故を防止するために，納品前の流通段階から調理に用いるまで，それぞれの生鮮食品ごとに適切な保存温度での保管が必要となる。
❷貯蔵食品
　貯蔵食品は，保管が短期間に限定される食品と長期の保存が可能な食品に分けられる（保管期限は p.60 のコラム参照）。
ⅰ．保管が短期間に限定される食品
　根菜類など短期間の保管であれば，品質の劣化を問題にしなくても良い食品が該当する。保存は，一般的には室温で行われている。
ⅱ．長期の保存が可能な食品
　精白米，豆類，乾物類，缶詰・ビン詰めなど，ある程度の期間保存しても品質

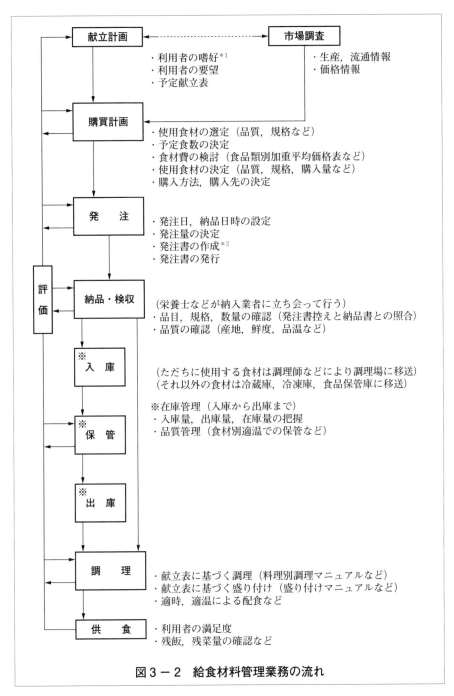

図3-2　給食材料管理業務の流れ

の劣化を問題にしなくても良い食品が該当する。保存は，一般的に室温で行われている。

❸冷凍食品

日本冷凍食品協会による冷凍食品の定義は，「前処理を施し，品温が－18℃以下になるよう急速凍結し，通常そのまま消費者に販売されることを目的として包

装されたもの」である。近年では，急速冷凍など技術開発が目覚ましく，多様な
ニーズに対応した商品が豊富に流通している。冷凍食品は，素材食品と調理食品
に分けられる。

ⅰ. 冷凍素材食品

　冷凍素材食品には，魚介類，肉類，野菜類および果実類などの冷凍食品があ
り，多様な料理での利用を可能にするため，様々な形状に加工されたものが流通
している。保存温度は，凍結卵（－18℃以下）を除き－15℃以下とされている。

ⅱ. 冷凍調理食品

　冷凍調理食品には，加熱および調味を行うことで喫食できるようになる食品
と，解凍および加熱するだけで喫食できるようになる食品とがある。米飯類やめ
ん類，魚介類のフライ，肉類を用いたコロッケ，ハンバーグ，シュウマイなど多
様な冷凍食品が流通している。冷凍食品の保存温度は，－15℃以下とされてい
る。

(2) 食材の購入

　食材の購入は，予定献立表に基づく1人当たりの食品別使用量（廃棄量を含
む購入重量）に，予定食数を乗ずることによって算出される食品ごとの，全体の
使用量を確保するために行われる。食材の購入に当たっては，実施日単位ととも
に月単位またはサイクルメニュー単位で合計使用量の積算を行い，これに基づい
てより質の高い食材を適正な価格で購入するための計画を検討する。

　購入の検討は，翌月または翌サイクルメニュー単位の合計使用量について，実
施前月の中旬（サイクルメニュー単位にあってはこれに相当する頃）に，購入先
業者の選定，契約の方法，発注の仕様および納品の条件などについて行い，期間
中に必要な食材の計画的な確保を図る。

　購入計画の検討項目には，次のような要件が考えられる。

①適正価格の把握

Column　消費期限と賞味期限
消費期限：定められた方法によって保存した場合において，腐敗，変敗等品質の劣
化に伴う安全性を欠く恐れがないと認められる期限を示した年月日。品質が急速に
劣化しやすい弁当，サンドイッチなどが対象になる。給食施設においては，「大量
調理施設衛生管理マニュアル」の規定（調理後の食品は，調理終了後から2時間
以内に喫食することが望ましい）に基づく，より厳しい対応が求められている。
賞味期限：定められた方法によって保存した場合において，期待されるすべての品
質の保持が十分に可能であると認められる期限を示す年月日。ただし，賞味期限を
超えた場合であっても，すぐに品質が保持されなくなる（食べられなくなる）わけ
ではない。品質の劣化が比較的遅いスナック菓子や缶詰・ビン詰などが対象にな
る。給食施設では，賞味期限切れの食品を嫌う利用者がいるので，納品時の検収で
賞味期限切れを防止するチェックが求められる。

②食材選択の優先順位

③食材の出回り状況の確認

④購入先業者の選定

⑤計画購入の推進

⑥賞味期限・消費期限切れの防止

⑦発注業務の改善

(3) 購入先業者の選定

　購入先業者の選定に当たって考慮すべき要件には，次のようなことが考えられる。

①取り扱っている食材の種類や量が豊富で，指定日時に確実に納入できる。

②質の良い食材を，適正な価格で納入できる。

③店舗，倉庫，加工場，搬送機材，食材および従業員の衛生管理が徹底している。

④食材の保管施設・設備や搬送能力が整っている。

⑤業者の店舗，倉庫，加工場などの立地条件が適している。

⑥健全に経営が行われており，社会的な信頼が厚い。

2) 契約方法

　食材の購入は，より良い品質の食材を適正な価格で，必要なときに規格通りの必要量が確実に調達されなければならない。そのためには，購入先業者との間で購入契約を結んでおく必要がある。食材の購入契約には，随意契約方式，相見積もり契約方式および指名競争入札方式があるが，施設の種別，規模，給食運営システムおよび食材の使用量などを勘案して，採用する契約方法を選定することが大切である。

(1) 随意契約方式

　随意契約方式は，購入先業者を限定することなく，必要に応じてそのつど購入先業者を選定して契約を行い，食材を購入する契約方式である。給食施設の発注担当者が，直接小売店や卸売業者の店頭に出向いて買い付ける方法や，業者の仕入れ値の○％増し等の価格を設定して購入する方法などがある。

　随意契約方式は，価格変動が激しい魚介類や野菜類など，生鮮食品の購入に適している。

(2) 相見積もり契約方式

　相見積もり契約方式は，事前に納品希望業者を登録させておき，登録されている複数の業者に対して契約期間中の各食材の使用量や規格等の条件を提示し，それぞれから見積書を提出させ価格や品質などについて比較検討を行い，もっとも優れている業者と期間中の契約を結ぶ方法である。

(3) 指名競争入札方式

　指名競争入札方式は，契約期間中の各食材の使用量や規格，入札条件および支払条件等を提示し，食材全体または食材別に複数の納品希望業者に指定日時およ

び場所で公開による入札を行い，もっとも低い価格を入札した業者と契約を結ぶ方法である。ただし，契約には多くの手間と時間を要するので，精白米や長期の保存が可能な食材を大量に購入する場合に用いられる。

（4）単価契約方式

相見積もりや指名競争入札により個々の食材ごとに単価を決めて契約し，購入量に単価を乗じた金額を支払う方式である。

使用頻度が高く，購入量が多い食材であって，比較的価格が安定している食材の購入に用いられている。

3）給食材料の発注

給食材料の発注とは，予定献立表の1人当たり使用量と予定食数から各食材の購入量を算出し，契約先業者に注文を行うことである。発注は，使用目的に適合する食材を適量，適切な時期に確実に確保するため計画的に行う必要がある。

（1）発注量の算出

発注量は，次の計算式によって求められる使用量を，購入単位（包装単位など）を考慮して通常の取引に用いられている数量の数値の丸めなどを行って決定される。

❶廃棄部分のない食材

発注量＝予定献立表の1人当たり純使用量×予定食数

❷廃棄部分がある食材

発注量＝予定献立表の1人当たり純使用量÷可食部率×100 ×予定食数

　　または，

発注量＝予定献立表の1人当たり純使用量×（1÷可食部率×100）×予定食数

　　ただし，可食部率＝100−廃棄率（一般に，食品標準成分表の収載値を用いる。）

　　あるいは，

発注量＝予定献立表の1人当たり純使用量×発注係数×予定食数

　　ただし，発注係数＝1÷可食部率×100（この計算を事前に行って計数化することで，発注量算出のための計算を簡略化することができる。）

（2）発注の時期

購入先業者に対する発注時期は，一般的に生鮮食品と貯蔵食品とでは異なっている。

❶生鮮食品

最初の使用日の1週間程度前に，1週間程度を単位として発注を行い，食数に変動があった場合には，使用前日に発注量の変更を行う。

❷貯蔵（常備）食品

調味料，植物油および小麦粉など使用頻度の高い食材では，在庫量が調理作業に支障をきたす恐れが生じる量（在庫下限量）に接近した時点で，保管による食

品ロスを生じない予算上の購入量（在庫上限量）を発注する。

（3）発注の方法

　発注には，伝票，ファクシミリ，電話および口頭による直接注文などの方法があるが，一般的には伝票による方法が採用されている。

　伝票による発注は，食品名，規格，カットなどの仕様*1，数量および納品日時など必要項目を記載した発注書を，購入先業者に手渡す（送付）ことによって行われる。この伝票は，多くの場合発注書，納品書および請求書の3枚複写で構成されており，事務処理の合理化に役立つ手法として広範な給食施設で利用されている。

*1　**カット野菜**：野菜の廃棄部分（皮や根など）を除去し洗浄した後，希望する形態（形や重量など）に切砕し，消毒・密封した状態で流通する。調理場に泥などの汚れを持ち込まず，下処理を簡素化する効果があるが高価格になりやすい。

4）低温流通システム

　近年，食材に起因する衛生事故を防止するとともに，品質の劣化を防止する流通システムとして，食材の低温流通システム（コールドチェーン）が普及してきた。

　低温流通システムは，冷凍，氷温および冷蔵の状態で，生鮮食品などの鮮度を保持しながら，生産者から消費者へ流通させる輸送・保管の仕組みである。それぞれの食材を，その品質保持と衛生事故防止にもっとも適した低い温度帯を維持した状態で，輸送・保管することができる。

5）カミサリーシステム

　本来カミサリーの意味するところは，軍隊の売店であるとされている。給食施設におけるカミサリーシステムは，大規模な給食施設または複数の中小規模の給食施設が共同で流通センターを設置し，食材の購入，保管および配送を一括して管理する方式のことである。

　カミサリーシステムでは，取り扱う食材を大量にすることで，購入単価を抑制するとともに，流通過程を省略することで，経費の節減を図るなど食材購入の合理化を目指している。

6）検収

　給食施設における検収とは，購入先業者が発注書に基づいて指定の日時に，指定の場所に納品した食材について，管理栄養士・栄養士などが立ち会って発注通りの食品であるかどうかを，発注書の控えと納品書を照らし合わせながら，現品を確認して受け入れることである。

（1）検収項目

　検収の場でのチェックは，次のような項目について行われている。

①数量（重量や個数）

②規格（等級や大きさなど）

③品質（給食の食材としての適性，価格への適合性など）

④表示内容（賞味期限や消費期限など）

⑤品温*1（表面温度や中心温度）

⑥衛生的な取り扱い（包装状態や異物混入など）

⑦納入価格（単価や金額）

*1　検収の場で行う品温チェックは，表面温度とともに中心温度の確認が重要となる。納品業者の温度管理が適正を欠くと，表面は規定の温度であっても，中心部は規定以上の温度となっていることがあるので注意が必要。

（2）検収の時期と検収担当者

検収は，購入先業者からの納品ごとに行う必要がある。そのために，検収担当者の全体的な作業効率を低下させないように，納品時間を指定することが大切である。

検収担当者には，管理栄養士・栄養士および食品鑑別能力を有する調理師などを決めておき，原則として複数人で行うようにする。

（3）検収における留意事項

①検収は，検収室など指定の場所で行う。

②食材の検品・チェックは，厳正に行う。

③生鮮食品では，鮮度を確認するため特に迅速に行う。

④品名，購入先業者の名称・所在地，生産者の名称・所在地，ロットが確認可能な情報ならびに，仕入れ年月日・時刻を記録する（1年間保管）。

⑤品温（表面および中心温度）を測定し，「大量調理施設衛生管理マニュアル」に規定する「原材料，製品等の保存温度*2」で取り扱われているかを確認して記録する。

*2　Chapter4, p.84参照。

⑥食材は，業者の搬送容器から施設の保管容器に移し替えて，冷蔵庫などの保管場所に収納する。ただし，業者の調理室内への立ち入りは禁止する。

⑦不適格品を認めたときには，原則として返品し適格品と取り替える。時間的に取り替えが困難な場合には，当該食品の使用を止め，献立の変更（他の食材の代替など）を検討する。

3　給食材料の保管と保管温度

検収を済ませて納品された食材は，安全・衛生の確保と品質を保持するために，個々の食材に適応する保管条件の下で，適切に保管しなければならない。

1）保管方法

食材の保管は，一般に常温（室温）の食品保管庫（棚），冷蔵庫および冷凍庫に収納して行われている。常温（室温）の食品保管庫（棚）には，日持ちのする穀類加工品や乾物類，調味料類などを保管するので，賞味期限切れなどを起こさないためにも「後入れ・先出し」を徹底することが大切である。

魚介類，肉類，卵類，牛乳・乳製品，野菜類および果実類などの生鮮食品は，冷蔵庫に保管する。ただし，生鮮食品の保存温度は一定ではないので，「大量調理施設衛生管理マニュアル」に示されている，それぞれの保存温度を遵守する必

要がある。また，保管中の食材間の汚染を防止するために，食品類別に冷蔵庫を使い分けたり，食材が接触しないようにしたりして，保管容器の間隔を空けておく。

2）保管の温度条件

　給食施設における食材の保管温度は，先述の通り「大量調理施設衛生管理マニュアル」に規定されている「原材料，製品等の保存温度」に基づいて管理しなければならない。

　冷蔵庫や冷凍庫は，扉の開閉が頻繁になったり，扉が開いている時間が長くなったりすると，庫内温度の上昇を招きやすいので注意が必要である。また，毎日時間を決めて庫内温度を測定するなど，適切な温度管理に努めることが大切である。

3）T-T・T（Time-Temperature Tolerance：時間—温度・許容限度）

　T—T・Tとは，食品の品質の安定性に対する保管温度と保管期間との関係を，解明しようとする研究に由来する用語で，食品の保管温度と保管可能期間との関係をいう。米国のアースデル（Arsdel）らが行った，冷凍食品についての研究が有名である。食品の品質の安定性は，保管温度の低下に従って指数関数が，曲線的に向上することが知られている。

4）食品受払簿

　食品受払簿とは，生鮮食品以外の貯蔵（棚）食品の入庫および出庫の状況をそのつど記録し，在庫量をいつでも確認できるようにするための帳簿である。食材の入庫および出庫は，入庫伝票や出庫伝票によって行い，その状況を食品受払簿に記録する。そのため，在庫量は，食品受払簿の残高と一致していることが原則とされている。

5）在庫量調査（棚卸し）

　在庫量調査とは，月末や四半期末，年度末に決算や整理のため，在庫食材などの種類，数量および品質を調査することであり，一般には「棚卸し」といわれている。在庫量は，食品受払簿の残高と一致しているのが原則であるが，保管中の目減り，腐敗・変敗および入庫伝票や出庫伝票の食品受払簿への転記ミスなどがあると，在庫量は食品受払簿の残高と一致しない。在庫量調査（棚卸し）は，在庫量と食品受払簿の残高との整合性をチェックするために行われる。

6）標準在庫下限量と標準在庫上限量

　標準在庫下限量とは，食材を発注してから納入されるまでの期間における使用

量が確保できる最少の在庫量のことである。

一方，標準在庫上限量とは，保管期間中に食材の品質の劣化が生じず，保管スペースに収納可能な在庫量であって，予算執行上許容される合理的な最大の在庫量のことである。

調味料，植物油および小麦粉など使用頻度の高い食材では，在庫量が標準在庫下限量に接近した時点で，標準在庫上限量を超過しない量の発注を行うようにする。

4 給食材料管理の評価

給食材料費が給食原価に占める割合は大きい。そのため，給食材料費が効率的に運用されているかどうかの評価は，大切なことである。

1）食材料費の算出

1カ月単位あるいは1サイクルメニュー単位など，一定期間に要した給食施設全体の純食材料費は，次式によって算出されている。

純食材料費＝（期首在庫金額＋期間支払金額）－期末在庫金額

また，1カ月単位あるいは1サイクルメニュー単位など一定期間の1食当たりの単価は，次式によって算出されている。

1食当たりの単価＝純食材料費÷総食数

給食材料管理の評価は，1食当たりの単価を参考にしながら，食材の発注，検収，保管，下処理，主調理，盛り付けおよび供食などの各段階を対象として，食材料管理が適切かつ効率的に行われていたかを評価するものである。評価によって把握された問題点は，改善目標に位置づけ，効果的・効率的な給食材料管理を目指して，見直しに取り組んでいく必要がある。

2）ABC分析

ABC分析とは，総食材料費の内で使用金額の占める割合が高い食材を，重点的に管理することによってコストダウンを図ろうとする分析手法のことである。

一定期間の食材の総使用金額に応じてA（食材費の累計比率が80％までを占めるグループ），B（食材費の累計比率が80〜95％までを占めるグループ），C（食材費の累計比率の残り5％を占めるグループ）の3グループに区分する。

Aグループには，米，肉類，魚類，鶏卵，牛乳など使用頻度が高く，1回当たりの使用量の多い食材が分類される。一方，Cグループに分類される食材は，イベントメニュー用など使用頻度の少ないものが該当する。ABC分析では，Cグループに分類される食材の購入価格の引き下げを検討するよりも，単位当たりの価格が低額ではあっても，Aグループに分類される食材の単価を引き下げる方が，給食材料管理には有効であるとされている。

Ⅲ　調理作業管理

　給食施設における調理作業管理は，指定された供食時刻に，給与栄養目標量に設定された品質の食事を，適切に提供するために効率的・効果的な調理作業を目指して，計画，指揮および統制を図るものである。

1　調理作業管理の目的

　給食施設における調理作業管理の目的は，利用者（喫食者）の食事に関する満足度を高めるために，食材料，調理作業，調理業務従事者および施設・設備などを，効率的・効果的に運用することである。

2　調理作業管理の実際

1）大量調理の特性

　大量調理とは，家庭などの少量調理と比較して，大量の食材料を，大型の調理機器を用いて，大勢の調理業務従事者が，給食の目的を達成するために行う調理である。

　家庭などの少量調理との比較による大量調理の特性には，次のようなものが考えられる。

①取り扱う食材料の量が多い。

②大型の調理機器が用いられる。

③付着水や食材料含有水分の脱水・放水が起こりやすい。

④食材料の増加に伴い，調味料の使用量に注意が必要である。

⑤多数の調理業務従事者が作業を分担する。

⑥調理の開始から供食までの時間が長くなりやすい。

⑦加熱調理では，余熱効果を考慮する必要がある。

⑧給食施設から廃出される生ゴミが多い。

2）大量調理による食事の品質への影響

　家庭などにおける少量調理に比べ，給食施設などにおける大量調理は，調理作業が及ぼす食事の品質への影響が大きい。大量調理において考慮すべき品質の観点は，衛生的な安全・安心に関わる品質，給与栄養量など栄養成分に関わる品質，嗜好や食味など利用者（喫食者）の満足度に関わる品質，および経済的負担に関わる品質などが考えられる。給食施設では，より良い食事の品質を確保するために各作業の標準化を図り，調理マニュアルを取りまとめるなどの対策を講じている。

3）調理作業工程の計画（設計）

　給食施設における調理作業工程の計画（設計）は，製造工場などにおける生産計画に相当するものである。生産計画とは，経営目的を実現するためにインプット（投入）から，プロセス（加工）およびアウトプット（産出）の3段階における，生産ラインの計画を立案することである。調理作業工程の計画では，食材料の納品から検収・保管→調理場内への搬入・下処理→主調理→盛り付け・配食（配膳）→下膳→残飯（菜）処理・食器洗浄に至る食事の生産ラインが対象となる。

❶インプット段階における計画

ⅰ．食材料については，衛生的で質の良い食材料を必要なときに，必要な量を，適切な価格で購入するための計画を策定する。

ⅱ．調理業務従事者については，業務に見合った人数を，作業に応じて適切に配置するための計画を策定する。

ⅲ．調理機器については，調理業務を支障なく実施するための計画を策定する。

❷プロセス段階における計画

ⅰ．調理工程については，食材料を用いて食事（料理）に調製する調理作業の種別と，順序を管理するための計画を策定する。

ⅱ．作業工程については，それぞれの調理業務従事者が担当する調理作業を，主体的作業と付帯的作業に大別し，作業工程を管理するための計画を策定する。

❸アウトプット段階における計画

ⅰ．品質については，衛生的に安全・安心，精度管理がなされた栄養成分および利用者の満足度など，設定された品質の食事を調製するための計画を策定する。

ⅱ．調製量については，予定食数による調製量と実際の供食数による調製量を管理するための計画を策定する。

ⅲ．給食費については，直営施設にあっては調製に要する費用，また，委託施設にあっては販売価格を適正に管理するための計画を策定する。

ⅳ．作業の進行管理については，設定されている時刻に，遅滞なく食事が提供できるようにするためのスケジュールを策定する（図3−3，3−4）。

4）調理作業の標準化

　製造メーカーなどにおける標準化とは，製品などの品質，形状および寸法を規格に従って統一することである。調理作業における標準化は，調理業務従事者のだれが担当しても，同じ品質の料理や食事が調製されるために必要な，各調理作業のマニュアルの作成に不可欠である。

　調理作業標準化の対象には，作業工程，作業動作および作業時間などがある。また，調味においては，水分が少ない料理では使用食材料の総量，一方，水分が多い料理では加水量に対する調味料の割合（調味パーセント）が標準化の対象と

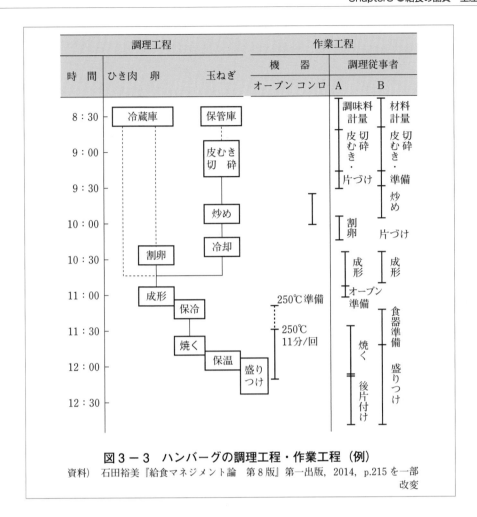

図3-3　ハンバーグの調理工程・作業工程（例）
資料）　石田裕美『給食マネジメント論　第8版』第一出版, 2014, p.215 を一部
改変

なる。調理作業標準化の対象について，調理作業を通して分析・検討を行い，そ
れぞれ標準を設定した上でマニュアルに取りまとめ，品質の維持・向上と作業効
率の改善などを推進するために活用する。

5）調味の標準化

　給食施設における食事の調製は，利用者からの満足が得られる味付けにするこ
とが大切である。献立検討などで設定した味付けを維持するためには，調味（味
の濃度）を数量的に管理する必要がある。調味の標準化には，調味料の計量とと
もに食材料の調理作業中の重量変化を，許容範囲に納めることが重要である。

　実際の調味の標準化は，使用した食材料の総重量あるいは，料理の仕上がり重
量に対する調味料重量の割合として，数量的に設定されている。また，水分含有
量が多い料理では，加水量に対する調味料使用量の割合（調味パーセント）とし
て設定されている。

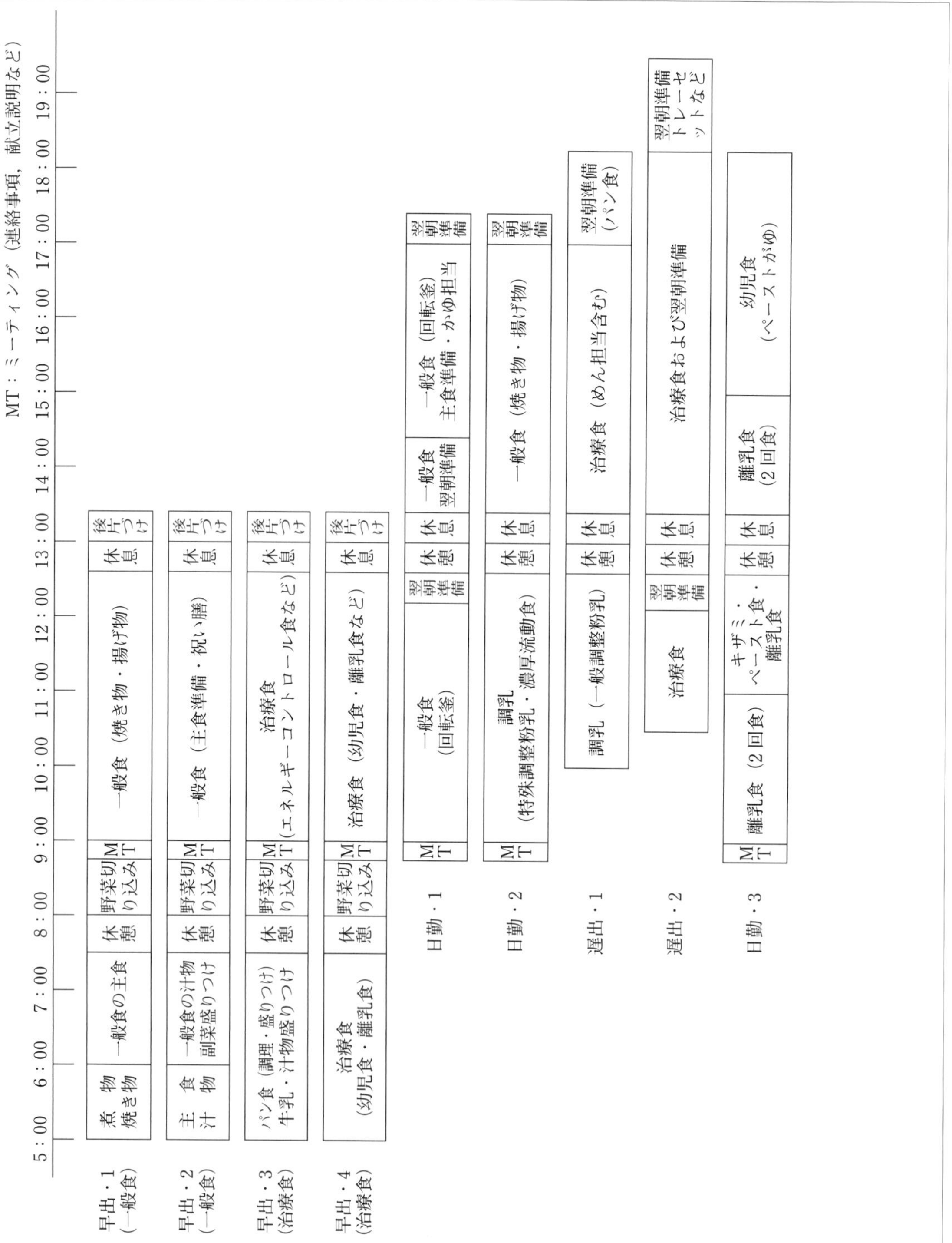
MT：ミーティング（連絡事項，献立説明など）
5：00
6：00
7：00
8：00
9：00
10：00
11：00
12：00
13：00
14：00
15：00
16：00
17：00
18：00
19：00
早出・1（一般食）
煮物 焼き物
一般食の主食
休憩
野菜切り込み
MT
一般食（焼き物・揚げ物）
休息
後片づけ
早出・2（一般食）
主食 汁物
一般食の汁物 副菜盛りつけ
休憩
野菜切り込み
MT
一般食（主食準備・祝い膳）
休息
後片づけ
早出・3（治療食）
パン食（調理・盛りつけ）牛乳・汁物盛りつけ
休憩
野菜切り込み
MT
治療食（エネルギーコントロール食など）
休息
後片づけ
早出・4（治療食）
治療食（幼児食・離乳食）
休憩
野菜切り込み
MT
治療食（幼児食・離乳食など）
休息
後片づけ
日勤・1
MT
一般食（回転釜）
翌朝準備
休憩
休息
一般食 翌朝準備
一般食（回転釜）主食準備・かゆ担当
翌朝準備
日勤・2
MT
調乳（特殊調整粉乳・濃厚流動食）
休憩
休息
一般食（焼き物・揚げ物）
翌朝準備
遅出・1
調乳（一般調整粉乳）
休憩
休息
治療食（めん担当含む）
翌朝準備（パン食）
遅出・2
治療食
翌朝準備
休憩
休息
治療食および翌朝準備
翌朝準備 トレーセットなど
日勤・3
MT
離乳食（2回食）
キザミ・ペースト食・離乳食
休憩
休息
離乳食（2回食）
幼児食（ペーストがゆ）

図３－４　医療施設における調理業務分担表（例）

資料）芦川修貮他編『臨地・校外実習のための特定給食管理運営事例集』学建書院，2018，p.174

6）適温給食サービス

　食事は，温かい料理は温かい状態で，冷たい料理は冷たい状態で喫食したとき
においしいと感じる。しかし，給食施設における給食サービスでは，取り扱う食
事の数が多いこと，限られた時間に限られた人員で食事を準備しなければならな
いことなどから，料理の調製から喫食までの時間が長くなりやすく，適温でのサ
ービスが難しい。利用者から食事に関する高い満足度を得るためには，適温での
給食サービスを推進する機器の整備や食器の選択とともに，調理マニュアル，盛
り付けマニュアルおよび配膳・配食マニュアルの見直しが図られている。

　給食施設における料理の適温は，ご飯では65℃前後で温かいと評価される一
方で，みそ汁では80℃以上でないと温かいと評価されないことを調査が示して
いる（図3－5）。また，お浸しや漬物では20℃前後で冷たいと評価されるが，
サラダでは10℃前後でないと冷たいとは評価されない。

　給食施設における適温給食サービスへの取り組みには次のようなものがある。
①調理マニュアルを見直す。
②保温・保冷機器を設置する。
③食器の選択と取り扱いを見直す。
④盛り付けマニュアルを見直す。
⑤盛り付けから供食までの温度変化を防止する。
⑥供食直前の再加熱を可能にする。

3　新調理システム

　特定給食施設などにおける調理方式は，**コンベンショナルシステム（クックサ
ーブシステム）**と**レディフードシステム**に大別される。コンベンショナルシステ
ムは，従来からの朝・昼・夕の食事ごとに，調理から配食までの作業を連続して
行う（喫食日に調理・配食を行う。）調理方式である。一方，レディフードシス
テムは，調理作業と配食作業を時間的・場所的に，異なる系統で個別的に行う
（事前に調理を行い，配食まで料理の保管が可能である。）調理方式である。レデ
ィフードシステムには，クックチル，クックフリーズおよび真空調理システムが

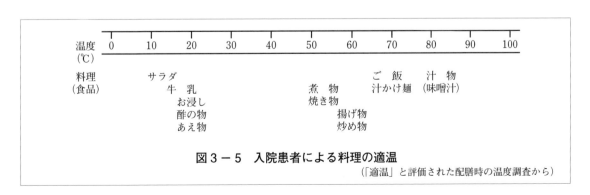

図3－5　入院患者による料理の適温

（「適温」と評価された配膳時の温度調査から）

用いられていて，これらのシステムを新調理システムと呼んでいる（図3－6）。

1）クックチルシステム

　下処理を行った食材料の加熱調理後の料理を，冷水または冷風により急速に冷却を行い，3℃以下の冷蔵状態で保管（場合によっては運搬）し，配食時に再加熱を行うことによって，適温でサービスする調理方式である。

2）クックフリーズシステム

　クックチルシステムにおける急速冷却のための工程を，より低い温度で継続して急速冷凍させ，－18℃以下の冷凍状態で保管（場合によっては運搬）し，配食時に再加熱を行うことによって，適温でサービスする調理方式である。クックフリーズシステムは，料理を冷凍するので保存期間の延長が可能である。

3）真空調理システム

　下処理を行った食材料を，調味液とともに専用の袋に詰めて真空包装し，58～95℃の低温で一定時間加熱調理を行った後，急速冷却または急速冷凍工程を経ることによって，冷蔵または冷凍の状態で保管（場合によっては運搬）し，配食時に再加熱を行うことで，適温でのサービスを可能にする調理方式である。加熱温度が低温であるために，食材料の重量の減少を抑制するとともに，料理の仕上がりが軟らかく，均一に調味料を浸透させることができる。

4）セントラルキッチンシステム

　セントラルキッチンシステムでは，食材料の調達から最終工程を残すだけに，調理作業をセントラルキッチンにおいて集中的に行い，最終的な調理を残した状

＊1　**クックサーブ**：加熱調理後の料理を速やかに提供する調理提供方法のこと。クックチルやクックフリーズに対比して用いられる用語で，給食施設で従来から行われている調理提供方法である。

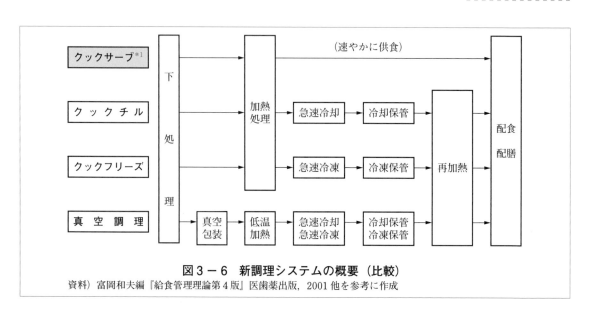

図3－6　新調理システムの概要（比較）
資料）富岡和夫編『給食管理論第4版』医歯薬出版，2001 他を参考に作成

態でセントラルキッチンから離れた場所にある複数の給食施設に搬送し，各給食施設の調理室（サテライトキッチン）で仕上げの調理と盛り付け・配食が行われる。

4　調理作業の評価

調理作業が適切に行われたかどうかを評価する指標には，経営効率（経営業績）と食事の品質を取り上げるのが一般的である。

1）労働生産性

経営効率（経営業績）は，調理作業に投入した資金や従事者（人材）などの経営資源と，調製した食事の量（売上高）を比較することで評価が行われる。その際に，従事者（人材）に着目した指標が労働生産性である。

労働生産性は，投入した従事者（人材）に対する生産量を計測することによって評価されるもので，生産量を投入した労働量で除して求める比率（労働力単価当たりの生産量）により示される。

2）食事（料理・製品）の品質

品質は，設計品質，適合品質および総合品質によって構成されるが，単に品質といったときには総合品質を指している。

設計品質とは，献立表や調理作業指示書に示される，食事調製の目標とする品質である。設計品質要因には，栄養計画で設定した衛生性・安全性，栄養素などの含有量，仕上がりの外観，おいしさおよび食費などがある。

適合品質とは，実際に仕上げられた食事が設定した設計品質通りに，調製されたかどうかを示す品質である。適合品質要因には，供食時の食事に関する献立表や，調理作業指示書に示された衛生性・安全性，栄養素などの含有量，仕上がりの外観，おいしさおよび食費などがある。

総合品質とは，利用者（喫食者）からみた総合的な品質である。総合品質要因には，設計品質と適合品質がある。総合品質は，利用者（喫食者）の食事に関する満足度を反映する（図3－7）。

5　配食・配膳サービスの管理

給食施設における配食・配膳サービスの管理は，供食形態とサービス形態が管理の対象となっている。

1）供食形態

給食施設における主たる供食形態には，単一定食方式，複数（選択）定食方

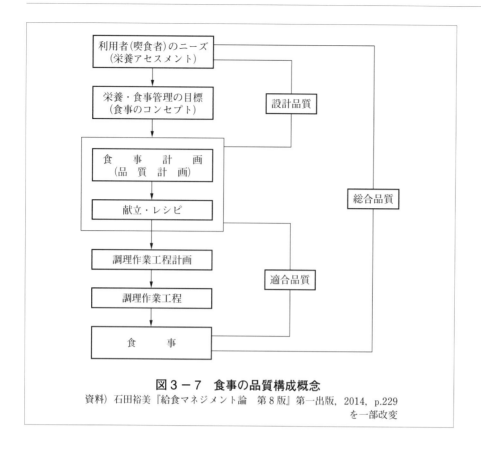

図3-7　食事の品質構成概念
資料）石田裕美『給食マネジメント論　第8版』第一出版，2014，p.229
を一部改変

式，カフェテリア方式およびバイキング方式がある。

(1) 単一定食方式

　単一定食方式は，一種類の定食献立により給食が行われるもっとも基本的な供食形態である。利用者は，自分の意思で食事の種類を選択することはできないが，管理栄養士・栄養士によって適切に栄養管理された食事を摂取できると言うメリットがある。

(2) 複数（選択）定食方式

　複数（選択）定食方式は，管理栄養士・栄養士によって適切に栄養管理された複数の定食の内から，利用者が自分の意思で一つの定食を選択することができる供食形態である。利用者は，異なる主食・汁物・主菜・副菜・デザートの組み合わせから，セットでの選択が基本となる供食形態である。最近では，主食の選択，主菜の選択および副菜の選択が別々にできる方式が増えている。

(3) カフェテリア方式

　カフェテリア方式は，一定量の料理が盛り付けられた複数の一品料理の内から，利用者が自分の意思で主食・汁物・主菜・副菜・デザートをそれぞれ選択することができる供食形態である[*1]。ただし，主食を除き盛り付け量の増減はできない。利用者の嗜好面での満足度は向上するが，選択する料理の組み合わせによっては，摂取する栄養素等に偏りが生じやすい。望ましい選択例の提示やポップ

*1　カフェテリアは客がカウンターに並べられた単品料理を好みで選択し，支払いを済まして客席まで運び食事をするセルフサービス形式の店。人件費が割安で，短時間に多数の客に食事の提供ができる。

での案内など，管理栄養士・栄養士による栄養指導が重要になる。

（4）バイキング方式

　バイキング方式は，利用者がサービスカウンターに並べられた料理の内から自分の意思で，好みの料理を好みの量取り分ける供食形態である[*1]。嗜好的な利用者の満足度がもっとも高くなる。一方，利用者は，自分が必要とする栄養素等を量的・質的なバランスを考慮して摂取することが難しい。バイキング方式を継続的に利用する人たちに対しては，必要とする栄養量と各料理の栄養成分値を勘案し，利用者それぞれに適応する料理の選択と取り分け量の習熟を図るための，より一層丁寧な栄養指導を継続して行うようにする必要がある。

*1　北欧の前菜料理（スモーガスボード）から発展した。料理のバイキングが一般的だが，デザート，サラダ，ドリンクなどのバイキングもある。給食施設にはないが，客が着席したままメニューから好みの料理を注文するオーダーバイキングもある。

2）サービス形態

　給食施設におけるサービス形態は，食堂利用と弁当に分けられる。さらに食堂利用では，フルサービス，ハーフセルフサービスおよびセルフサービスに区分けされている。

（1）フルサービスシステム

　食事の席における給仕のすべてを，サービススタッフが行うシステムである。レストランなどでは一般的なスタイルであるが，事業所給食では見受けられない。多少感覚的な違いはあるが，食堂方式の病院や高齢者福祉施設における食事サービスが該当する。

（2）ハーフセルフサービスシステム

　一つは，利用者が食堂の配食カウンターで食事を受け取り，席まで搬送して喫食し，食後は下膳をせずにそのまま退出し，サービススタッフが下膳を行うシステムである。もう一つは，利用者は食事が配膳された席に行き，喫食後食器などを下膳窓口まで利用者が搬送するシステムである。いずれもフルサービスの片側を利用者が受け持つシステムである。

（3）セルフサービスシステム

　利用者が配膳カウンターで食事を受け取り，喫食後の下膳も利用者が行うシステムである。給食施設の食堂で一般的に行われているシステムで，サービススタッフの仕事量が著しく低減できる。結果として，給食部門の人件費の削減効果が大きい。

（4）弁当配送システム

　広大な敷地に複数の作業建屋が点在する事業所では，限られた食事時間内に調理場に併設される食堂まで移動しての喫食が困難である。そのような事業所では，調理場に近い建屋の従業員は併設食堂を利用してセルフサービスの食事を，離れた建屋の従業員は建屋内の食堂で，配送される併設食堂と同じ献立の弁当を利用する。汁物は，サービススタッフが温めて配食するなどの対応を行っている。

3）食事環境の整備*1

　給食施設における食事環境に対する取り組みは，栄養管理，衛生管理および食事生産管理などに比べ立ち遅れがみられた。1980年代初頭に腸管出血性大腸菌O-157感染症が社会問題となって以降，HACCP*2の導入により食事の生産に関わる調理関係部門の技術革新の進展とともに，施設・設備の改善が著しく推進され現在に至っている。

- - - - - - - - - - - -
*1　給食は利用者の食環境を形成する要素の一つである。給食施設における食環境の整備は，栄養・食事管理が適切に実行できる体制を整えることから始まる。
*2　Chapter4, p.79参照。
- - - - - - - - - - - -

（1）給食施設における食事環境の整備状況

　事業所給食の根拠法令は，「**労働安全衛生規則**」である。労働安全衛生規則における食堂に係る規定には，次のようなものがある。

・著しい暑熱，寒冷，多湿の作業場，有毒ガスなどを取り扱う作業場においては，事業者は作業場外に適当な食事の施設を設けなければならない。
・食堂は，採光および換気が十分であって，掃除に便利な構造とする。
・食堂の床面積は，一人について1平方メートル（m²）以上とする。
・食堂には，食事をするための食卓と椅子を設ける。

　また，社員寮などの食事環境に関わる根拠法令は，「**事業附属寄宿舎規程**」である。事業附属寄宿舎規程における食堂に係る規定には，次のようなものがある。

・常時30人以上を寄宿させる寄宿舎には，食堂を設けなければならない。
・食堂は，照明および換気が十分である。
・食堂には，食卓と椅子を設ける。

　さらに，入院時食事療養における食堂加算を規定する「**入院時食事療養および入院時生活療養の食事の提供たる療養に係る施設基準**」においては，食堂加算の算定に該当する食堂の床面積は，内法で利用する病棟に係る病床1床当たり0.5m²以上とする。

　以上のことでもわかるように，給食施設における食事環境の整備という観点が乏しいと感じられる。しかし，公衆栄養領域で始まった「食環境整備」の影響を受け，給食施設においても利用者サービス改善の一環として，食事環境の整備に注力する取り組みが進められるようになってきた。学校給食のランチルームでの食事，また，事業所給食では明るく，見晴らしの良い上層階に食堂を設置するなど，改善の効果を認めることができる。

（2）給食施設の食事環境を支配する条件

　給食施設で取り扱う食事環境整備の対象は食堂である。快適に整えられた食堂は，利用者の給食に対する満足度を盛り立てる大きな効果が期待できる。このため給食施設では，より良い食事環境の創造を目指して様々な検討が行われている。検討の対象となる食事環境を支配する要素には，**表3−5**のようなものがある。

　給食施設の食事環境を支配する条件は多様である。条件の中には，食堂の設置場所，床面積および床から天井までの高さなど，その実現が厳しい条件がある一

方で，室内装飾，BGM，観葉植物の設置およびサービススタッフの接遇改善研修など，比較的容易と思われる条件も認められる。食事環境の整備は，すべての条件が整うまで待つという姿勢ではなく，できることから一つひとつ改善していく取り組みが重要である。

表3－5　給食施設の食事環境を支配する要素

要素	条件
食堂の設置場所	・平屋建てなら陽当たりの良い，地盤が安定している場所。 ・2階以上なら高層階の眺望と陽当たりの良い場所。
食堂の広さ （床面積）	日本建築学会編「建築設計資料集成」における社員食堂一席当たりの床面積は，比較的規模の大きい施設で1.5～1.7m²，規模の小さい施設で1.2～1.4m²。
テーブルの配置と利用者の動線	入場から退出まで，配膳・配食方式を考慮した利用者の円滑な動線の確保。
床から天井までの高さ	床面積に比例した高さの確保
床の材質，天井・壁の材質やクロス	軟らかさが感じられ，清掃が容易な素材
食卓と椅子の大きさ	隣席や前席との間隔の確保
色彩調節	心身の健康維持，労働の能率増進，災害の防止などに役立てるため，色彩を適切なものにすること（広辞苑より） 暖色系（オレンジ色・赤色・黄色）の採用
空調設備	適度な温度，湿度および換気の確保
照度（日照，照明）	社員食堂：200～500ルックス（日本建築学会編「建築設計資料集成」より）
雰囲気づくり	・室内装飾 ・音楽装置（BGM） ・テーブルクロスまたはテーブル表面の色彩 ・観葉植物
サービススタッフの接遇	スタッフ研修による「おもてなしの心」の醸成

chapter 4 給食の安全・衛生管理

〈学習のポイント〉
● HACCP システムについて理解する。
● 大量調理施設衛生管理マニュアルについて知識の習熟を図る。
● 衛生事故予防と発生時の対応について学ぶ。
● 給食施設の災害・事故対策について理解を深める。
● 給食部門における事故対策について学ぶ。
● 食物アレルギー対策について理解を深める。

　現在，給食施設が利用者に提供する食事の管理では，**衛生的で安全であること**がもっとも優先されている。利用者に提供した食事を原因とした感染症や食中毒の発生は，給食施設における安全・衛生管理が適切に行われていなかったとみなされる。給食運営の管理・監督者である管理栄養士・栄養士には，利用者や施設長などからの信頼に応える安全・衛生管理の徹底・励行が強く求められている。**表4－1**に2020（令和2）年の食中毒発生状況（施設別）を示す。

1　安全・衛生管理の目的

　給食施設における安全・衛生管理の目的は，感染症や食中毒などの衛生事故，また，調理作業などに伴う災害の発生による利用者の健康障害や健康被害を防止するために，使用する食材の選択，検収・収納・保管，下処理・加熱などの主調理，盛り付け，配膳・配食など，各作業工程を通過する食品の流れを衛生的に統制するとともに，調理従事者のコンプライアンス（担当する業務マニュアルの遵守）の啓発，安全・衛生に配慮した施設・設備の整備を徹底して，衛生的で安全な食事の提供を維持・継続することである。

2　HACCP システム*1

1）HACCP とは

　HACCP とは，**危害分析・重要管理点方式**（Hazard Analysis and Critical Control Points）の略で，食品の安全衛生に関する危害の発生を未然に防止することを目的とした衛生管理点のことである。HACCP システム（危害分析重要管理点方式）は，1960 年代における米国のアポロ計画の一環として，宇宙食の微生物学的安全の確保のために開発されたシステムであり，現在もっとも優れた衛生管理手法と考えられている。

　HACCP システムでは，食品の安全性を確保するために，原材料（食材）の調

*1　わが国のHACCPシステムの導入は，1996（平成8）年に学校給食を中心とした腸管出血性大腸菌O-157の大規模発生の対応策として採用されたことに始まる。HACCPシステムの導入により給食施設の衛生管理は著しく進展した。

表4－1　原因施設別食中毒発生状況（2020〈令和2〉年）

施設				事件数 （件）	構成割合 （%）	患者数 （人）	構成割合 （%）	1事件当たり の患者数 （人）
総数				887	100.0	14,613	100.0	16.5
原因施設判明				687	77.5	14,171	97.0	20.6
家庭				166	18.7	244	1.7	1.5
事業場	総数			31	3.5	984	6.7	31.7
	給食施設	事業所等		8	0.9	306	2.1	38.3
		保育所		7	0.8	258	1.8	36.9
		老人ホーム		13	1.5	282	1.9	21.7
	寄宿舎			-	-	-	-	-
	その他			3	0.3	138	0.9	46.0
学校	総数			12	1.4	331	2.3	27.6
	給食施設	単独調理場	幼稚園	1	0.1	19	0.1	-
			小学校	2	0.2	117	0.8	-
			中学校	1	0.1	8	0.1	-
			その他	-	-	-	-	-
		共同調理場		-	-	-	-	-
		その他		-	-	-	-	-
	寄宿舎			5	0.6	131	0.9	-
	その他			3	0.3	56	0.4	18.7
病院	総数			4	0.5	81	0.6	20.3
	給食施設			4	0.5	81	0.6	20.3
	寄宿舎			-	-	-	-	-
	その他			-	-	-	-	-
旅館				11	1.2	508	3.5	46.2
飲食店				375	42.3	6,955	47.6	18.5
販売店				49	5.5	90	0.6	1.8
製造所				7	0.8	631	4.3	90.1
仕出屋				26	2.9	4,310	29.5	165.8
採取場所				-	-	-	-	-
その他				6	0.7	37	0.3	6.2
不明				200	22.5	442	3.0	2.2

資料）厚生労働省「食中毒統計資料」2020

達から最終製品である食事の提供までの各段階で，予想される病原菌やウイルス汚染，また，異物混入の機会などを特定し，汚染や混入に至る経路などを分析し，その防止に必要な管理項目と管理点を設定し，管理点ごとにチェックと記録を行い，記録は管理・監督者が確認した後一定期間保管する（図4－1）。

2）HACCP の7原則

　特定給食施設などにおける HACCP システムの設定は，表4－2に示す「7原則」に基づいて行なわれている。

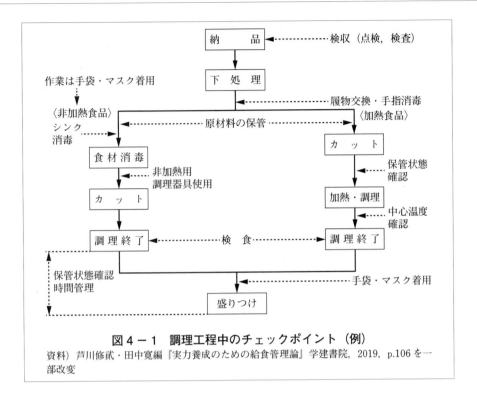

図4－1　調理工程中のチェックポイント（例）

資料）芦川修貮・田中寛編『実力養成のための給食管理論』学建書院，2019，p.106を一部改変

表4－2　HACCP システムの7原則

・**原則1：危害を分析する**

　食材の種類や調理の工程ごと，衛生事故の原因となる危害を分析する。

・**原則2：重要管理点を設定する**

　分析した危害の中から，重点管理が必要な管理点を決める。

・**原則3：管理基準を設定する**

　管理点の加熱時間や，加熱温度などの基準を決める。

・**原則4：測定方法を設定する**

　管理点の時間や温度の測定方法，記録のとり方を決める。

・**原則5：測定結果が基準外となった場合の改善措置を設定する**

　基準外となった事象の対処方法や，該当食品の取扱いを決める。

・**原則6：検証の方法を設定する**

　決定事項が円滑に運営されているか，確認の方法を決める。

・**原則7：記録の維持・管理方法を設定する**

　測定結果や改善措置など，記録のとり方と保管方法を決める。

3 大量調理施設衛生管理マニュアルに基づく衛生管理

大量調理施設衛生管理マニュアルは，1997（平成9）年に厚生省生活衛生局から，各都道府県知事，政令市市長，特別区区長宛に発出された「大規模食中毒対策等について」の別添として通知されたものである*1。その後，14回の改正が行われ（最終改正：2017（平成29）年）現在に至っている。

「大量調理施設衛生管理マニュアル」は**表4−3**の項目で構成されている。

*1　平成9年3月24日付け衛食第85号厚生省生活衛生局長通知「大規模食中毒対策等について」

表4−3　「大量調理施設衛生管理マニュアル」の構成

Ⅰ　趣旨
Ⅱ　重要管理事項
1.　原材料の受入れ・下処理段階における管理
2.　加熱調理食品の加熱温度管理
3.　二次汚染の防止
4.　原材料及び調理済み食品の温度管理
5.　その他　※施設設備管理等
Ⅲ　衛生管理体制
1.　衛生管理体制の確立
（別添1）原材料，製品等の保存温度
（別添2）標準作業書
・手洗いマニュアル
・器具等の洗浄・殺菌マニュアル
・原材料等の保管管理マニュアル
・加熱調理食品の中心温度及び加熱時間の記録マニュアル
（別添3）
・調理後の食品の温度管理に係る記録の取り方について
（別紙）
・調理施設の点検表
・従事者等の衛生管理点検表
・原材料の取扱い等点検表
・検収の記録簿
・調理器具等及び使用水の点検表
・調理等における点検表
・食品保管時の記録簿
・食品の加熱加工の記録簿
・配送先記録簿

1）大量調理施設衛生管理マニュアルの趣旨等

前述の通知では，HACCPの概念に基づく「大量調理施設衛生管理マニュア

ル」の周知と，給食施設などに対する指導の徹底が指示された。「大量調理施設
衛生管理マニュアル」は，特定給食施設など大量に調理を取り扱う施設および営
業における感染症や食中毒等衛生事故の発生を予防するために，食材の調達から
食事の提供に至る業務全般の重点管理事項などを示したものである。これを受け
全国の特定給食施設では，衛生管理体制を確立し，重点管理事項に係る点検・記
録を行うとともに，把握された問題については所要の改善措置を講ずるなど，
「大量調理施設衛生管理マニュアル」に基づく衛生管理の徹底が図られている。

　なお，「大量調理施設衛生管理マニュアル」の対象は，同一メニューを1回
300食以上または1日750食以上を提供する調理施設とされている。そして，そ
の規模に満たない調理施設に対しても，同マニュアルに基づく衛生管理に努める
よう指導が行われている。

　2017（平成29）年に改正された「大量調理施設衛生管理マニュアル」におけ
る趣旨は，表4－3のように記される。

表4－3　改正「大量調理施設衛生管理マニュアル」の趣旨

「大量調理施設衛生管理マニュアル」は，集団給食施設などにおける食中毒を予防するために，HACCPの概念に基づき，調理過程における重要管理事項として， ①原材料の受け入れおよび下処理段階における管理を徹底すること。 ②加熱調理食品については，中心部まで十分に加熱し，食中毒菌等（ウイルスを含む）を死滅させること。 ③加熱調理後の食品および非加熱調理食品の二次汚染の防止を徹底すること。 ④食中毒菌が付着した場合に菌の増殖を防ぐため，原材料および調理後の食品の温度管理を徹底すること。

資料）厚生労働省「大量調理施設衛生管理マニュアル」最終改正2017

2）重点管理事項
（1）原材料の受け入れ，下処理段階における管理
❶仕入れ年月日などの記録
　原材料については，品名，仕入元の名称および所在地，生産者（製造または加
工者を含む。）の名称および所在地，ロットが確認可能な情報（年月日表示また
はロット番号）ならびに仕入れ年月日を記録し，1年間保管する。
❷事前に行う検査
　原材料について，納入業者が定期的に実施する微生物および理化学検査の結果
を提出させること。その結果については，保健所に相談するなどして，原材料と
して不適と判断した場合には，納入業者の変更等適切な措置を講ずること。検査
結果は，1年間保管する。

❸加熱せずに喫食する食品の取り扱い

　加熱せずに喫食する食品（牛乳，発酵乳，プリン等容器包装に入れられ，かつ，殺菌された食品を除く。）については，乾物や摂取量が少ない食品を含め，製造加工業者の衛生管理の体制について，保健所の監視票，食品等事業者の自主管理記録票などにより確認するとともに，製造加工業者が従事者の健康状態の確認など，ノロウイルス対策を適切に行っているかを確認する。

❹原材料の納入

　原材料の納入に際しては，調理従事者などが必ず立ち会い，検収場で品質，鮮度，品温（納入業者が運搬の際，**表4－4**「原材料，製品等の保存温度」に従い，適切な温度管理を行っていたかどうかを含む。），異物の混入などにつき，点検を行いその結果を記録する（**図4－2**）。

❺適正な仕入れの方法

　原材料の納入に際しては，缶詰，乾物，調味料など常温保存可能なものを除き，食肉類，魚介類，野菜類などの生鮮食品については，1回で使い切る量を調理当日仕入れるようにする。

❻野菜・果物類の洗浄・殺菌

　野菜や果物を加熱せずに供する場合には，**表4－5**「原材料等の保管管理マニュアル」に従い，流水（食品製造用水として用いるもの。以下同じ。）で十分洗浄し，必要に応じて次亜塩素酸ナトリウム等で殺菌した後，流水で十分すすぎ洗いを行うこと。特に高齢者，若齢者および抵抗力の弱い者を対象とした食事を提

表4－4　原材料，製品等の保存温度

食　品　名	保存温度	食　品　名	保存温度
穀類加工品（小麦粉，デンプン） 砂　糖	室　温 室　温	殻付卵 液　卵 凍結卵 乾燥卵	10℃以下 8℃以下 −18℃以下 室　温
食肉・鯨肉 細切した食肉・鯨肉を凍結したものを容器包装に入れたもの	10℃以下 −15℃以下	ナッツ類 チョコレート	15℃以下 15℃以下
食肉製品 鯨肉製品 冷凍食肉製品 冷凍鯨肉製品	10℃以下 10℃以下 −15℃以下 −15℃以下	生鮮果実・野菜 生鮮魚介類 　（生食用鮮魚介類を含む。）	10℃前後 5℃以下
ゆでだこ 冷凍ゆでだこ 生食用かき 生食用冷凍かき 冷凍食品	10℃以下 −15℃以下 10℃以下 −15℃以下 −15℃以下	乳・濃縮乳 脱脂乳 クリーム	10℃以下
魚肉ソーセージ，魚肉ハム及び特殊包装かまぼこ 冷凍魚肉ねり製品	10℃以下 −15℃以下	バター チーズ 練　乳	15℃以下
液状油脂 固形油脂（ラード，マーガリン，ショートニング，カカオ脂）	室　温 10℃以下	清涼飲料水 （食品衛生法の食品，添加物等の規格基準に規定のあるものについては，当該保存基準に従うこと。）	室　温

資料）厚生労働省「大量調理施設衛生管理マニュアル」（別添1）より

供する施設で，加熱せずに供する場合（表皮を除去する場合を除く。）には，殺菌を行う。

注) 次亜塩素酸ナトリウム溶液またはこれと同等の効果を有する亜塩素酸水（きのこ類を除く。），亜塩素酸ナトリウム溶液（生食用野菜に限る。），過酢酸製剤，次亜塩素酸水ならびに食品添加物として使用できる有機酸溶液。これらを使用する場合には，食品衛生法で規定する「食品，添加物等の規格基準」を遵守する。

(2) 加熱調理食品の加熱温度管理

　加熱調理食品は，**表4－6**「加熱調理食品の中心温度及び加熱時間の記録マニュアル」に従い，中心温度計を用いるなどにより，中心部が75℃で1分以上（二枚貝等ノロウイルス汚染の恐れのある食品の場合は，85〜90℃で90秒以上）またはこれと同等以上まで加熱されていることを確認するとともに，温度と時間の記録を行う（**図4－3**）。

									年　　月　　日
						責任者		衛生管理者	

納品の時刻	納入業者名	品目名	生産地	期限表示	数量	鮮度	包装	品温	異物
:									
:									
:									
:									
:									
:									
:									
:									
:									
:									
:									

〈進言事項〉

図4－2　検収の記録簿

資料) 厚生労働省「大量調理施設衛生管理マニュアル」(別紙) より

表4－5　原材料等の保管管理マニュアル

（原材料等の保管管理マニュアル）

1.　野菜・果物[※1]

① 衛生害虫, 異物混入, 腐敗・異臭等がないか点検する。異常品は返品又は使用禁止とする。

② 各材料ごとに, 50g程度ずつ清潔な容器（ビニール袋等）に密封して入れ, －20℃以下で2週間以上保存する。（検食用）

③ 専用の清潔な容器に入れ替えるなどして, 10℃前後で保存する。（冷凍野菜は－15℃以下）

④ 流水で3回以上水洗いする。

⑤ 中性洗剤で洗う。

⑥ 流水で十分すすぎ洗いする。

⑦ 必要に応じて, 次亜塩素酸ナトリウム等[※2]で殺菌[※3]した後, 流水で十分すすぎ洗いする。

⑧ 水切りする。

⑨ 専用のまな板, 包丁でカットする。

⑩ 清潔な容器に入れる。

⑪ 清潔なシートで覆い（容器がふた付きの場合を除く）, 調理まで30分以上を要する場合には, 10℃以下で冷蔵保存する。

[※1]：表面の汚れが除去され, 分割・細切されずに皮付きで提供されるみかん等の果物にあっては, ③から⑧までを省略して差し支えない。

[※2]：次亜塩素酸ナトリウム溶液（200mg/Lで5分間又は100mg/Lで10分間）又はこれと同等の効果を有する亜塩素酸水（きのこ類を除く。）, 亜塩素酸ナトリウム溶液（生食用野菜に限る。）, 過酢酸製剤, 次亜塩素酸水並びに食品添加物として使用できる有機酸溶液。これらを使用する場合, 食品衛生法で規定する「食品, 添加物等の規格基準」を遵守すること。

[※3]：高齢者, 若齢者及び抵抗力の弱い者を対象とした食事を提供する施設で, 加熱せずに供する場合（表皮を除去する場合を除く。）には, 殺菌を行うこと。

2.　魚介類, 食肉類

① 衛生害虫, 異物混入, 腐敗・異臭等がないか点検する。異常品は返品又は使用禁止とする。

② 各材料ごとに, 50g程度ずつ清潔な容器（ビニール袋等）に密封して入れ, －20℃以下で2週間以上保存する。（検食用）

③ 専用の清潔な容器に入れ替えるなどして, 食肉類については10℃以下, 魚介類については5℃以下で保存する（冷凍で保存するものは－15℃以下）。

④ 必要に応じて, 次亜塩素酸ナトリウム等[※4]で殺菌した後, 流水で十分すすぎ洗いする。

⑤ 専用のまな板, 包丁でカットする。

⑥ 速やかに調理へ移行させる。

[※4]：次亜塩素酸ナトリウム溶液（200mg/Lで5分間又は100mg/Lで10分間）又はこれと同等の効果を有する亜塩素酸水, 亜塩素酸ナトリウム溶液（魚介類を除く。）, 過酢酸製剤（魚介類を除く。）, 次亜塩素酸水, 次亜臭素酸水（魚介類を除く。）並びに食品添加物として使用できる有機酸溶液。これらを使用する場合, 食品衛生法で規定する「食品, 添加物等の規格基準」を遵守すること。

資料）厚生労働省「大量調理施設衛生管理マニュアル」（別添2）標準作業書より

表4－6　加熱調理食品の中心温度及び加熱時間の記録マニュアル

（加熱調理食品の中心温度及び加熱時間の記録マニュアル）

1. 揚げ物

　① 油温が設定した温度以上になったことを確認する。

　② 調理を開始した時間を記録する。

　③ 調理の途中で適当な時間を見はからって食品の中心温度を校正された温度計で3点以上測定し，全ての点において75℃以上に達していた場合には，それぞれの中心温度を記録するとともに，その時点からさらに1分以上加熱を続ける（二枚貝等ノロウイルス汚染のおそれのある食品の場合は85～90℃で90秒間以上）。

　④ 最終的な加熱処理時間を記録する。

　⑤ なお，複数回同一の作業を繰り返す場合には，油温が設定した温度以上であることを確認・記録し，①～④で設定した条件に基づき，加熱処理を行う。油温が設定した温度以上に達していない場合には，油温を上昇させるため必要な措置を講ずる。

2. 焼き物及び蒸し物

　① 調理を開始した時間を記録する。

　② 調理の途中で適当な時間を見はからって食品の中心温度を校正された温度計で3点以上測定し，全ての点において75℃以上に達していた場合には，それぞれの中心温度を記録するとともに，その時点からさらに1分以上加熱を続ける（二枚貝等ノロウイルス汚染のおそれのある食品の場合は85～90℃で90秒間以上）。

　③ 最終的な加熱処理時間を記録する。

　④ なお，複数回同一の作業を繰り返す場合には，①～③で設定した条件に基づき，加熱処理を行う。この場合，中心温度の測定は，最も熱が通りにくいと考えられる場所の一点のみでもよい。

3. 煮物及び炒め物

　調理の順序は食肉類の加熱を優先すること。食肉類，魚介類，野菜類の冷凍品を使用する場合には，十分解凍してから調理を行うこと。

　① 調理の途中で適当な時間を見はからって，最も熱が通りにくい具材を選び，食品の中心温度を校正された温度計で3点以上（煮物の場合は1点以上）測定し，全ての点において75℃以上に達していた場合には，それぞれの中心温度を記録するとともに，その時点からさらに1分以上加熱を続ける（二枚貝等ノロウイルス汚染のおそれのある食品の場合は85～90℃で90秒間以上）。

　なお，中心温度を測定できるような具材がない場合には，調理釜の中心付近の温度を3点以上（煮物の場合は1点以上）測定する。

　② 複数回同一の作業を繰り返す場合にも，同様に点検・記録を行う。

資料）厚生労働省　「大量調理施設衛生管理マニュアル」（別添2）標準作業書より

年　月　日

責任者	衛生管理者

品目名	No.1			No.2（No.1で設定した条件に基づき実施）	
（揚げ物）	①油温		℃	油温	℃
	②調理開始時刻	:		No.3（No.1で設定した条件に基づき実施）	
	③確認時の中心温度	サンプル A	℃	油温	℃
		B	℃	No.4（No.1で設定した条件に基づき実施）	
		C	℃	油温	℃
	④③確認後の加熱時間			No.5（No.1で設定した条件に基づき実施）	
	⑤全加熱処理時間			油温	℃

品目名	No.1			No.2（No.1で設定した条件に基づき実施）	
（焼き物，蒸し物）	①調理開始時刻	:		確認時の中心温度	℃
	②確認時の中心温度	サンプル A	℃	No.3（No.1で設定した条件に基づき実施）	
		B	℃	確認時の中心温度	℃
		C	℃	No.4（No.1で設定した条件に基づき実施）	
	③②確認後の加熱時間			確認時の中心温度	℃
	④全加熱処理時間				

品目名	No.1			No.2		
（煮物）	①確認時の中心温度	サンプル	℃	①確認時の中心温度	サンプル	℃
	②①確認後の加熱時間			②①確認後の加熱時間		
（炒め物）	①確認時の中心温度	サンプル A	℃	①確認時の中心温度	サンプル A	℃
		B	℃		B	℃
		C	℃		C	℃
	②①確認後の加熱時間			②①確認後の加熱時間		

〈改善を行った点〉

〈計画的に改善すべき点〉

図４－３　食品の加熱加工の記録簿

資料）厚生労働省「大量調理施設衛生管理マニュアル」（別紙）より

（3）二次汚染の防止
❶手指の洗浄および使い捨て手袋の交換

調理従事者等（食品の盛り付け・配膳など，食品に接触する可能性のある者および臨時職員を含む。以下同じ。）は，次に定める場合には，**表4－7**「手洗いマニュアル」に従い，必ず流水・石けんによる手洗いにより，しっかりと2回（その他のときには丁寧に1回）手指の洗浄および消毒を行うこと。なお，使い捨て手袋を使用する場合にも，原則として次に定める場合には交換を行う。

i　作業開始前および用便後

ii　汚染作業区域から非汚染作業区域に移動する場合

iii　食品に直接触れる作業に当たる直前

iv　生の食肉類，魚介類，卵殻など微生物の汚染源となる恐れのある食品等に触れた後，他の食品や器具などに触れる場合

v　配膳の前

表4－7　手洗いマニュアル

（手洗いマニュアル） 1．水で手をぬらし石けんをつける。 2．指，腕を洗う。特に，指の間，指先をよく洗う。（30秒程度） 3．石けんをよく洗い流す。（20秒程度） 4．使い捨てペーパータオル等でふく。（タオル等の共用はしないこと。） 5．消毒用のアルコールをかけて手指によくすりこむ。 （本文の2）（3）❶で定める場合には，1～3までの手順を2回実施する）[1]

資料）厚生労働省「大量調理施設衛生管理マニュアル」（別添2）標準作業書より

[1]（本文の2）とは重点管理事項（p.83），（3）は二次汚染の防止，❶は手指の洗浄および使い捨て手袋の交換を指し，本ページのi～vの場合に手順を2回実施する。

❷原材料の保管

原材料は，隔壁等で他の場所から区分された専用の保管場に保管設備を設け，食肉類，魚介類，野菜類など，食材の分類ごとに区分して保管する。

この場合，専用の衛生的なふた付き容器などに入れ替えるなどにより，原材料の包装の汚染を保管設備に持ち込まないようにするとともに，原材料の相互汚染を防ぐ。

❸汚染作業区域と非汚染作業区域[2]

下処理は，汚染作業区域で確実に行い，非汚染作業区域を汚染しないようにする。

[2]非汚染作業区域は，さらに清潔作業区域と準清潔作業区域に区分される。次ページの参考表参照。

❹調理器具の使い分け

包丁，まな板などの器具，容器等は，用途別および食品別（下処理用にあっては，魚介類用，食肉類用，野菜類用の別，調理用にあっては，加熱調理済み食品用，生食野菜用，生食魚介類用の別）に，それぞれ専用のものを用意し，混同しないようにして使用する。

❺調理器具使用後の取り扱い

　器具，容器などの使用後は，**表4-8**「器具等の洗浄・殺菌マニュアル」に従い，全面を流水で洗浄し，さらに80℃・5分間以上の加熱またはこれと同等以上の効果を有する方法で，十分殺菌した後乾燥させ，清潔な保管庫を用いるなどして衛生的に保管する。

　なお，調理場内における器具・容器などの使用後の洗浄・殺菌は，原則としてすべての食品が調理場から搬出された後に行う。

　また，器具・容器などの使用中も必要に応じ，同様の方法で熱湯殺菌を行うなど，衛生的に使用すること。この場合，洗浄水などが飛散しないように行うこと，なお，原材料用に使用した器具・容器などを，そのまま調理後の食品用に使用するようなことは，けっして行わない。

注) 十分な殺菌について，塩素系消毒剤（次亜塩素酸ナトリウム，亜塩素酸水，次亜塩素酸水等）やエタノール系消毒剤には，ノロウイルスに対する不活化効果を期待できるものがある。使用する場合，濃度・方法など製品の指示を守って使用すること。浸漬により使用することが望ましいが，浸漬が困難な場合にあっては，不織布などに十分浸み込ませて清拭する。

❻まな板，ざる，木製器具の取り扱い

　まな板，ざる，木製の器具は，汚染が残存する可能性が高いので，特に十分な殺菌に留意すること。なお，木製の器具は，極力使用を控えることが望ましい。

参考表　作業区域別の作業内容と想定される危害

区域		作業内容	想定される危害
汚染作業区域		食材料納入，検収 食材料保管（原材料）	汚染物質，異物混入，腐敗，業者・容器を介しての汚染
		下処理 洗浄・消毒・切砕・侵漬・成形・解凍	汚染物質の残存，二次汚染（手指，器具など） 菌の残存・増殖，品質劣化，混合による相互汚染
非汚染作業区域	準清潔作業区域	食材料保管（下処理済み食品，調理品等） 食品洗浄	細菌増殖，品質劣化（（腐敗），損耗
		加熱処理 蒸す・煮る・焼く・炒める・揚げる・汁	菌の残存，加熱後の手・容器による汚染，品質劣化
	清潔作業区域	冷菜調理 サラダ，和え物，汁	菌の残存・増殖，手・容器による汚染，混合による汚染，落下細菌
		保管，保温，保冷	菌の増殖，器具による汚染，保管中の品質劣化，腐敗
		盛りつけ配膳	菌の残存・増殖，落下細菌による汚染，手指・器具・食品類による汚染，異物混入（毛髪）

資料) 日本給食経営管理学会監修『給食経営管理用語辞典』第一出版，2020より一部抜粋

表4－8　器具等の洗浄・殺菌マニュアル

（器具等の洗浄・殺菌マニュアル）

1．調理機械
①　機械本体・部品を分解する。なお，分解した部品は床にじか置きしないようにする。
②　食品製造用水（40℃程度の微温水が望ましい。）で3回水洗いする。
③　スポンジタワシに中性洗剤又は弱アルカリ性洗剤をつけてよく洗浄する。
④　食品製造用水（40℃程度の微温水が望ましい。）でよく洗剤を洗い流す。
⑤　部品は80℃で5分間以上の加熱又はこれと同等の効果を有する方法[※1]で殺菌を行う。
⑥　よく乾燥させる。
⑦　機械本体・部品を組み立てる。
⑧　作業開始前に70％アルコール噴霧又はこれと同等の効果を有する方法で殺菌を行う。

2．調理台
①　調理台周辺の片づけを行う。
②　食品製造用水（40℃程度の微温水が望ましい。）で3回水洗いする。
③　スポンジタワシに中性洗剤又は弱アルカリ性洗剤をつけてよく洗浄する。
④　食品製造用水（40℃程度の微温水が望ましい。）でよく洗剤を洗い流す。
⑤　よく乾燥させる。
⑥　70％アルコール噴霧又はこれと同等の効果を有する方法[※1]で殺菌を行う。
⑦　作業開始前に⑥と同様の方法で殺菌を行う。

3．まな板，包丁，へら等
①　食品製造用水（40℃程度の微温水が望ましい。）で3回水洗いする。
②　スポンジタワシに中性洗剤又は弱アルカリ性洗剤をつけてよく洗浄する。
③　食品製造用水（40℃程度の微温水が望ましい。）でよく洗剤を洗い流す。
④　80℃で5分間以上の加熱又はこれと同等の効果を有する方法[※2]で殺菌を行う。
⑤　よく乾燥させる。
⑥　清潔な保管庫にて保管する。

4．ふきん，タオル等
①　食品製造用水（40℃程度の微温水が望ましい。）で3回水洗いする。
②　中性洗剤又は弱アルカリ性洗剤をつけてよく洗浄する。
③　食品製造用水（40℃程度の微温水が望ましい。）でよく洗剤を洗い流す。
④　100℃で5分間以上煮沸殺菌を行う。
⑤　清潔な場所で乾燥，保管する。

※1：塩素系消毒剤（次亜塩素酸ナトリウム，亜塩素酸水，次亜塩素酸水等）やエタノール系
　　　消毒剤には，ノロウイルスに対する不活化効果を期待できるものがある。使用する場合，
　　　濃度・方法等，製品の指示を守って使用すること。浸漬により使用することが望ましいが，
　　　浸漬が困難な場合にあっては，不織布等に十分浸み込ませて清拭すること。
　　　（参考文献）「平成27年度ノロウイルスの不活化条件に関する調査報告書」
　　　(http://www.mhlw.go.jp/file/06-Seisakujouhou-11130500-Shokuhinanzenbu/0000125854.pdf)
※2：大型のまな板やざる等，十分な洗浄が困難な器具については，亜塩素酸水又は次亜塩素
　　　酸ナトリウム等の塩素系消毒剤に浸漬するなどして消毒を行うこと。

資料）厚生労働省「大量調理施設衛生管理マニュアル」（別添2）標準作業書より

注) 大型のまな板やざるなど，十分な洗浄が困難な器具については，亜塩素酸水
　　または次亜塩素酸ナトリウムなど，塩素系の消毒剤に浸漬するなどして消毒を
　　行う。

❼調理機器の取り扱い

　フードカッター，野菜切り機などの調理機械は，最低1日1回以上，分解し
て洗浄・殺菌した後，乾燥させる。

❽シンクの取り扱い

　シンクは，原則として用途別に，相互汚染しないように設置すること。特に，
加熱調理用食材，非加熱調理用食材，器具の洗浄などに用いるシンクは，必ず別
に設置すること。また，二次汚染を防止するため，洗浄・殺菌して清潔に保つ。
注) ⑦⑧の殺菌は，80℃で5分間以上の加熱またはこれと同等の効果を有する
　　方法で行う。

❾食品，移動性器具および容器の取り扱い

　食品ならびに移動性の器具および容器の取扱いは，床面からの跳ね水などによ
る汚染を防止するため，床面から60cm以上の場所で行うこと。ただし，跳ね水
などからの直接汚染が防止できる食缶等で食品を取扱う場合には，30cm以上の
台に載せて行う。

❿調理後食品の一時保管

　加熱調理後の食品の冷却，非加熱調理食品の下処理後における調理場などでの
一時保管等は，他からの二次汚染を防止するため，清潔な場所で行う。

⓫調理後食品の取り扱い

　調理終了後の食品は，衛生的な容器にふたをして保存し，他からの二次汚染を
防止する。

⓬使用水の取り扱い

　使用水は，食品製造用水を用いること。また，使用水は，色，濁り，臭い，異
物のほか，貯水槽を設置している場合や，井戸水などを殺菌・ろ過して使用する
場合には，遊離残留塩素が0.1mg/L以上であることを，始業前および調理作業
終了後に毎日検査し記録する。

(4) 原材料および調理済み食品の温度管理

❶原材料の保管温度

　原材料は，表4－4「原材料，製品等の保存温度」（p.84）に従い，戸棚，冷
凍または冷蔵設備に，適切な温度で保存すること。また，原材料搬入時の時刻，
室温および冷凍または冷蔵設備内温度を記録する（図4－4）。

❷室温での放置の禁止

　冷凍または冷蔵設備から出した原材料は，速やかに下処理，調理を行うこと。
非加熱で供される食品については，下処理後速やかに調理に移行する。

❸調理後食品の保管温度

　調理後直ちに提供される食品以外の食品は，食中毒菌の増殖を抑制するため

年　　月　　日

責任者	衛生管理者

① 原材料保管時

品目名	搬入時刻	搬入時設備内（室内）温度	品目名	搬入時刻	搬入時設備内（室内）温度

② 調理終了後 30 分以内に提供される食品

品目名	調理終了時刻	品目名	調理終了時刻

③ 調理終了後 30 分以上に提供される食品
ア　温かい状態で提供される食品

品目名	食缶等への移し替え時刻

イ　加熱後冷却する食品

品目名	冷却開始時刻	冷却終了時刻	保冷設備への搬入時刻	保冷設備内温度	保冷設備からの搬出時刻

ウ　その他の食品

品目名	保冷設備への搬入時刻	保冷設備内温度	保冷設備からの搬出時刻

〈進言事項〉

図 4 － 4　食品保管時の記録簿

資料）厚生労働省「大量調理施設衛生管理マニュアル」（別紙）より

に，10℃以下または 65℃以上で管理する必要がある（別添 3「調理後の食品の
温度管理に係る記録の取り方について（調理終了後提供まで 30 分以上を要する
場合）」〈図 4 － 5〉参照）。

　i　加熱調理後食品を冷却する場合には，食中毒菌の発育至適温度帯（約
　　20℃〜50℃）の時間を可能な限り短くするため，冷却機を用いたり，清潔
　　な場所で衛生的な容器に小分けするなどして，30 分以内に中心温度を 20℃

付近（または 60 分以内に中心温度を 10℃付近）まで下げるよう工夫する。

ii 調理が終了した食品は，速やかに提供できるよう工夫する。

　調理終了後 30 分以内に提供できるものについては，調理終了時刻を記録する。また，調理終了後提供まで 30 分以上を要する場合は，アまたはイによること。

　ア 温かい状態で提供される食品については，調理終了後速やかに保温食缶などに移し保存すること。この場合，食缶などへ移し替えた時刻を記録する。

　イ その他の食品については，調理終了後提供まで 10℃以下で保存する。この場合，保冷設備への搬入時刻，保冷設備内温度および保冷設備からの搬出時刻を記録する。

iii 配送過程においては，保冷または保温設備のある運搬車を用いるなど，10℃以下または 65℃以上で適切な温度管理のもとで配送し，配送時刻の記録を行う。

iv 共同調理施設などで調理された食品を受け入れ，提供する施設においても，温かい状態で提供される食品以外の食品であって，提供まで 30 分以上を要する場合は，提供まで 10℃以下で保存する。

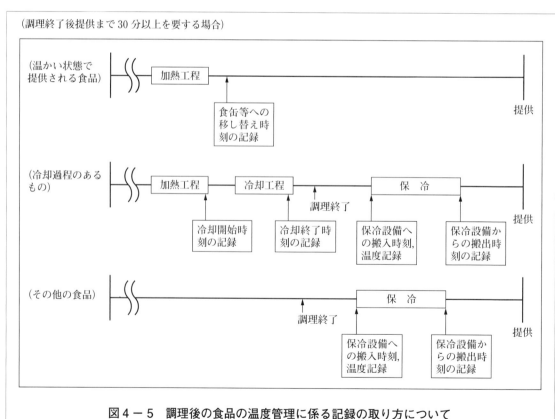

図4−5　調理後の食品の温度管理に係る記録の取り方について

資料）厚生労働省「大量調理施設衛生管理マニュアル」（別添3）より

この場合，保冷設備への搬入時刻，保冷設備内温度および保冷設備からの搬出時刻を記録する。

❹喫食のタイミング

調理後の食品は，調理終了後から2時間以内に喫食することが望ましい。

（5）その他

❶施設設備の構造

i　隔壁などにより，汚水溜，動物飼育場，廃棄物集積場など不潔な場所から完全に区別されている。

ii　施設の出入口および窓は，極力閉めておくとともに，外部に開放される部分には，網戸，エアカーテン，自動ドアなどを設置し，ねずみや昆虫の侵入を防止する。

iii　食品の調理過程ごとに，汚染作業区域（検収場，原材料の保管場，下処理場），非汚染作業区域（さらに，準清潔作業区域（調理場）と清潔作業区域（放冷・調製場，製品の保管場）に区分される。）を明確に区分すること。なお，各区域を固定し，それぞれを壁で区画する，床面を色別する，境界にテープを貼るなどにより，明確に区画することが望ましい。

iv　手洗い設備，履き物の消毒設備（履き物の交換が困難な場合に限る。）は，各作業区域の入口手前に設置する。

なお，手洗い設備は，感知式の設備などで，コック，ハンドルなどを直接手で操作しない構造のものが望ましい。

v　器具・容器などは，作業動線を考慮し，あらかじめ適切な場所に，適切な数を配置しておく。

vi　床面に水を使用する部分にあっては，適当な勾配（100分の2程度）及び排水溝（100分の2から4程度の勾配を有するもの）を設けるなど排水が容易に行える構造にする。

vii　シンクなどの排水口は，排水が飛散しない構造にする。

viii　すべての移動性の器具・容器などを衛生的に保管するため，外部から汚染されない構造の保管設備を設ける。

ix　便所など

ア　便所，休憩室および更衣室は，隔壁により食品を取り扱う場所と必ず区分されていること。なお，調理場などから3m以上離れた場所に設けられていることが望ましい。

イ　便所には，専用の手洗い設備，専用の履き物が備えられていること。また，便所は，調理従事者等専用のものが備えられていることが望ましい。

x　その他

施設は，ドライシステム化[*1]を積極的に図ることが望ましい。

❷施設設備の管理

i　施設・設備は，必要に応じて補修を行い，施設の床面（排水溝を含む。），

---

*1　**ドライシステム**：調理場の床を乾燥状態に保ち，調理・洗浄等の作業を行うシステム。ドライ方式ともいう。床を乾燥状態に保つので調理場内の湿度を低く維持することが可能で，細菌の増殖を抑える効果がある。また，履き物や作業着が軽装になり，調理員の疲労の軽減効果もある。

内壁のうち床面から1mまでの部分，および手指の触れる場所は1日1回以上，施設の天井および内壁のうち床面から1m以上の部分は1月に1回以上清掃し，必要に応じて，洗浄・消毒を行うこと。施設の清掃は，すべての食品が調理場内から完全に搬出された後に行う。

ii　施設におけるねずみ，昆虫などの発生状況を1月に1回以上巡回点検するとともに，ねずみ，昆虫の駆除を半年に1回以上（発生を確認したときには，そのつど）実施し，その実施記録を1年間保管すること。また，施設およびその周囲は，維持管理を適切に行うことにより，常に良好な状態に保ち，ねずみや昆虫の繁殖場所の排除に努める。

なお，殺そ剤または殺虫剤を使用する場合には，食品を汚染しないようその取扱いに十分注意する。

iii　施設は，衛生的な管理に努め，みだりに部外者を立ち入らせたり，調理作業に不必要な物品などを置いたりしない。

iv　原材料を配送用包装のまま，非汚染作業区域に持ち込まない。

v　施設は十分な換気を行い，高温多湿を避けること。調理場の湿度は80%以下，温度は25℃以下に保つことが望ましい。

vi　手洗い設備には，手洗いに適当な石けん，爪ブラシ，ペーパータオル，殺菌液などを定期的に補充し，常に使用できる状態にしておく。

vii　水道事業により供給される水以外の井戸水などの水を使用する場合には，公的検査機関，厚生労働大臣の登録検査機関などに依頼して，年2回以上水質検査を行うこと。検査の結果，飲用不適とされた場合には，直ちに保健所長の指示を受け，適切な措置を講ずること。なお，検査の結果は，1年間保管する。

viii　貯水槽は，清潔を保持するため専門の業者に委託して，年1回以上清掃する。

なお，清掃した証明書は，1年間保管する。

ix　便所については，業務開始前，業務中および業務終了後など，定期的に清掃および消毒剤による消毒を行って衛生的に保つ。

注）「ノロウイルスに関するQ&A」（厚生労働省）を参照のこと[*1]

x　施設（客席などの飲食施設，ロビーなどの共用施設を含む。）において利用者などが嘔吐した場合には，消毒剤を用いて迅速かつ適切に嘔吐物の処理を行うことにより，利用者および調理従事者などへのノロウイルス汚染および施設の汚染防止に努める。

注）「ノロウイルスに関するQ&A」（厚生労働省）を参照のこと

- - - - - - - - - - - - -
＊1　厚生労働省ホームページ
https://www.mhlw.go.jp/stf/seisakunitsuite/bunya/kenkou_iryou/shokuhin/syokuchu/kanren/yobou/040204-1.html
- - - - - - - - - - - - -

❸検食の保存

検食は，原材料および調理済み食品を，食品ごとに50g程度ずつ清潔な容器（ビニール袋等）に入れ，密封し，−20℃以下で2週間以上保存する。

なお，原材料は，特に，洗浄・殺菌などを行わず購入した状態で，調理済み食

品は配膳後の状態で保存する。

❹調理従事者等の衛生管理

i 調理従事者等は，便所および風呂などにおける衛生的な生活環境を確保すること。

　また，ノロウイルスの流行期には，十分に加熱された食品を摂取するなどにより感染防止に努め，徹底した手洗いの励行を行うなど，自らが施設や食品汚染の原因とならないように措置するとともに，体調に留意し，健康な状態に保つように努める。

ii 調理従事者等は，毎日作業開始前に，自らの健康状態を衛生管理者に報告し，衛生管理者はその結果を記録する。

iii 調理従事者等は，臨時職員を含め，定期的な健康診断および月に1回以上の検便を受けること。検便検査には，腸管出血性大腸菌の検査を含めることとし，10月から3月までの間には，月に1回以上または必要に応じてノロウイルスの検便検査に努める。

注1) ノロウイルスの検査に当たっては，遺伝子型によらず，おおむね便1g当たり105オーダーのノロウイルスを検出できる検査法を用いることが望ましい。ただし，検査結果が陰性であっても，検査感度によりノロウイルスを保有している可能性を踏まえた衛生管理が必要である。

注2) ノロウイルスの検便検査の実施に当たっては，調理従事者の健康確認の補完手段とする場合，家族などに感染性胃腸炎が疑われる有症者がいる場合，病原微生物検出情報においてノロウイルスの検出状況が増加している場合など，各食品等事業者の事情に応じ判断する。

iv ノロウイルスの無症状病原体保有者であることが判明した調理従事者等は，検便検査においてノロウイルスを保有していないことが確認されるまでの間，食品に直接触れる調理作業を控えるなど，適切な措置をとることが望ましい。

v 調理従事者等は，下痢，嘔吐，発熱などの症状があったとき，手指などに化膿創があったときは，調理作業に従事しない。

vi 下痢または嘔吐などの症状がある調理従事者等については，直ちに医療機関を受診し，感染性疾患の有無を確認すること。ノロウイルスを原因とする感染性疾患による症状と診断された調理従事者等は，検便検査においてノロウイルスを保有していないことが確認されるまでの間，食品に直接触れる調理作業を控えるなど，適切な措置をとることが望ましい。

vii 調理従事者等が着用する帽子，外衣は，毎日専用で清潔なものに交換する。

viii 下処理場から調理場への移動の際には，外衣，履き物の交換などを行う（履き物の交換が困難な場合には，履き物の消毒を必ず行うこと）。

ix 便所には，調理作業時に着用する外衣，帽子，履き物のまま入らない。

x　調理，点検に従事しない者が，やむを得ず調理施設に立ち入る場合には，専用の清潔な帽子，外衣および履き物を着用させ，手洗いおよび手指の消毒を行わせる。

xi　食中毒が発生したときの原因究明を確実に行うため，原則として調理従事者等は，当該施設で調理された食品を喫食しない。

ただし，原因究明に支障をきたさないための措置が講じられている場合には，この限りではない（試食担当者を限定することなど）。

❺その他

i　加熱調理食品にトッピングする非加熱調理食品は，直接喫食する非加熱調理食品と同様の衛生管理を行い，トッピングする時期は提供までの時間が極力短くなるようにする。

ii　廃棄物（調理施設内で生じた廃棄物および返却された残渣をいう。）の管理は，次のように行うこと。

ア　廃棄物容器は，汚臭，汚液が漏れないように管理するとともに，作業終了後は速やかに清掃し，衛生上支障のないように保持する。

イ　返却された残渣は，非汚染作業区域に持ち込まない。

ウ　廃棄物は，適宜集積場に搬出し，作業場に放置しない。

エ　廃棄物集積場は，廃棄物の搬出後清掃するなど，周囲の環境に悪影響を及ぼさないよう管理する。

3）衛生管理体制

（1）管理体制の確立

❶責任者および衛生管理者の指名

・責任者とは，調理施設の経営者または学校長など施設の運営管理責任者である。

・衛生管理者とは，責任者から指名を受けた施設の衛生管理に関する責任者である。

・共同調理施設などで調理された食品を受け入れ，提供する施設においても衛生管理者を指名する。

❷納入業者に係る情報の収集

責任者は，日頃から食材の納入業者についての情報の収集に努め，品質管理の確かな業者から食材を購入すること。また，継続的に購入する場合は，配送中の保存温度の徹底を指示するほか，納入業者が定期的に行う原材料の微生物検査などの結果の提出を求める。

❸点検表に基づく点検作業

責任者は，衛生管理者に次の点検表に基づく点検作業を行わせるとともに，その都度点検結果を報告させ，適切に点検が行われたことを確認すること。点検結果については，1年間保管する（各点検表は表4－9～表4－13を参照）。

表4－9　原材料の取扱い等点検表

年　　月　　日

責任者	衛生管理者

① 原材料の取扱い（毎日点検）

	点検項目	点検結果
1	原材料の納入に際しては調理従事者等が立ち会いましたか。	
	検収場で原材料の品質，鮮度，品温，異物の混入等について点検を行いましたか。	
2	原材料の納入に際し，生鮮食品については，1回で使い切る量を調理当日に仕入れましたか。	
3	原材料は分類ごとに区分して，原材料専用の保管場に保管設備を設け，適切な温度で保管されていますか。	
	原材料の搬入時の時刻及び温度の記録がされていますか。	
4	原材料の包装の汚染を保管設備に持ち込まないようにしていますか。	
	保管設備内での原材料の相互汚染が防がれていますか。	
5	原材料を配送用包装のまま非汚染作業区域に持ち込んでいませんか。	

② 原材料の取扱い（月1回点検）

点検項目	点検結果
原材料について納入業者が定期的に実施する検査結果の提出が最近1か月以内にありましたか。	
検査結果は1年間保管されていますか。	

③ 検食の保存

点検項目	点検結果
検食は，原材料（購入した状態のもの）及び調理済み食品を食品ごとに50g程度ずつ清潔な容器に密封して入れ，－20℃以下で2週間以上保存されていますか。	

〈改善を行った点〉
〈計画的に改善すべき点〉

資料）厚生労働省「大量調理施設衛生管理マニュアル」（別紙）より

❹異常発生時の措置

　責任者は，点検の結果，衛生管理者から改善不能な異常の発生の報告を受けた場合，食材の返品，メニューの一部削除，調理済み食品の回収など，必要な措置を講ずる。

❺応急処置と計画的改善

　責任者は，点検の結果，改善に時間を要する事態が生じた場合，必要な応急処置を講じるとともに，計画的に改善を行う。

❻衛生管理等研修への参加

　責任者は，衛生管理者および調理従事者などに対して，衛生管理および食中毒

表4-10 調理器具等及び使用水の点検表

年　　月　　日

責任者	衛生管理者

① 調理器具，容器等の点検表

	点検項目	点検結果
1	包丁，まな板等の調理器具は用途別及び食品別に用意し，混同しないように使用されていますか。	
2	調理器具，容器等は作業動線を考慮し，予め適切な場所に適切な数が配置されていますか。	
3	調理器具，容器等は使用後（必要に応じて使用中）に洗浄・殺菌し，乾燥されていますか。	
4	調理場内における器具，容器等の洗浄・殺菌は，全ての食品が調理場から搬出された後，行っていますか。（使用中等やむをえない場合は，洗浄水等が飛散しないように行うこと。）	
5	調理機械は，最低1日1回以上，分解して洗浄・消毒し，乾燥されていますか。	
6	全ての調理器具，容器等は衛生的に保管されていますか。	

② 使用水の点検表

採取場所	採取時期	色	濁り	臭い	異物	残留塩素濃度
						mg/L
						mg/L
						mg/L
						mg/L

③ 井戸水，貯水槽の点検表（月1回点検）

	点検項目	点検結果
1	水道事業により供給される水以外の井戸水等の水を使用している場合には，半年以内に水質検査が実施されていますか。	
	検査結果は1年間保管されていますか。	
2	貯水槽は清潔を保持するため，1年以内に清掃が実施されていますか。	
	清掃した証明書は1年間保管されていますか。	

〈改善を行った点〉

〈計画的に改善すべき点〉

資料）厚生労働省「大量調理施設衛生管理マニュアル」（別紙）より

防止に関する研修に参加させるなど，必要な知識・技術の周知徹底を図る。

❼調理従事者の感染および施設汚染の防止

　責任者は，調理従事者等を含め職員の健康管理，および健康状態の確認を組織的・継続的に行い，調理従事者等の感染および調理従事者等からの施設汚染の防止に努める。

表4－11　調理等における点検表

年　　月　　日

責任者	衛生管理者

① 下処理・調理中の取扱い

	点検項目	点検結果
1	非汚染作業染区域内に汚染を持ち込まないよう，下処理を確実に実施していますか。	
2	冷蔵庫又は冷凍設備から出した原材料は速やかに下処理，調理に移行させていますか。	
	非加熱で供される食品は下処理後速やかに調理に移行していますか。	
3	野菜及び果物を加熱せずに供する場合には，適切な洗浄（必要に応じて殺菌）を実施していますか。	
4	加熱調理食品は中心部が十分（75℃で1分間以上（二枚貝等ノロウイルス汚染のおそれのある食品の場合は85〜90℃で90秒以上）等）加熱されていますか。	
5	食品及び移動性の調理器具並びに容器の取扱いは床面から60cm以上の場所で行われていますか。（ただし，跳ね水等からの直接汚染が防止できる食缶等で食品を取り扱う場合には，30cm以上の台にのせて行うこと。）	
6	加熱調理後の食品の冷却，非加熱調理食品の下処理後における調理場等での一時保管等は清潔な場所で行われていますか。	
7	加熱調理食品にトッピングする非加熱調理食品は，直接喫食する非加熱調理食品と同様の衛生管理を行い，トッピングする時期は提供までの時間が極力短くなるようにしていますか。	

② 調理後の取扱い

	点検項目	点検結果
1	加熱調理後，食品を冷却する場合には，速やかに中心温度を下げる工夫がされていますか。	
2	調理後の食品は，他からの2次汚染を防止するため，衛生的な容器にふたをして保存していますか。	
3	調理後の食品が適切に温度管理（冷却過程の温度管理を含む。）を行い，必要な時刻及び温度が記録されていますか。	
4	配送過程があるものは保冷又は保温設備のある運搬車を用いるなどにより，適切な温度管理を行い，必要な時間及び温度等が記録されていますか。	
5	調理後の食品は2時間以内に喫食されていますか。	

③ 廃棄物の取扱い

	点検項目	点検結果
1	廃棄物容器は，汚臭，汚液がもれないように管理するとともに，作業終了後は速やかに清掃し，衛生上支障のないように保持されていますか。	
2	返却された残渣は，非汚染作業区域に持ち込まれていませんか。	
3	廃棄物は，適宜集積場に搬出し，作業場に放置されていませんか。	
4	廃棄物集積場所は，廃棄物の搬出後清掃するなど，周囲の環境に悪影響を及ばさないよう管理されていますか。	

〈改善を行った点〉
〈計画的に改善すべき点〉

資料）厚生労働省「大量調理施設衛生管理マニュアル」（別紙）より

表 4 - 12　調理施設の点検表

年　　　月　　　日

責任者	衛生管理者

1. 毎日点検

	点検項目	点検結果
1	施設へのねずみや昆虫の侵入を防止するための設備に不備はありませんか。	
2	施設の清掃は，全ての食品が調理場内から完全に搬出された後，適切に実施されましたか。 （床面，内壁のうち床面から 1m 以内の部分及び手指の触れる場所）	
3	施設に部外者が入ったり，調理作業に不必要な物品が置かれていたりしませんか。	
4	施設は十分な換気が行われ，高温多湿が避けられていますか。	
5	手洗い設備の石けん，爪ブラシ，ペーパータオル，殺菌液は適切ですか。	

2. 1ヵ月ごとの点検

1	巡回点検の結果，ねずみや昆虫の発生はありませんか。	
2	ねずみや昆虫の駆除は半年以内に実施され，その記録が 1 年以上保存されていますか。	
3	汚染作業区域と非汚染作業区域が明確に区別されていますか。	
4	各作業区域の入り口手前に手洗い設備，履き物の消毒設備（履き物の交換が困難場合に限る。）が設置されていますか。	
5	シンクは用途別に相互汚染しないように設置されていますか。	
	加熱調理用食材，非加熱調理用食材，器具の洗浄等を行うシンクは別に設置されていますか。	
6	シンク等の排水口は排水が飛散しない構造になっていますか。	
7	全ての移動性の器具，容器等を衛生的に保管するための設備が設けられていますか。	
8	便所には，専用の手洗い設備，専用の履き物が備えられていますか。	
9	施設の清掃は，全ての食品が調理場内から完全に排出された後，適切に実施されましたか。 （天井，内壁のうち床面から 1m 以上の部分）	

3. 3ヵ月ごとの点検

1	施設は隔壁等により，不潔な場所から完全に区別されていますか。	
2	施設の床面は排水が容易に行える構造になっていますか。	
3	便所，休憩室及び更衣室は，隔壁により食品を取り扱う場所と区分されていますか。	

〈改善を行った点〉
〈計画的に改善すべき点〉

資料）厚生労働省「大量調理施設衛生管理マニュアル」（別紙）より

❽調理従事者の健康状態の確認

　責任者は，衛生管理者に毎日作業開始前に，各調理従事者等の健康状態を確認させ，その結果を記録させる。

表4−13　従事者等の衛生管理点検表

<table>
<tr><td colspan="13"></td><td>年　　月　　日</td></tr>
</table>

	責任者	衛生管理者

氏　　名	下痢	嘔吐	発熱等	化膿創	服装	帽子	毛髪	履物	爪	指輪等	手洗い

	点検項目	点検結果
1	健康診断，検便検査の結果に異常はありませんか。	
2	下痢，嘔吐，発熱などの症状はありませんか。	
3	手指や顔面に化膿創がありませんか。	
4	着用する外衣，帽子は毎日専用で清潔のものに交換されていますか。	
5	毛髪が帽子から出ていませんか。	
6	作業場専用の履物を使っていますか。	
7	爪は短く切っていますか。	
8	指輪やマニキュアをしていませんか。	
9	手洗いを適切な時期に適切な方法で行っていますか。	
10	下処理から調理場への移動の際には外衣，履き物の交換（履き物の交換が困難な場合には，履物の消毒）が行われていますか。	
11	便所には，調理作業時に着用する外衣，帽子，履き物のまま入らないようにしていますか。	

		立ち入った者	点検結果
12	調理，点検に従事しない者が，やむを得ず，調理施設に立ち入る場合には，専用の清潔な帽子，外衣及び履き物を着用させ，手洗い及び手指の消毒を行わせましたか。		

〈改善を行った点〉

〈計画的に改善すべき点〉

資料）厚生労働省「大量調理施設衛生管理マニュアル」（別紙）より

❾定期健康診断と検便検査

　責任者は，調理従事者等に定期的な健康診断および月に1回以上の検便を受けさせること。検便検査には，腸管出血性大腸菌の検査を含めることとし，10月から3月の間には月1回以上または必要に応じて，ノロウイルスの検便検査を受けさせるように努める。

❿ノロウイルス無症状病原体保有者に対する措置

責任者は，ノロウイルスの無症状病原体保有者であることが判明した調理従事者等を，検便検査においてノロウイルスを保有していないことが確認されるまでの間，食品に直接触れる調理作業を控えさせるなど，適切な措置をとることが望ましい。

⓫調理作業従事の制限

責任者は，調理従事者等が下痢，嘔吐，発熱などの症状があったとき，手指などに化膿創があったときは，調理作業に従事させない。

⓬有症状調理従事者の受診と処置

責任者は，下痢または嘔吐などの症状がある調理従事者等について，直ちに医療機関を受診させ，感染性疾患の有無を確認すること。ノロウイルスを原因とする感染性疾患による症状と診断された調理従事者等は，検便検査においてノロウイルスを保有していないことが確認されるまでの間，食品に直接触れる調理作業を控えさせるなど，適切な処置をとることが望ましい。

⓭ノロウイルス濃厚接触者の検便検査と措置

責任者は，調理従事者等について，ノロウイルスにより発症した調理従事者等と，一緒に感染の原因と考えられる食事を喫食するなど，同一の感染機会があった可能性がある調理従事者等について，速やかにノロウイルスの検便検査を実施し，検査の結果ノロウイルスを保有していないことが確認されるまでの間，調理に直接従事することを控えさせるなどの手段を講じることが望ましい。

⓮施設の人員・能力を考慮した献立作成

献立の作成に当たっては，施設の人員などの能力に余裕を持った献立作成を行う。

⓯調理工程表作成の留意事項

献立ごとの調理工程表の作成に当たっては，次の事項に留意すること。

　　ⅰ　汚染作業区域からの移動

　調理従事者等の汚染作業区域から非汚染作業区域への移動を，極力行わないようにする。

　　ⅱ　調理作業の分業化

　調理作業従事者等の，1日ごとの作業の分業化を図ることが望ましい。

　　ⅲ　調理後の喫食

　調理終了後，速やかに喫食されるよう工夫する。

　また，衛生管理者は，調理工程表に基づき，調理従事者等と作業分担について，事前に十分な打ち合わせを行う。

⓰産業医などからの専門的な指導・助言

施設の衛生管理全般について，専門的な知識を有する者から定期的な指導，助言を受けることが望ましい。また，調理従事者等の健康管理については，労働安全衛生法等関係法令に基づき，産業医などから定期的な指導，助言を受ける。

⓱危機管理体制の整備と有症状者数の定常的調査・監視

　高齢者や乳幼児が利用する施設などにおいては，平常時から施設長を責任者とする危機管理体制を整備し，感染拡大防止のための組織対応を文章化するとともに，具体的な対応訓練を行っておくことが望ましい。また，調理従事者等あるいは利用者において，下痢・嘔吐などの発生を迅速に把握するため，定常的に有症状者数を調査・監視することが望ましい。

4　衛生事故の予防と対策

　感染症や食中毒などの衛生事故発生防止対策は，「大量調理施設衛生管理マニュアル」に基づく衛生管理として記述してきた。衛生事故の発生予防には，同マニュアルに規定されている管理事項を習熟し，日常業務の中で確実に実施できるように徹底しておくことが必要である。

1）インシデントレポート，アクシデントレポート

　インシデントレポートは，アクシデントの予兆として把握する必要がある出来事について，生じた出来事の当事者自ら，また，現認および確認した業務従事者から提出される，インシデントの発生時刻，場所および内容などを記録した報告書である。インシデントは，アクシデントとの比較で「小さな出来事，日常的に発生しやすい出来事」と理解されている。具体的には，従事している業務に関してアクシデントには至らなかったが，「ひやり」または「はっと」した出来事が報告の対象になる。インシデントトレポートの蓄積と内容分析によって，インシデントの延長線上で発生する確率が高いとされるアクシデントを防止する取り組みである。特に，うっかりミス，勘違いおよび各種マニュアルの遵守違反など，人為的なインシデントの防止に効果があるとされている。

　アクシデントレポートは，不慮の出来事や事故が発生したときに，当事者が記録する事故などの内容と発生の原因，また，管理・監督者が記録する事故の内容や事故原因の補足，当事者と管理・監督者との話し合いの記録とともに，再発を防止するための方策および改善計画などで構成されている。アクシデントレポートは，同様の事故などアクシデントの再発防止を目指した管理手法の一つである[*1]。

2）衛生事故発生時の対応

　食中毒等衛生事故は，食品の衛生的な取扱いを励行することで多くは防止できる。給食施設における食中毒等衛生事故発生の原因には，事故を防止するために必要な「食品を衛生的に取り扱う知識」を，「実際の業務で励行しなかった。」ことがある。食中毒等衛生事故を防止するための取り組みは，「知識」を「確実に励行する。」ことが基本となる。

*1　インシデントレポート，アクシデントレポートの様式は，下記の日本医師会ほか様々な組織から発行されている。
https://www.med.or.jp/anzen/manual.html

給食施設などにおける衛生管理は，食中毒等衛生事故の発生を防止するための取り組みである。施設長，部門の管理者および調理業務従事者は，食中毒等衛生事故発生の防止を目指した，食品や施設設備の衛生的な取扱いを，それぞれが担当する業務で徹底しなければならない。

　その上で給食施設では，食中毒等衛生事故が発生したときに備えて，適切な対応を確保するために「食中毒危機管理マニュアル」などを策定し，関係職員にしっかり周知しておく必要がある。

（1）食中毒危機管理マニュアル

　「食中毒危機管理マニュアル」は，給食施設が提供した食事を原因とする食中毒，あるいはその疑いのある利用者が発生した場合に，施設の給食関係者がとるべき行動を取りまとめたものである。規模の大きな特定給食施設では，食中毒などの発生時に各部門がとるべき対応は異なる。施設の「食中毒危機管理マニュアル」は，各部門の職員がとるべき行動を規定した部門別マニュアルが基礎となる。一方，対応の主体となる各部門の管理者などで構成される対策会議や，施設長の行動を規定した総合マニュアルも必要である。部門別マニュアルと総合マニュアルとを取りまとめたものが，当該施設の「食中毒危機管理マニュアル」である。「食中毒危機管理マニュアル」に従った給食関係者の冷静で適切な対応には，利用者や家族などが抱く不安感を軽減する効果が期待できる（図4−6）。

（2）食中毒発生時の給食部門の対応

　給食施設から提供された食事を原因とする食中毒，あるいはその疑いのある利用者が発生した場合の給食運営部門の対応は，あらかじめ策定されている「栄養部門食中毒危機管理マニュアル」の規定に従って行うことになる。給食運営部門では，緊急時に部門や所属職員が置かれた立場を容易に判断し，適時・適切な行動が行えるようにするための対応を図示しておくと良い。

（3）保健所への届出と対応

　給食施設の利用者が下痢，腹痛及び発熱などの中毒症状を訴えたときには，食品衛生法ならびに同法施工規則の規定に従い，病院等医療機関を受診し医師の診断を受けさせる等，食品衛生法の規定に従った対応を行わなければならない。

食品衛生法　第58条（中毒の届出）

　食品，添加物，器具もしくは容器包装に起因して，中毒した患者もしくはその疑いのある者を診断し，または死体を検索した医師は，ただちに最寄りの保健所長にその旨を届け出なければならない。

食品衛生法施行規則　第72条（中毒患者または死体に対する医師の届出）

　食品衛生法第58条第一項の規定による医師の届出は，次の事項につき文書，電話または口頭により，24時間以内に行われなければならない。

　食中毒発生時の届出義務者は，食品衛生法において食中毒と診断した医師とされている。

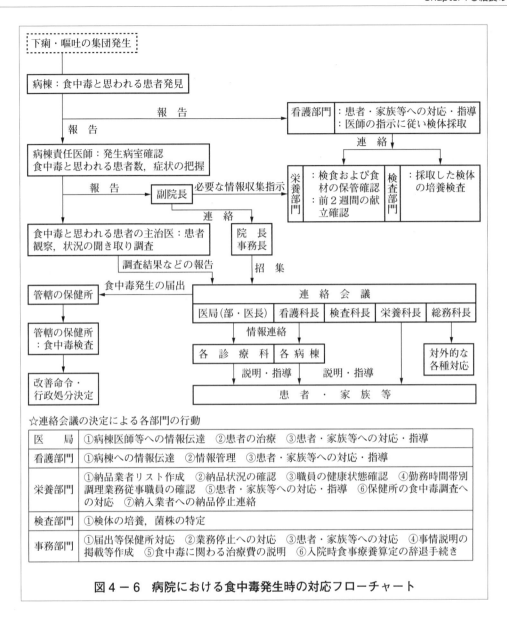

☆連絡会議の決定による各部門の行動

医　局	①病棟医師等への情報伝達　②患者の治療　③患者・家族等への対応・指導
看護部門	①病棟への情報伝達　②情報管理　③患者・家族等への対応・指導
栄養部門	①納品業者リスト作成　②納品状況の確認　③職員の健康状態確認　④勤務時間帯別調理業務従事職員の確認　⑤患者・家族等への対応・指導　⑥保健所の食中毒調査への対応　⑦納入業者への納品停止連絡
検査部門	①検体の培養，菌株の特定
事務部門	①届出等保健所対応　②業務停止への対応　③患者・家族等への対応　④事情説明の掲載等作成　⑤食中毒に関わる治療費の説明　⑥入院時食事療養算定の辞退手続き

図4－6　病院における食中毒発生時の対応フローチャート

　給食施設で発生する食中毒は，患者が多発する恐れがある。給食施設の責任者（施設長）は，法律上の義務はないが食中毒患者を確認した段階で保健所に通報し，事故対応の指導・援助を依頼することが望まれる。
　届出を受けた保健所は，食中毒の原因や患者の状況を明らかにするための調査を行う。給食部門の管理・監督者である管理栄養士・栄養士は，保健所の調査に協力しなければならない。保健所の調査に対する管理栄養士・栄養士の対応には，表4－14のような事項がある。

表 4 − 14　食中毒調査において管理栄養士・栄養士が対応すべき内容

①保存検査食の確認と検体としての提出への備え

②献立表

③料理別調理工程表（工程別担当調理従事者）

④食材検収記録（納入業者一覧表）

⑤調理作業開始時刻，配膳・配食時刻

⑥加熱調理の中心温度測定記録（各料理の調理開始時刻・調理終了時刻）

⑦冷蔵庫・冷凍庫の庫内温度記録

⑧厨房内の温度・湿度測定記録

⑨水質検査の記録（公営等水道事業者による水道水を除く）

⑩調理従事者の健康管理表

⑪調理従事者の検便検査結果および健康診断の結果

⑫調理従事者の勤務表

⑬検食記録簿

⑭給食運営日誌

⑮施設・設備の清掃等衛生管理記録

⑯発生前48時間の利用者の給食喫食状況調査と結果の記録

　※⑨，⑪および⑯を除き，発生前2週間分の準備が必要

（4）保健所以外の対応

　食中毒の発生に係る保健所の調査の結果によっては，行政処分として給食業務の停止が課されることがある。給食業務を停止する場合に，管理栄養士・栄養士がとるべき対応には，**表 4 − 15** のような事項がある。

表 4 − 15　給食業務停止における管理栄養士・栄養士の対応

①利用者に対する給食停止と代替食などの周知

②給食代替食の調達

③利用者およびサービススタッフに対する代替食の配膳・配食方法の周知

④納入業者に対する給食停止の連絡

⑤発生原因の特定と改善策の検討・実行

⑥給食の再開に備える準備

⑦規模が大きい場合には，マスコミ対応が必要になる。

　給食業務の再開は，保健所の指示に従って決定する。

5　給食施設の災害・事故対策

　給食施設では，これまでに大規模な地震，台風および水害などの自然災害，ま

た，火災，水道・電気・ガスなどライフラインの停止および食材供給網の喪失，さらに，調理業務従事者が確保できないなどの災害や事故に遭遇し，厳しい給食の運営を経験してきた。

　大規模災害や重大事故発生時には，給食の運営に不可欠な水とエネルギー，食材の調達が貧窮し，また，調理業務従事者の確保にも困難を極め，利用者に対する食事の提供に多大な影響を及ぼした。給食施設では，これらの経験から「給食部門災害・事故対策マニュアル」の策定とともに，備蓄食品の確保などの対策が整備されてきた。

　一方，最近になって学校給食を中心として食物アレルギーを，事故の一つとする捉え方が定着してきている。災害・事故対策は，多数の利用者が対象になることが多く，必然的に対策の規模は大きくなる。しかし，食物アレルギーは，個々の利用者によってアレルギー原因食物（アレルゲン）が異なり，一人ひとりを対象とした対策が必要であり，多数人を対象とする災害・事故対策とは異なる取り組みが求められる。特に注意が必要なことは，対象者は一人または少数であるものの，生命に関わる極めて重篤な症状に配慮が必要なことである。

1）給食施設における災害時の対策

　わが国では，阪神・淡路大震災や東日本大震災（地震と津波による被害など）等の大震災のほかに，規模は大震災には及ばないものの台風や集中豪雨による水害などの自然災害が，毎年のように全国各地で発生している。被災地では，給食を運営する学校や福祉施設の水没，また，土砂の流入により給食を停止しなければならない事態が発生している。

（1）災害時対策の整備

　災害は，事故に比べ広域に被害を及ぼす。施設自体が被災しなくても災害発生時には，水道，電気，ガスなどのライフラインが遮断され，給食の調製に必要な水と熱エネルギーの確保が困難になる。また，鉄道や道路の被害によっては，物流が途絶えて食材などの調達に支障を来たすことが予想される。

　このような危機に遭遇したとき，給食施設が果たさなければならない使命は，利用者に必要な水と食事を提供することである。特に，1日3回給食を提供する病院や福祉施設では，直接利用者の生命への関わりが強いことを認識して対応することが必要である。

　一方，事業所給食や学校給食においては，帰宅困難者への対応とともに，周辺住民の避難先となることが予想されるので，行政機関との調整を行っておくことが重要である。

●給食部門の危機管理体制

　危機管理体制には，施設全体としての危機管理体制の整備とともに，給食部門の危機管理体制の整備が必要である。

　給食部門危機管理体制は，災害時の調理業務従事者の招集，給食施設・設備の

安全確保および食材等物資の調達を目的として整備する。第一として調理業務従事者の招集では，災害の規模と従事者の被災状況に応じた出勤可能な職員の把握，緊急時連絡網の構築と周知・徹底および事務職など支援要員の登録などが必要である。調理業務従事者と支援要員の確保により，食事に係る利用者への影響を最小限にとどめることを目指す。

第二に，給食部門の施設・設備の安全確保では，災害が治まった後に給食施設の被災状況を確認する職員，水道，電気およびガスの被災状況の確認と二次災害の防止を担当する職員，そして，給食の調製に活用可能な設備・器具のリストアップを担当する職員などを事前に決めておき，速やかな給食の復旧を目指す。

第三に，食材等物資の調達では，非常時用備蓄食料の払出し，給食部門に保管されている使用可能な食材のリストアップ，食材の確保のための納入業者との連絡・調整，場合によっては納入業者以外（例えば，生鮮者から直接など）からの調達などについて，給食の再開に必要な物資の確保に備え，給食運営業務の早期復旧を目指す。

❷災害時対策の訓練

事業所や学校，病院，福祉施設などにおいては，地震などの災害を想定した避難訓練が定期的に実施されている。給食部門においては，災害直後に行う利用者の避難支援や出火時には消火活動に出動するとともに，調理場からの出火，感電，ガスや蒸気の噴出などを防止する措置を行い，二次被害から調理業務従事者の安全を確保するための訓練が必要である。給食部門の訓練では，災害発生時に出勤可能な職員としてリストアップされた調理業務従事者などにより，被災状況を勘案した災害時用調理器具のセッティング，飲料水や非常時用備蓄食料の搬出などの訓練を行い，災害時に迅速な食事の提供ができるよう反復訓練を重ねておくことが大切である。

（2）災害対策マニュアル

給食施設には，災害に遭遇しても利用者に食事の提供を継続しなければならない使命がある。特に，病院や福祉施設など1日3回の食事を提供する施設では，食事の提供を継続するための備えが重要になる。具体的には，食事の提供を継続するために必要な事項を想定し，事項ごとに対処方法を策定する必要がある。そして，事項ごとの対処方法を取りまとめたものが「給食部門災害対策マニュアル」である。「給食部門災害対策マニュアル」は，想定される災害の規模や被害の状況などに適応するため，「給食部門大規模災害対策マニュアル」，「給食部門中規模災害対策マニュアル」および「給食部門小規模災害対策マニュアル」など，被害状況に対応する複数段階のマニュアルを設定することが望まれる。

「給食部門災害対策マニュアル」の対象とすべき事項には，次のようなものが想定される。

❶非常時用備蓄食品倉庫

調理場など給食部門が設置されている建屋や階とは別に，災害による被害を受

表4－16　病院等の災害時用献立表（常食・全がゆ食）例

		食品名	常食			全がゆ食		
			1人当量 使用量	エネルギー (kcal)	たんぱく質 (g)	1人当量 使用量	エネルギー (kcal)	たんぱく質 (g)
1日目	朝食	パン缶	100	338	7.8	100	338	7.8
		白がゆ	－	－	－	(20)	(77)	(1.4)
		ポテトツナサラダ	105	104	4.1	105	104	4.1
		りんごジュース	160	74	0.2	160	74	0.2
		ミネラルウォーター	－	－	－	(500)	(0)	(0)
	昼食	アルファ米白飯 5kg	100	383	6.4	－	－	－
		梅がゆ	－	－	－	22	80	1.5
		やきとり缶	90	176	19.1	90	176	19.1
		南瓜いとこ煮	60	52	1.9	60	52	1.9
		ミネラルウォーター	500	0	0	500	0	0
	夕食	アルファ米五目ご飯	100	391	7.2	－	－	－
		白がゆ	－	－	－	20	77	1.4
		鮪鉄板焼	95	112	17.4	95	112	17.9
		たたきごぼう	55	74	1.9	55	74	1.9
		白桃缶	85	72	0.4	85	72	0.4
		ミネラルウォーター	500	0	0	500	0	0
		合計		1776	66.4		1159 (898)	56.2 (49.8)
2日目	朝食	パン缶	100	338	7.8	100	338	7.8
		白がゆ	－	－	－	(20)	(77)	(1.4)
		シーチキン缶	80	78	14.6	80	78	14.6
		オレンジジュース	160	73	1.1	160	73	1.1
		ミネラルウォーター	－	－	－	500	0	0
	昼食	アルファ米白飯 5kg	100	383	6.4	－	－	－
		梅がゆ	－	－	－	22	80	1.5
		ボルシチストック	200	86	2.8	200	86	2.8
		姫竹とかつお煮	67	115	16.4	67	115	16.4
		ミネラルウォーター	500	0	0	500	0	0
	夕食	アルファ米五目ご飯	100	391	7.2	－	－	－
		白がゆ	－	－	－	20	77	1.4
		ホワイトツナフレーク	85	230	13.8	85	230	13.8
		まめ昆布	60	73	5.9	60	73	5.9
		黄桃缶	85	30	0.2	85	30	0.2
		ミネラルウォーター	500	0	0	500	0	0
		合計		1797	76.2		1180 (919)	65.52 (59.1)
3日目	朝食	パン缶	100	338	7.8	100	338	7.8
		白がゆ	－	－	－	(20)	(77)	(1.4)
		ポテトコーンサラダ	105	90	2.8	105	90	2.8
		フルーツキャロットジュース	160	56	0.7	160	56	0.7
		ミネラルウォーター	－	－	－	500	0	0
	昼食	アルファ米白飯 5kg	100	383	6.4	－	－	－
		梅がゆ	－	－	－	22	80	1.5
		さんま蒲焼	95	242	17.9	95	242	17.9
		白花豆	70	121	3.6	70	121	3.6
		ミネラルウォーター	500	0	0	500	0	0
	夕食	アルファ米五目ご飯	100	391	7.2	－	－	－
		白がゆ	－	－	－	20	77	1.4
		肉すき焼(とりレバー)	50	81	12.0	50	81	12.0
		切干大根煮	65	81	3.0	65	81	3.0
		みかん缶	85	23	0.3	85	23	0.3
		ミネラルウォーター	500	0	0	500	0	0
		合計		1806	61.7		1189 (928)	51.0 (44.6)

けにくい場所に，専用の倉庫を設置する。

❷災害時用献立表

病院などでは，食事の種類（食種）別に３日間の非常時用備蓄食品を用いた
献立表が必要である（表４－16，表４－17）。

❸非常時用備蓄食品の備蓄量と保存期限

病院などでは，治療食の種類別平均食数に対応する災害時用献立表３日分に
相当する量（患者数の増減などを考慮して若干の余裕を考慮する。）および備蓄
食品別の保存期限（多くの施設で３年程度とされている）の設定と定期的な点
検・確認が必要である（表４－18，表４－19）。

表４－17　病院等の災害時用献立表（流動食）例

		食品名	1人当量 使用量	エネルギー (kcal)	たんぱく質 (g)
1日目	朝食	MA-8	200	200	8.0
		リンゴジュース	160	74	0.2
		ミネラルウォーター	500	0	0
	昼食	エンリッチ	250	250	8.8
		オレンジジュース	160	73	1.1
	夕食	MA-8	200	200	8.0
		リンゴジュース	160	74	0.2
	合　計			871	26.3
2日目	朝食	MA-8	200	200	8.0
		オレンジジュース	160	73	1.1
		ミネラルウォーター	500	0	0
	昼食	テルミール	200	400	14.6
		リンゴジュース	160	74	0.2
	夕食	MA-8	200	200	8.0
		オレンジジュース	160	73	1.1
	合　計			1020	33.0
3日目	朝食	MA-8	200	200	8.0
		リンゴジュース	160	74	0.2
		ミネラルウォーター	500	0	0
	昼食	エンリッチ	250	250	8.8
		フルーツキャロット ジュース	160	56	0.7
	夕食	MA-8	200	200	8.0
		リンゴジュース	160	74	0.2
	合　計			854	25.9

表4－18　病院等の対応食種と食種別想定人数例

一般非常食（常食）（600人分）	一般非常食（かゆ食）（200人分）	濃厚流動食（100人分）	ベビーフード（5人分）	ミルク（20人分）
一般常食 学童食 幼児食 特別食米飯 術後米飯 潰瘍米飯	一般全がゆ 一般5分がゆ 特別食全がゆ 術後全がゆ・7分 潰瘍全がゆ・7分 ＊昼，夕食の白飯 五目飯を白かゆで対応 する。	一般3分・流動 術後3分・5分・流動 潰瘍3分・5分・流動	離乳食	

（作り方・提供の仕方）
1，アルファー米
　　・水またはお湯を一袋（50人分）につき，8リットル入れて○分蒸らす。備え付けの食器に盛り配食する。
　　・これらの作業は，各病棟で行う。
2，アルファー米がゆ
　　・各病棟に運搬した後，袋を開け，水またはお湯を○cc入れ，○分蒸らし，袋のまま配食する。
3，ボルシチストック缶はそのまままたは温めて使い捨てのディスポ食器（中鉢）に盛り配食する。
4，魚肉煮や野菜煮の大缶・袋
　　・病棟において缶または袋を開け，ディスポ皿に盛り配食する。
5，フルーツ缶
　　・病棟において缶を開け，個数分をディスポ皿に盛り，配食する。

表4－19　食種別請求食数表（病棟別）例

病棟（　　　）　　　　　　　　　　　　　　　　年　　月　　日（朝食・昼食・夕食）

食　種	対応する食事	食　数
一般常食 学童食 幼児食 特別食米飯 術後米飯 潰瘍米飯	非常食	
一般全がゆ 一般5分がゆ 特別食全がゆ 術後全がゆ・7分 潰瘍全がゆ・7分	非常食 （主食が飯の場合は白かゆで対応）	
一般3分・流動食 術後3分・5分・流動食 潰瘍3分・5分・流動食 濃厚流動食	流動食献立にて対応	
離乳食	ベビーフード	
ミルク	粉乳	

❹飲料水の備蓄量

- ・食事に添える飲料水（例えば，500mL入りボトル×2×対象数／日）3日分
- ・調理用（18L容器○個／日）3日分
- ・飲料水や調理用とは別に，回転釜やシンクに貯水（毎日）を行う。

❺非常用熱源

非常用電気配線・コンセント，非常用蒸気配管・バルブの確保

❻代替調理器具

備蓄する調理器具の種類と数量

❼代替食具

使い捨て食器，コップ，はし，スプーン，フォークなどの種類と数量

❽災害時勤務体制

確保できる調理従事者の業務分担

❾配膳・配食先，配食サービスおよび下膳対応

配膳・配食に当たる調理従事者と受け入れ病棟との協議に基づき設定

2）給食部門における事故対策

　給食部門を原因として発生する事故は，利用者の被害にとどまらず，その家族や，場合によっては地域に影響を及ぼすことがある。事故発生時，給食部門の管理・監督者である管理栄養士・栄養士は，早急に事故発生原因の調査・分析を行い，食事の提供への影響を最小限度にとどめるための応急処置とともに，再発の防止を目指した業務改善に取り組む必要がある。

（1）事故の原因

❶施設・設備に関わる事故

給食施設・設備の火災，ガス漏れ，漏電・感電，水道水の噴出・断水など

❷給食の生産工程に関わる事故

食材調達の過不足（発注誤り，調達誤り，流通量の枯渇，価格の高騰等），品質不良，搬入時刻の遅延（交通渋滞，調達の遅滞等），給水・送電・配ガスの停止，給食施設・設備の使用制限（配膳用エレベーターの停止，調理場の全面・一部使用停止，調理機器の故障，調理中の出火，情報通信機器の不具合）など

❸給食関係従事者に関わる事故

従事者の欠勤・遅刻（交通機関の混雑・運航停止，通勤途上の人身事故，急病，怠慢・無責任等），調理作業の就労制限（感染症・食中毒の発症・濃厚接触者等）など

❹利用者に被害が及ぶ事故

感染症・食中毒の発生，異物の混入，調理操作の不具合（加熱不足，焦げ付き，調味誤り，適性を欠く盛付（盛付量の過不足，雑な作業），食器の不具合（汚れ，破損等），食具の付け忘れなど

❺その他

行政処分（衛生事故等による営業停止），行政措置（感染症のまん延防止）など
ど

（2）事故発生時の対応

給食施設の責任者，衛生管理者（管理栄養士・栄養士が指名されることが多い）および調理従事者は，各種事故の発生防止に注力し，円滑な食事の提供に努めなければならない。それは，給食に関わる人たちの利用者に対する責務である。

日々の給食運営から事故の発生を完全に防止することは，その原因が多岐にわたることや給食部門外のトラブルなどに及び，極めて困難な状況にあることを認めざるを得ない。このような条件の下で運営を行う給食施設は，事故の発生時，適切に対応がとれるような体制の整備が必要である。

❶状況把握

事故に遭遇した時の初動は，適切な状況把握を早期に実施することである。給食運営の管理・監督者である管理栄養士・栄養士は，インシデントレポート，アクシデントレポートの活用や，調理従事者など給食運営関係者からの事情聴取，また，利用者から情報の提供を受けるなどして，事故の状況と生じている影響の適切な把握に努め，責任者（施設長）場合によっては産業医に報告するとともに，指示・指導に基づいて対応に当たる。この段階で，インシデントレポート，アクシデントレポートが作成されていないときには，管理栄養士・栄養士が管理・監督者として作成を行う。

❷改善措置などの対応

事故発生時の対応は，事故の原因や影響の軽重によって決定される。

i　施設・設備に関わる事故
・火災対応：消化器等による初期消火活動，管理部門に通報，消防署に通報
・ガス漏れ，漏電・感電，水道の噴出・断水：ガス会社，電力会社，水道事業者に通報

ii　給食の生産工程に関わる事故
・食材納入量の不足：納入業者に不足分の補充を指示（検収で確認可）
・食材納入量の過剰：納入業者に引き取りを指示（検収で確認可）
・食材流通量の枯渇，価格の高騰：代替食品への変更（事前の情報確認が必要）
・品質不良品：適切な品質の食品との交換を指示（検収で確認可）
・搬入時刻の遅延：状況を判断し対応を決定（備蓄品への献立変更など）
・給水，配ガス，送電の停止：状況を判断し対応を決定（非常時用備蓄食品の活用など）
・給食施設・設備の使用制限：代替対応を検討
・調理機器の故障：故障機器を用いない調理作業の実施

・揚げ物調理中の出火：消火剤の投入などの消火活動

・情報通信機器の不具合：復旧対応と代替作業への切り替え

iii　給食関係者に関わる事故

・給食従事者の欠勤・遅刻：欠勤には代替勤務者の確保，遅刻には出勤者によるカバーリング

・怠慢や無責任：注意と指導（特に自己啓発の指示）

・調理作業の就労制限：保健所等の指示に従い代替職員の確保

iv　利用者に被害が及ぶ事故

・感染症，食中毒の発生：医療機関の受診，保健所等への報告，保健所の指示に従った対応

・調理操作の不具合：適切に調製した食事と取り換え（丁重なお詫びが不可欠）

・食器の不具合：適正な食器に盛付けた食事と取り換え（丁重なお詫びが不可欠）

・食具の付け忘れ：不足食具の提供（丁重なお詫びが不可欠）

❸事故対策マニュアル

　事故の発生原因は，多種多様である。事故対応も発生原因によって異なる。また，原因が複雑に絡み合っていることもある。給食施設には，事故発生後の速やかな対策の実行により利用者への影響を最小化するため，事前に原因別の対応策を取りまとめた「○○○○事故対策マニュアル」を策定しておくことが望まれる。

　詳細は，前述の「衛生事故発生時の対応」で示した「食中毒危機管理マニュアル」（p.106）を参照されたい。

3）食物アレルギー対策

　現在，各種給食施設の中でもっとも利用者の食物アレルギー対策に注力しているのは学校給食である。文部科学省を頂点として，都道府県教育委員会，市区町村教育委員会および給食実施校に至る取り組みが充実している。ここでは，学校給食における食物アレルギー対策を取り上げ例示する。

　学校給食における食物アレルギーの制度的な対応については，後述の「学校給食実施基準」（p.211）で取り上げているので参照されたい。

（1）食物アレルギー対策の背景

　2008（平成27）年3月，食物アレルギーを有する児童が学校給食喫食後，アナフィラキシーショックの疑いにより亡くなる事故が発生した。これを受け文部科学省は，「学校給食における食物アレルギー対応に関する調査研究協力者会議」からの最終報告を踏まえ，公益財団法人日本学校保健会が取りまとめた「学校生活管理指導表（アレルギー疾患用）[*1]」，および「学校のアレルギー疾患に対する取り組みガイドライン[*2]」による対応が重要であると発出した。さらに，文

＊1　公益財団法人日本学校保健会ホームページ「学校生活管理指導表」
https://www.hokenkai.or.jp/kanri/kanri_kanri.html
＊2　公益財団法人日本学校保健会ホームページ「学校のアレルギー疾患に対する取り組みガイドライン（令和元年度改訂）」
https://www.gakkohoken.jp/books/archives/226

部科学省は，続発する食物アレルギーへの対応を示した「学校給食における食物アレルギー対応指針」を，2015（平成27）年2月に発出し，2017（平成29）年10月に改訂を行っている[*1]。

　学校給食を実施する全国の市区町村教育委員会などは，地域の実情に即した「学校等における食物アレルギー対応指針」を策定し，食物アレルギー事故の発生防止を図っている。

　ここでは，ある町の教育委員会が2017（平成29）年10月にインターネット上に公表した「学校給食における食物アレルギー対応指針（改訂版）」を取り上げ，一部割愛，加筆などを行って収載した。

(2)「学校給食における食物アレルギー対応指針」の主な内容

❶目的

　この指針は，管内小中学校の学校給食などにおける食物アレルギー事故を防止し，食物アレルギーを有する児童・生徒の学校生活を，より一層安心・安全なものとする。

❷食物アレルギーについて

ⅰ　食物アレルギーとは

　食物によって引き起こされる抗原特異的な免疫学的機序を介して，生体にとって不利益な症状が引き起こされる現象である。

ⅱ　食物アレルギーの症状

a. 即時型食物アレルギー（**表4 - 20**）

　原因食物を食べて2時間以内に症状が出現する。反応は，人によって様々で身体の種々の部分に現れ，軽い症状の場合もあれば，命に係わる深刻な場合もある。

○口腔アレルギー症候群

　食後5分以内に原因となる食物が，直接触れた唇や口の中，のど等に出現するもの。多くは，局所の症状だけで回復に向かうが，まれにアナフィラキシーショック[*2]を引き起こすことがある。

○食物依存性運動誘発アナフィラキシー

　原因となる食物を摂取して数時間以内に，運動の負荷によって湿疹やじんましん等の症状が現れ，ときに呼吸困難や意識消失など重篤な症状が誘発される場合もある。

b. 非即時型アレルギー

　原因食物を食べてから，1～2時間以降に症状が出現する。1日から2日後に出現する場合もあり，アレルギー症状だと気づかないこともある。症状としては，アトピー性皮膚炎などがある。

❸指針

ⅰ　基本的な考え方

a. 学校給食などにおける食物アレルギー対応においては，「学校生活管理

*1　文部科学省「学校給食における食物アレルギー対応指針」2015

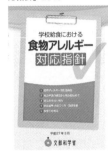

https://www.mext.go.jp/component/a_menu/education/detail/__icsFiles/afieldfile/2015/03/26/1355518_1.pdf

*2　**アナフィラキシー**：即時型症状のいくつかが同時に起こり，急速に悪化していく状態。ときには，呼吸困難，血圧や意識の低下などのショック症状を伴う「アナフィラキシーショック」を起こすこともあり，早急に対応しなければ，命を失う危険性がある。

表 4 - 20　即時型食物アレルギーの発現臓器と症状

発現臓器	症状
消化器	口腔違和感，口唇浮腫，腹痛，悪心，嘔吐，下痢
呼吸器	くしゃみ，鼻水，鼻づまり，咳，喘息，呼吸困難，胸部圧迫感，咽喉頭浮腫
眼	結膜充血・浮腫，眼瞼（がんけん）浮腫，流涙
皮膚	皮膚の赤み，じんましん，血管性浮腫，かゆみ，灼熱感，水泡，湿疹
神経	頭痛
全身性	アナフィラキシー

指導表（アレルギー疾患用）」や「学校のアレルギー疾患に対する取り組みガイドライン」に基づく対応が重要である。このため，「ガイドライン」の周知を図るとともに，その徹底のための措置を講じる。

　b.「ガイドライン」の内容に関する周知徹底や適切な緊急時対応ができるように，教職員などに対する研修の充実を図る。

　c. 給食の提供における事故防止を徹底するため，アレルギー対応を踏まえた献立作成の配慮や，給食の各段階におけるチェック機能を強化し継続的に改善する。

　d. 緊急時対応の充実を図るため，積極的なアドレナリン自己注射薬（エピペン®*1）の使用を促すとともに，学校の状況に応じた危機管理マニュアルを整備する。

　e. 教育委員会，給食センター，学校，医療機関および消防機関などの関係者が，共通の認識をもって食物アレルギー対応に当たることが重要であり，その体制の構築に努める。

ⅱ　管内における食物アレルギー対応

　学校給食においては，施設・設備および体制などに課題があり，除去食（アレルギーの原因となる食物を除いた給食）や代替食（アレルギーの原因となる食物を除き，除かれることによって失われる栄養価を，別の食品を用い補って提供される給食）の対応が現段階では実施できていない。しかし，「管理指導表」に記されている医学的な根拠に基づき，一人ひとりの状況に応じ，安心して給食が食べられるような体制の構築を進める。

　a. 教育委員会における対応

　・学校における食物アレルギー対応についての方向性の明示

　・「管理指導表」の提出依頼

　・食物アレルギー対応通知の発出

　・定期的な協議の場の設定

　・校内アレルギー研修の支援

　・給食センターの施設・設備および人員配置の検討

*1　**エピペン**：アナフィラキシーショックの場合に用いるアドレナリン自己注射薬。体重15kg以上の子どもから適応のある自己注射薬だが，アナフィラキシーショックという生命に関わる緊急時には，医師以外の者でも注射できる。

　b．食物アレルギーに対応する校内体制の整備

・校内委員会の設置

　校長，教頭，養護教諭，担任その他必要な教職員をもって構成する。

・校内委員会の役割

　「調査票」で『食物アレルギーがある』と報告した児童・生徒につい
て，「食物アレルギー該当者一覧表」を作成し，全教職員に周知する。ま
た，アナフィラキシーの既往歴がある児童・生徒の個別対応についても，
情報の共有を図る。

　c．連絡体制の整備

　緊急時の校内連絡体制を整備しておく。また，消防署，学校医，主治医等
医療機関および教育委員会への連絡体制を整えておく。

ⅲ　詳細な献立情報の提供

　家庭に配布する献立表には，給食で使用する食品名を記載する。食物ア
レルギーを有する児童・生徒の保護者などには，詳細なアレルギー原因食物
（アレルゲン）に係る情報を提供するため，「給食使用食品アレルゲン表示」
を配布する。

ⅳ　「管理指導表」に基づいた給食内容の決定および提供

　提出を受けた「管理指導表」について『管理不用』と診断された場合は，
通常通りの給食を提供する。『管理要（保護者と相談し決定）』と診断された
場合などは，「管理指導表」の診断を基本に保護者との面談を経て，対応の
内容を次のいずれかに決定するとともに適切な配慮を行う。

　a．アレルゲンの種類が多く，給食を食べることができない場合，および調
　　理作業工程でのコンタミネーション（意図せぬ微量の混入）の防止ができ
　　ない場合

・「給食使用食品アレルゲン表示」を保護者などに渡す。

・家庭からの弁当持参を基本とする。

・弁当は，給食時間まで学校の実情に応じて，安全で衛生的に管理する。

　b．調理作業工程でのコンタミネーションの防止が可の場合

・「給食使用食品アレルゲン表示」を保護者などに渡す。

・保護者から提出された「学校給食喫食チェック表」により，摂食可能な献
　立などを確認する。

・給食が提供できない献立のときは，家庭からの弁当持参を原則とする。

・教職員は，各児童・生徒が喫食できない献立などを正しく理解しておく。

　c．飲用牛乳にアレルギー反応を示す場合

　飲用牛乳の提供を停止する。

　d．上記a～cのすべての場合に共通する対応

・配膳時・喫食時には，アレルゲンの混入を決して起こさないよう，細心の
　注意をはらう。

・アレルギーを有する児童・生徒が給食当番を行う際は，アレルゲンに触れることがないよう当該児童・生徒に十分注意させるとともに，担任をはじめ周囲にいる教職員が配慮する。

・すべての教職員は，児童・生徒がアレルギー原因食品を誤って食べてしまった場合の対処方法などを確認しておく。

・学級の児童・生徒に食物アレルギーについての理解を図り，アレルギーを有する児童・生徒が精神的な負担を感じることがないよう配慮する。

  v　食物アレルギー症状が発生した時の対応

    a．基本的対応

・「食物アレルギー緊急時対応マニュアル」に基づき対応する。

・発生後は，速やかに保護者と連絡をとり，学校が予定している今後の対応を伝える。また，教育委員会に報告するとともに随時経過の報告を行う。

    b．応援要請と初期の対応

・発見者は，応援を要請して複数の教職員で対応に当たる。

・発症した児童・生徒は，可能な限りその場で安静にさせる。保健室などへ移送する場合は，担架などを用いて本人を歩かせないようにする。

・アレルゲンを含む食品を摂取した場合は，口腔内に残っている食物を吐き出させ，口をすすがせる。

・アレルゲンを含む食品が皮膚についた場合は，洗い流させる。

・アレルゲンを含む食品が目に入った場合は，洗眼させる。

    c．状況の把握

・意識の状態，呼吸，脈拍および血圧を確認する。

・経過および基礎情報を把握する。

・「管理指導表」，「個別記録表」を確認する。

・「食物アレルギー発症経過記録表」に経過を記録する。

    d．応急処置

・「管理指導表」，「個別記録表」に基づいて行なう。

・内服薬など緊急処方薬を使用する。

・本人に「エピペン®」を使用させる。

・本人が「エピペン®」を使用できない場合は，その場にいる教職員が代わって注射する。

    e．119番通報の目安

・緊急性が高いアレルギー症状が認められる場合

・「管理指導表」，「個別記録表」において事前の指示がある場合

・主治医，保護者からの要請があった場合

  vi　食物・食材を扱う授業・活動への対応

    ごく少量のアレルゲンに触れるだけで，アレルギー症状を起こす児童・生徒がいる。このような児童・生徒は，アレルゲンを「食べる」だけでなく，

「吸い込む」ことや「触れる」ことも発症の原因となっていることから，個々の児童・生徒に応じたきめ細かな配慮を必要とする。具体的には，「管理指導表」に記載された主治医からの指示を参考に，保護者などと十分な協議を行った上で，個別の対応をとることが重要である。

6　安全・衛生対策の評価

給食施設における安全・衛生管理の評価の目的は，安全で衛生的な食材料を調達し，衛生的に調理・盛り付け・配食が行われ，利用者に対する安全で衛生的な食事提供の履行状況について，施設・設備，食材料，調理工程および調理業務従事者等，給食部門職員など給食に関わるすべての要因を検証することによって，安全で衛生的な食事の提供を担保するところにある。

一般的には，「大量調理施設衛生管理マニュアル」に収載されている「調理施設の点検表」「調理器具等及び使用水の点検表」「原材料の取扱い等点検表」「調理等における点検表」および「従事者等の衛生管理点検表」，また「アクシデントレポート，インシデントレポート」などを集計・分析することによって行われている。

また，災害対策については，発生に備える体制の整備状況と，「対策マニュアル」の整備および点検・見直しが適切に行われているか履行状況の確認が必要である。さらに，事故対策については，発生を防止する取り組みの励行状況とともに，発生時の「対策マニュアル」が整備され遵守されているか点検・見直しが定期的に行われ，日々発生するインシデントやアクシデントへの対応などが適切に行われているかの確認が必要である。特に，食物アレルギー対策は，多数人を対象とする給食において個人を対象とした健康管理が必要で，先駆的な学校給食における取り組みを参考にした「対策マニュアル」の策定と，給食従事者の遵守状況が評価の対象になる。

一方，保健所等に設置されている食品衛生監視員は，給食施設などを監視指導するときには「食品衛生監視票（平成19年12月12日改正の厚生労働省医薬食品局食品安全部長通知『食品衛生監視票について』）」を用いている。「食品衛生監視票」には，監視項目と監視項目ごとに基準点数が設定されており，食品衛生監視員は採点（各監視項目の要件を満たす場合は満点，満たさない場合は零点）することによって改善事項を明らかにし，施設に対する指導を行っている。

「食品衛生監視票」の監視項目と採点基準は，以下の通りである。

（1）施設の構造等〔基準点数：12〕

①施設は適当な位置にあり，使用目的に適した大きさおよび構造か〔基準点数：3〕。

②床，壁，天井は，清掃しやすい構造・材質であるか，施設内の採光，照明および換気は十分か〔基準点数：3〕。

③施設内に適当な手洗い設備およびその他の洗浄設備があるか〔基準点数：3〕。

④食品を取り扱う場所の周囲は，清掃しやすい構造でかつ適度な勾配があり，適切に排水できるか〔基準点数：3〕。

(2) 食品取扱設備，機械器具〔基準点数：18〕

①食品の種類およびその取扱方法に応じて，十分な大きさおよび数の設備，機械器具があるか〔基準点数：3〕。

②動かし難い設備，機械器具は，食品の移動を最小限度にするよう適当な場所に配置されているか〔基準点数：3〕。

③設備，機械器具は，容易に清掃できる構造か〔基準点数：3〕。

④機械器具を衛生的に保管する設備があるか〔基準点数：3〕。

⑤機械器具は，常に適切に使用できるよう整備されているか〔基準点数：3〕。

⑥食品を加熱，冷却または保管するための設備は，適当な温度または圧力の調節設備があり，かつ常に使用できる状態に整備されているか〔基準点数：3〕。

(3) 給水および汚物処理〔基準点数：15〕

①給水設備は，適当な位置および構造で，飲用適の水を供給できるか。使用水の管理は，適切に行われているか〔基準点数：5〕。

②便所は，衛生的な構造で常に清潔に管理されているか〔基準点数：5〕。

③廃棄物および排水は，適切に処理されているか。廃棄物の保管場所は，適切に管理されているか〔基準点数：5〕。

(4) 管理運営〔基準点数：40〕

①施設およびその周辺が定期的な清掃等により，衛生的に維持されているか〔基準点数：4（5）〕。

②そ族および昆虫の繁殖場所の排除，施設内への侵入を防止する措置（駆除を含む）を講じているか〔基準点数：4（5）〕。

③食品は，相互汚染や使用期限切れ等がないよう適切に保存されているか。弁当屋，仕出し屋にあっては検食を保存しているか〔基準点数：5〕。

④未加熱または未加工の食品とそのまま摂取される食品を区別して取扱い，設備，機械器具または食品取扱者を介した食品の相互汚染を防止しているか〔基準点数：5〕。

⑤食品をその特性に応じ，適当な温度で調理・加工しているか〔基準点数：5〕。

⑥施設設備および機械器具の清掃，洗浄および消毒を適切に行っているか〔基準点数：4（5）〕。

⑦食品衛生管理者または食品衛生責任者を定めているか〔基準点数：4（5）〕。

⑧施設および食品の取扱い等に係る衛生上の管理運営要領を作成し，食品取扱者および関係者に周知徹底しているか〔基準点数：5〕。

⑨科学的・合理的根拠に基づき，期限表示を適切に行っているか〔基準点数：4（0）〕

(5) 食品取扱者〔基準点数：15〕

①下痢，腹痛等の症状を呈している食品取扱者を把握し，適切な措置を講じているか〔基準点数：5〕。

②食品取扱者は，衛生的な服装等をしているか（帽子，マスクをしているか）〔基準点数：5〕。

③食品取扱者は，作業前，用便直後に手指の洗浄消毒を行い，手または食品を取り扱う器具で髪，鼻，口または耳に触れるなど不適切な行動をしていないか〔基準点数：5〕。

(6) その他〔基準点数：なし〕

①「食品衛生法第3条第2項の食品等事業者の記録の作成及び保存に係る指針（ガイドライン）」（平成15年8月29日付け食安発第0829001号）に基づき，関係記録（原材料に関する記録，製造管理に関する記録，製品または加工品に関する記録等）の作成および保存を適切に行っているか〔基準点数：なし〕。

②製品の期限設定の一覧を備え付けているか〔基準点数：なし〕。

(7) 特記事項

食品衛生法違反が確認された場合などに記載。

5 給食の施設・設備管理

〈学習のポイント〉
●給食施設の設置場所や面積について理解を深める。
●給食施設のレイアウト，機器の選定と配置について学ぶ。
●採光・換気，給排水・給湯，電気・ガス設備について学ぶ。
●大量調理に用いる機器の用途と保守について学ぶ。
●給食に用いる食器の材質と特徴について理解を深める。

1　施設・設備管理の目的

　給食施設は，食材料の受け入れ，保管，調理，盛り付け・配食・配膳，下膳，食器・器具の洗浄・消毒・保管，廃棄物処理などを行う作業の場である。一般的には，調理場と付属する施設・設備によって構成されている。

　施設・設備管理は，給食の運営目標と良好な作業環境を実現するための施設を設計し，提供する食事の内容に適合する設備と調理機器を配置するとともに，衛生的で安全な状態に保守するための活動である。

　施設・設備管理の目的は，施設の特性と設備の能力を把握し，食材料の受け入れから廃棄物処理に至る作業が衛生的で安全に，かつ，能率的に実施できるように施設・設備を整備保守することである。

2　施設・設備と管理

1）施設の位置と面積
（1）施設の位置
　給食施設の設置場所を決定する要件としては，一般的に次のような事項が取り上げられる（図5-1）。
　　・清潔で明るく，環境の良い場所
　　・食材料の搬入や廃棄物の搬出に便利な場所
　　・食事の配膳や下膳に便利な場所
　　・喫食環境の良い場所
　　・臭気や騒音など他部門への影響が少ない場所
　最近では，環境汚染を防止するための規制が厳しくなっている。給食施設の設置場所を検討するときには，事前に周辺の環境についての調査が必要である。

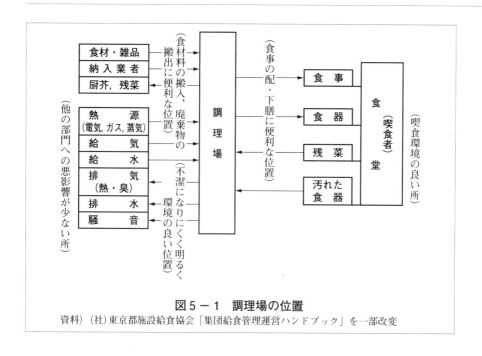

図5−1　調理場の位置

資料）（社）東京都施設給食協会「集団給食管理運営ハンドブック」を一部改変

表5−1　作業スペースの基準

状　　態	必要な寸法（mm）
1人歩行	750 以上
2人歩行	1,000 以上
荷物運搬（手にさげる）	750 ＋荷物幅× 1.5 倍
ワゴン利用	回転させる場合はワゴン長手× 1.5〜2.0 倍
加熱機器の前	1,000〜1,200
冷蔵庫などの前	ドア幅＋750

資料）（社）東京都施設給食協会「集団給食管理運営ハンドブック」を一部改変

（2）調理場の面積

　調理場の面積は，施設の種類，建物の状態，給食形態，食数，食事の種類，配食・配膳方式および調理業務従事者数などによって影響を受けるので，法令等で一定の基準を定めたものはない。一般的には，諸条件に適合させるとともに給食目標を達成するために必要な調理機器の設置スペースに，通路や作業スペースなどを加えて算出されている。

　（社）東京都施設給食協会の「集団給食管理運営ハンドブック」における算出の例を**表5−1**と以下に示す。

・調理機器の表面積（床に設置された機器の占有面積）から算出する場合

　大規模施設 ——機器占有面積の3〜4倍

　小規模施設 ——機器占有面積の2〜2.5倍

・目安としての調理場の面積

　事業所等産業給食施設 ——食堂面積×1／2〜1／3

　寄宿舎等寮給食施設 ——食堂面積×1／3〜1／4

・目安としての食堂の面積

　食堂の面積は，労働安全衛生規則で1人当たり1m²以上と規定されている。しかし，利用者数，喫食に要する時間および席の回転数などによって一定ではない。

　　1席当たりの面積 ——1.0〜1.5m²

　　1時間当たりの席回転数 ——2.0〜2.5回転

2）調理機器の用途と保守

（1）給食施設で用いられている主な調理機器と用途

・炊飯器 ——炊飯
・蒸気回転釜 ——煮る，炒めるなどの加熱調理
・ガス回転釜 ——煮る，炒めるなどの加熱調理
・スープケトル ——煮るなど加熱調理，保温
・ブレージングパン（ティルティングパン）
　　　　——煮る，炒める，揚げるなどの加熱調理
・ガステーブル ——加熱調理全般
・ローレンジ ——だし・スープとり用の加熱調理
・オーブン ——焼くなどの加熱調理
・スチームコンベクションオーブン
　　　　——焼く，蒸し焼き，蒸すなどの加熱調理
・フライヤー ——揚げる加熱調理
・電子レンジ ——温める，解凍
・洗米機 ——洗米
・ピーラー ——いもなどの皮むき
・スライサー ——野菜などの切砕
・フードカッター ——野菜や肉のみじん切り
・チョッパー ——肉挽き
・ミキサー（ブレンダー）
　　　　——混合，かく拌，溶解，練り合わせ
・万能調理機
　　　　——皮むき，切砕，肉挽き，ミキサーなど2つ以上の機能を持つ
・冷蔵庫 ——冷蔵保管
・冷凍庫 ——冷凍保管
・保存検食用冷凍庫 ——冷凍保管
・調理器具消毒保管庫
　　　　——まな板，包丁，ざるなどの消毒保管
・ブラストチラー ——加熱食品の急速冷却
・タンブルチラー ——加熱食品の急速冷却

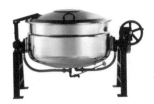

蒸気回転釜
（写真提供：服部工業株式会社）

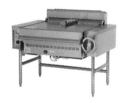

**ブレージングパン
（ティルティングパン）**
（以下写真提供：株式会社フジマック）

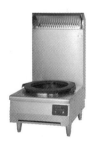

ローレンジ

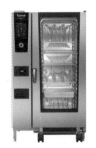

スチームコンベク
ションオーブン

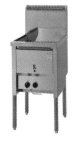

フライヤー

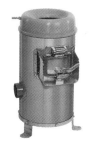
ピーラー

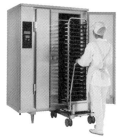
ブラストチラー

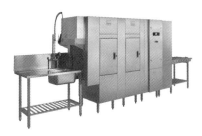
食器洗浄機

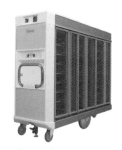
保温・保冷配膳車
（写真提供：株式会社フジマック）

・温蔵庫　——保温
・ウオーマーテーブル　——保温
・コールドテーブル　——保冷
・食器洗浄機　——食器，調理器具の洗浄
・食器消毒保管庫　——食器の消毒保管
・シンク　——洗浄，浸漬
・ラック　——物置
・調理台　——切砕などの調理作業
・盛付け台　——盛り付け作業
・ベルトコンベアー　——盛り付け作業
・保温・保冷配膳車　——食事の搬送
・デスポーザー　——生ゴミの破砕による排水処理

（2）調理機器の保守

　調理機器の保守は，衛生事故を防止するとともに労働災害を未然に防ぐために極めて重要である。また，調理機器の耐用年数は，使用状況によって異なるものの保守の良否が大きく影響するので，経済性の観点からも軽視することはできない。主要な調理機器の洗浄や保守は，以下に示す通りである。

❶加熱機器

・甲板や側面は，使用のつど洗浄を行う。このとき，機器の内部に水が入らないように注意する。
・鉄板，金網，汁受け皿など取り外しができる部品はすべて取り外し，洗剤を

用いて洗浄し乾燥させておく。

・回転釜の類は，洗浄後乾燥させて裏返しておく。

・バーナー部分は，目詰まりすると不完全燃焼を起こし危険であるとともに，熱効率が悪くなるので注意が必要である。器具ブラシで汚れを落とし，洗剤で洗うか雑巾などで拭き取る。このとき，炎口の中に水が残らないように注意する。また，炎口が詰まったときは，細いキリで詰まっている汚れを取り除く。

・ガスコックや空気調節器の汚れは，雑巾などで拭き取る。

・ガス器具は，使用のつど燃焼具合をチェックし，自動点火の機器は通電の点検を並行して行う。

・ゴム管は，ひび割れなどによるガス漏れに注意し，早めに取り替える。

・フライヤーは，使用のつど油を抜き，洗浄後乾燥させて蓋をしておく。

・洗浄・殺菌については，「大量調理施設衛生管理マニュアル」に規定されている「器具等の洗浄・殺菌マニュアル」を遵守する[※1]。

＊1　Chapter4, p.91 参照。

❷調理機器類

・機器類の保守を行う前に，スイッチが切れていることを確認する。

・ピーラーやスライサーなどは，刃やプレート，付属品を取り外して洗浄し，乾燥させておく。

・機器類の刃は，使用状況にもよるが3カ月に1回程度の頻度で研ぎ，プレートは3年ごとに交換する。また，機械部分の注油は年1回，分解掃除は2～3年ごとに行う。

・機器類の外装の洗浄は，モーター部分に水がかからないように注意して行う。スイッチやコンセントは，防水型のものとする。

・洗浄・殺菌については，「大量調理施設衛生管理マニュアル」に規定されている「器具等の洗浄・殺菌マニュアル」を遵守する。

❸冷蔵庫・冷凍庫

・調理場内の冷蔵庫は，週1回定期的に在庫食品の点検を兼ねて，棚を外して洗浄消毒を行う。

・把手や扉のパッキングは，洗剤をつけたスポンジタワシで洗い拭きする。また，パッキングの緩みを認めたときには交換する。

・機械部分の汚れは，雑巾などで拭き取る。

・温度計や霜取りを始め，庫全体のチェックを定期的に行う。

・カートインで用いる大型の冷蔵庫や冷凍庫は，床が不潔になりやすいので定期的に清掃を行う。

❹食器洗浄器

・使用ごとに，タンクのゴミ受けやカーテンなどを取り外して洗浄する。機械の内部は，ホースで水をかけながら洗浄する。このとき，スイッチやモーターに水がかからないように注意する。

・洗浄ノズルには，野菜くずや残飯が溜まりやすいので毎使用後丁寧に洗浄する。

・毎使用後回転ブラシは，取り外して洗浄後乾燥させる。

・機械部への注油，パッキングの取り替えは定期的に行う。また，コンベヤーや電気の接続部は，定期的に点検を行う。

・洗浄・殺菌については，「大量調理施設衛生管理マニュアル」に規定されている「器具等の洗浄・殺菌マニュアル」を遵守する。

❺食器消毒保管庫

・週1回定期的に，庫内に食器がない時間帯を見はからって，庫内の棚を取り外して洗浄する。

・食器洗浄作業が終了して食器消毒保管庫に格納した後，外装の汚れを雑巾などで拭き取る。

・サーモスタット，パイロットランプ，ゴムパッキングおよび加温状況などについて定期的に点検を行う。

❻調理器具類

・調理台は，スポンジタワシに洗剤をつけて洗浄し良く乾燥させた後，70％アルコールの噴霧などで殺菌を行う。

・ふきんやタオルは，洗浄後煮沸殺菌を行い乾燥させておく。

・包丁やまな板などは，洗浄殺菌後乾燥させて殺菌灯付きの保管庫に格納する。

・その他の小器具類は，洗浄後熱湯または薬剤で殺菌を行ってから乾燥させ，清潔な保管庫に保管する。

・洗浄・殺菌については，「大量調理施設衛生管理マニュアル」に規定されている「器具等の洗浄・殺菌マニュアル」を遵守する。

3）食器の選定

　現在，多くの給食施設で用いられている食器の主流は，メラミン樹脂製およびポリプロピレン樹脂製である。その他の材質で用いられているものには，ABS（アクリルニトリル・ブタジエン・スチレンからなる熱可塑性樹脂の総称）樹脂などの樹脂，陶器，強化磁器，強化ガラス，木材などがある。最近では，給食施設利用者の食事提供サービスに関する満足度を向上させるために，陶磁器，ガラスおよび木製の食器が活用されるようになってきている。

　食器の選定は，献立に採用される料理に適応する種類，配食量に適合する大きさ，トレイに納まる大きさ，配膳車に格納可能な高さ，取扱いが容易な重さ，収納に適した形状，洗浄や殺菌などに対する耐久性，樹脂成分の溶出などの安全性，外観の印象および予算に見合った価格など，広範な観点からの検討に基づいて行われている。

　なお，食器の材質によっては，耐熱性など取扱いに特別な注意を要するものがある（表5－2）。給食施設が設置する「食器取扱いマニュアル」は，使用食器の材質の特徴をしっかり理解して作成されなければならない。

表5－2　主な食器の材質と特徴

材　質	主な用途	重量感	耐熱性煮沸の適否	樹脂の特性
ステンレス	皿	重　い	可　能	
陶　器	飯椀, 皿, 鉢	重　い	可　能	
強化磁器	飯椀, 皿, 鉢	重　い	可　能	
強化ガラス	コップ, サラダボール	重　い	可　能	
メラミン樹脂	食器全般	適　度	可　能	強度大。熱, 薬品への耐性が強い。表面硬度大で傷がつきにくい。やや高価。
ユリア樹脂	食器全般	適　度	不可能	強度大。耐油性強い。割れにくい。安価。耐水性, 耐老化性, 耐煮沸性が劣る。熱湯または酸でホルマリンを溶出することがある。
フェノール樹脂	汁椀, 丼, 重箱, 弁当箱	適　度	可　能	強度大。熱, 薬品への耐性が強い。光沢を失いやすい。フェノール, ホルマリンなどが溶出することがある。
ポリプロピレン樹脂	食器全般	軽すぎる	可　能	耐熱性, 耐久性, 柔軟性に優れる。食器の色素を吸着することがある。水に浮く。
アクリル樹脂	コップ, サラダボール	やや軽い	不可能	プラスチックの中でもっとも透明度が高い。耐久性に乏しい。
耐熱ABS樹脂	汁椀, 丼	軽　い	可　能	透明な質感がある。

資料）富岡和夫編『給食管理理論第4版』p.149, 医歯薬出版, 2001を参考に作成

4）採光と換気
（1）採　光

　給食施設は, 調理場を中心にして食堂, 給食部門の事務室, 調理業務従事者の休憩室, 検収室, 食材料等保管庫, 廃棄物保管庫および便所などで構成されている。また, 調理場内も下処理コーナー, 主調理コーナー, 盛り付け・配膳コーナーおよび食器洗浄コーナーなどに分かれている。それぞれの部屋やコーナーには, 適した照度（明るさ）がある。各部署の照度を自然光だけで確保することは困難である。窓際はともかくとして, 隅々まで自然光の採光で対処できないことや, 朝食や夕食を給食する施設では早朝や夜間の作業に支障がある。そこで, 照明設備を設置して必要な照度を確保している。

　労働安全衛生法第23条では, 労働者の危険または健康障害を防止するための措置として, 労働者を就業させる建築物その他の作業場について採光, 照明, 換気, 保温および防湿など必要な措置を講じなければならないと規定している。また, 労働安全衛生規則第630条では, 食堂と炊事場とは区別して設け, 採光および換気が十分であって掃除に便利な構造とすることとされている。

　各給食施設の照度は, 調理業務従事者の安全性とともに作業能率の向上, また, 食品の衛生的な取扱いの観点からも重視されている。ちなみにJIS基準に

よる照度基準では，事務所の調理室や学校の厨房は500ルクス（Lx），食堂は300ルクスが推奨されている。調理場全体が照度基準を確保するとともに，検収室，下処理コーナーおよび盛り付け・配膳コーナーなどでは，鮮度の確認や異物の混入を防止するため局所的に照度を高めることが望ましい。

（2）換　気

　調理場では，炊飯器，回転釜，スープケトル，フライヤー，オーブンおよびレンジなどの加熱調理機器が用いられている。これらの機器を用いた加熱調理時には，高温と大量の蒸気などが発生し，調理場内を高温・多湿の状態にしている。高温・多湿の状態は，食品の衛生の保持を阻害するとともに作業能率を低下させ，施設や機器の耐用年数にも影響を与えるので，冷気の供給と熱気の排出を効率的に行う必要がある。

　厚生労働省による「大量調理施設衛生管理マニュアル」では，換気について以下のように示されている[*1]。

＊1　Chapter4，p.96参照。

> 施設は十分な換気を行い，高温多湿を避けること。**調理場は湿度80％以下，温度は25℃以下**に保つことが望ましい。

　湿度80％以下で温度25℃以下の作業環境を確保するために，清潔作業区域に冷気の給気口を，また，汚染作業区域に排気口を設置し，清潔作業区域から準清潔作業区域さらに汚染作業区域へ空気が流れるようにする。

　加熱機器の上には，排気フードや排気ダクト（規模の小さい給食施設では換気扇など）を設置し，上面に塵埃や油埃などが付着しないように，また，調理中の食材料の中への油滴や水滴の落下を防止するため直立板で囲う構造とする。特に，フライヤーやレンジなど油脂を含んだ熱気を排出する機器には，グリスフィルター[*2]を設置して対応する。さらに，排気ダクトに設置されている防火ダンパーについては，適切に機能するかを定期的に確認する必要がある。

＊2　排気に含まれる油分を取り除くフィルター。レンジフードなどに取りつける。

5）給排水・給湯

（1）給　水

　給食施設で用いる水は，「大量調理施設衛生管理マニュアル」で「食品製造用水を用いる。」とされている[*3]。水道事業により供給される水以外の井戸水などを使用する場合は，公的検査機関，厚生労働大臣の登録検査機関などに依頼して，年2回以上水質検査を行い飲用適であることの確認が必要である。また，色，濁り，臭い，異物のほか，貯水槽を設置している場合や井戸水などを殺菌・ろ過して使用している場合には，遊離残留塩素が0.1mg／L以上であることを，始業前および調理作業終了後に確認して用いることとされている。

＊3　Chapter4，p.92参照。

　調理場内の各蛇口の設置場所に適した水量となるように，水圧を考慮して蛇口の口径を選択し，使い勝手の良いコックやハンドルを取り付ける。

(2) 排　水

調理場からの排水は，汚水（排泄物などを含む排水）を含まない洗面台，流し，浴槽および洗濯機からの排水と一括して「雑排水（比較的汚染濃度が低い）」として取り扱われている。雑排水である調理場からの排水には，機械・器具に付着した食品のくず，残飯菜，油脂および洗浄に用いた洗剤などが混じっている。このため，水質汚濁防止法ならびに下水道法に基づく排水規制に注意が必要である。

排水溝は，「大量調理施設衛生管理マニュアル」で「適当な勾配（100分の2程度）及び排水溝（100分の2から4程度の勾配を有するもの）を設けるなど排水が容易に行える構造であること。」とされている[*1]。排水が滞りなく流れ，床面に溢れ出ることがない幅と深さを考慮し，末端部にはゴミ受け用のトラップを設置する。また，清掃を容易に行えるよう取り外しができる蓋を取り付ける。

排水管は，排水が滞りなく流れる口径と勾配を考慮して設置する。また，途中にトラップを設置する。トラップは，排水管内で発生した悪臭や有害ガスの調理場への逆流を防止するとともに，ねずみやゴキブリなどの進入を防ぐ効果がある。

*1　Chapter4, p.95参照。

(3) 給　湯

給食施設における給湯は，比較的規模の小さい施設ではガス瞬間湯沸器，電気貯蔵式湯沸器を用いた局所式給湯システムが用いられ，大規模施設ではボイラー室から給湯管を経由して給湯する中央式給湯システムが採用されている。給湯システムの選定は，調理場全体および各コーナーなどで必要とする湯の温度と量を勘案して行われる。湯の使用が数カ所のコーナーなどで重複した場合であっても，それぞれが必要とする温度と湯量が確保できるように，同時最大使用量を根拠とした給湯設備とする必要がある。

6）電気・ガス設備

(1) 電気設備

電気設備には，照明機器，電熱の利用による加熱機器，電動機の利用による冷却機や換気設備および温冷配膳車等蓄電のための設備などがある。一般的には，単相100V（ボルト）対応の機器が多いが，大型の機器では単相200Vや3相200V対応の機器がある。電気設備や機器の更新・新設のときには，給食施設で利用可能な電気容量の確認が不可欠である。容量を超過すると設置することができない。また，設置のためには電気工事を行うことになるが，機器本体より工事費の方が高額になることがあるので注意が必要である。コンセントは，壁や天井などを利用して設置し，床面から飛散する水の届く恐れがある場合には，防水コンセントにするなど漏電対策に配慮する。

近年，加熱機器の熱源をガスや蒸気から電気に移し，調理場全体をオール電化した施設が登場してきた。また，レンジなど電気を利用した機器や設備が普及している。電気は，ガスなどの熱源に比べて熱効率が良い。また，燃焼ガスを発生

しない。調理場の空気を清浄に保つ効果があるので換気（給気・排気）を軽減でき，室温と湿度の調節を容易にする。調理場の電化は，安全性に優れ，衛生的であるとともに環境保全にも貢献することから，今後より一層普及していくものと思われる。

（2）ガス設備

　調理場の熱源として利用されるガスは，都市ガス（天然ガス）とLPG（LPガス：液化石油ガス）である。都市ガスとLPGとでは，単位当たりの発熱量，気体の性質および取扱いが異なる。特に，都市ガス対応とLPG対応とでは，機器の構造が特定のガスに適応するようになっているので，更新や新設時には注意が必要である。

　ガスは高温での加熱が可能で，加熱効果に優れている。熱源として安価で取扱いが簡単であるため，調理場の熱源としてもっとも広く利用されている。しかし，ガス漏れや不完全燃焼による事故の恐れが高いので，換気設備や安全装置の設置など取扱いには細心の注意が必要である。特にLPGは，無臭で空気より重いため床面に滞留しやすく，ガス爆発を発生させていることに留意しなければならない。

7）取扱いマニュアル

　給食施設における施設・設備，調理機器の取扱いは，衛生的で効率的かつ均一で高品質な食事を調製するとともに，職員の安全性にも十分配慮して行わなければならない。これらの要件を遵守するためには，取扱いマニュアル（手引き，取扱説明書）が不可欠である。

　取扱いマニュアルは，各施設・設備，調理機器の取扱方法や使用上の注意などを，簡潔に取りまとめて作成されている。取扱いマニュアルは，各施設・設備，調理機器に直接または隣接したところに設置し，作業を担当する調理業務従事者が始業時に確認できるようにする。水回りや蒸気の当たる場所などでは，紙にプリントしたマニュアルを透明で防水性があるケースに納めるなど，変質や破損等を防止する配慮が求められる。

　取扱いマニュアルの作成には，事前に当該施設・設備，調理機器使用の標準化を行わなければならない。標準化は，場合によっては各当該施設・設備，調理機器を用いる料理別に行う必要がある。具体的には，各当該施設・設備，調理機器の使用方法と作業時間について標準を定める。標準は，調理業務従事者ごとの記録を収集し，分析を行うことによって求めることができる。

8）保守管理

　給食施設における施設・設備，調理機器の保守管理は，衛生的な食事の調製，効率的な作業の遂行，耐久性の向上および職員の安全性を確保するためなどに重要である。

　施設・設備に関する保守管理は，基本的なところは「大量調理施設衛生管理マニュアル」に規定される「施設設備の構造」や「施設設備の管理」*1 などのチェックと，問題が発見されたときの迅速な復旧によって行うことができる。

*1　Chapter4, p.95参照。

　また，調理機器に関する保守管理は，本章2の2)の「(2) 調理機器の保守」(p.128) を参照されたい。

3　レイアウト

　給食施設におけるレイアウトは，使用目的別にスペースを割り付けること，また，割り当てられたスペースに調理機器などを配置することである。

1) 施設のレイアウト

　使用目的別スペースの割り付けは，施設の規模，建物の構造，給食施設の種類，給食の提供回数，配食・配膳方法および献立の内容などによって一定ではない。給食部門が置かれる建物の構造や形態，出入口，柱，天井，壁，窓および床の状態，給排水設備，給排気設備，電気設備および非汚染作業区域と汚染作業区域などの諸要件を考慮して割り付けを行う（図5－2）。

2) 機器の選定と配置

　まず，給食目標を達成するために必要な調理機器が，割り付けられたスペースの内に納まり，機器を用いる作業に十分なスペースが確保できる大きさと種類の機器を選定する。次に，割り付けられたスペースの内で，衛生的かつ効率的に調理作業を行うことができるように，作業動線に沿って調理機器を配置する。特に，非汚染作業区域から汚染作業区域への逆行や交差の解消を考慮する。

3) 機器の占有面積

　調理機器の占有面積は，調理機器を設置するために必要な面積である。基本的には，規格（縦横の長さ）から求められる平面の平方メートル（m²）を用いる。この面積に，機器の扉を開けるために必要な前面のスペース，加熱機器などでは隣接する機器間および安全に機器を操作するためのスペース，冷蔵庫など裏側にモーターが組み込まれている機器では裏側が接する壁面から距離をとるためのスペースなどを加えて占有面積とする。

　このようにして求めた調理機器の占有面積に，調理業務従事者やワゴン，可動ラックなどが通る通路，各コーナーの作業スペース，可動機器などの待機スペースなどを積算して調理場のレイアウトは行われる。

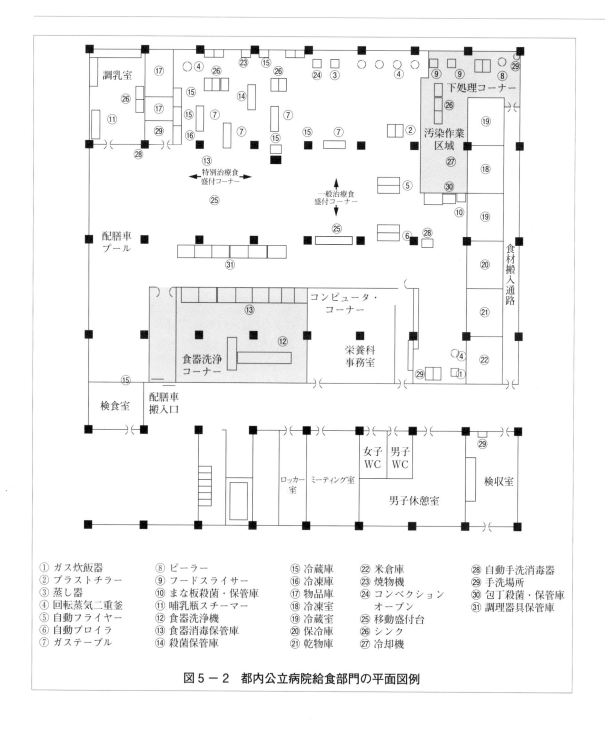

調乳室 ⑰ ④ ㉖ ㉓ ⑮ ㉖ ㉔ ③ ④ ⑨ ⑨ ⑧ ㉙
㉖ ⑮ ⑭ 下処理コーナー
⑰ ㉖
⑪ ⑰ ⑮ ⑮ ⑦ ⑦ ② 汚染作業 ⑲
⑮ ⑯ ⑦ ⑮ ⑮ ⑦ 区域
㉙ ㉗ ⑱
㉘
⑬ ㉚ ⑲
特別治療食 ⑤ ⑩
盛付コーナー 一般治療食
盛付コーナー 食材搬入通路
㉕
⑳
配膳車 ㉕ ⑥ ㉘
プール
⑬ ⑭ ㉑
㉛
コンピュータ・
コーナー ⑫
㉒
食器洗浄 栄養科
コーナー 事務室 ④
㉙ ①
⑮
検食室 配膳車
搬入口

女子 男子 ㉙
WC WC
ロッカー ミーティング室 検収室
室
男子休憩室

① ガス炊飯器 ⑧ ピーラー ⑮ 冷蔵庫 ㉒ 米倉庫 ㉘ 自動手洗消毒器
② ブラストチラー ⑨ フードスライサー ⑯ 冷凍庫 ㉓ 焼物機 ㉙ 手洗場所
③ 蒸し器 ⑩ まな板殺菌・保管庫 ⑰ 物品庫 ㉔ コンベクション ㉚ 包丁殺菌・保管庫
④ 回転蒸気二重釜 ⑪ 哺乳瓶スチーマー ⑱ 冷凍室 オーブン ㉛ 調理器具保管庫
⑤ 自動フライヤー ⑫ 食器洗浄機 ⑲ 冷蔵室 ㉕ 移動盛付台
⑥ 自動ブロイラ ⑬ 食器消毒保管庫 ⑳ 保冷庫 ㉖ シンク
⑦ ガステーブル ⑭ 殺菌保管庫 ㉑ 乾物庫 ㉗ 冷却機

図5-2　都内公立病院給食部門の平面図例

6 給食の運営組織・人事管理

〈学習のポイント〉
●給食を効率的・効果的に運営するための組織について理解を深める。
●給食施設における資源について学ぶ。
●給食運営におけるマーケティングについて学ぶ。
●給食組織の人事・労務管理に係る技法の理解を深める。

I 給食の運営組織

〈参考〉組織の要素
①共通の目的・目標を有している。
②共通のルールを有している。
③協働への貢献と意欲を有している。
④活発なコミュニケーションが備わっている。
⑤分業化・専門化が図られている。
⑥職務・責任・権限の明確化が図られている。

　給食施設では，給食の目的を達成するために管理栄養士・栄養士，調理師およびパートタイマーなど，多数の職員が給食の運営に従事している。しかし，給食業務従事者を漫然と多数揃えるだけでは，給食目的を達成することは困難である。そこで給食施設では，給食目的の効率的・効果的な達成を目指して，給食運営業務の指揮・監督に当たる管理・監督職と，管理・監督職の指揮・命令に従って業務に従事する職員とに，職務上の階層分けが行われている。給食運営の組織化に当たっては，業務従事者間の上下関係を明らかにし，それぞれに担当する職務に関する責任の範囲と与えられる権限を明確に示し，すべての給食業務従事者が職責を十分に果たし得る環境を整え，円滑な業務運営の維持・向上を目指している。

1 組織化の原則と組織の形態

1) 組織化の原則

　給食運営部門の組織化は，部門全般の業務を効率的・効果的に遂行するため，それぞれの給食業務従事者が担当する職務の分担を行い，職務相互の連携が円滑

な状態で機能するように，編成することによって行われている。

組織化に当たっては，留意しなければならない原則がある。

①管理範囲（マネジメントスパン）の原則

一人の管理者が管理できる職員の人数には限界があること。具体的な人数は，部門が担当する業務に係る目標達成の困難度（目標の高さ，障害の多さ，予算，施設・設備など）により異なる。500床規模の直営方式の病院では，一人の給食部門の管理職が30〜50人の職員を管理している。

②命令一元化の原則

命令系統（上下関係）を一元化すること。具体的には，ライン部門が指示・命令の権限を持つ。スタッフからの助言・提案は，ライン部門と助言・提案者との調整により対処する。

③例外事例の原則

管理者は，標準化された業務やマニュアルに基づく日常業務（ルーチンワーク）の管理を部下の監督者に担当させ，例外事例（日常業務ではない特別な業務あるいは臨時に発生した事故やトラブルの対応など）は管理者が担当する。

④責任と権限の原則

それぞれの管理者が有する権限の大きさと，果たすべき責任の大きさが比例していること。権限の大きさと責任の大きさは，「服務規程」等により組織全体で統一的に決定しておく必要がある。

2）給食運営組織の形態

給食施設の運営組織は，経営責任者（施設長など），部門管理者，業務監督者，管理栄養士・栄養士，調理師，事務職員，調理業務従事者（パートタイマーを含む）などによって構成されている。給食関連業務を円滑に運営し給食目的を達成するためには，部門に所属する職員が保有する能力を最大限業務に発揮できる組織作りが大切である。

給食の運営組織は，その責任と権限のあり方などに基づいて，以下の三つの基本的な形態に区分される。

①ライン組織（直系組織）

ライン組織のラインとは，「生産や販売などを通じて直接収益を産出する部門や職員の繋がり」のことである。ライン組織は，命令系統が直線的に結ばれた単純な組織である。トップから最下層の職員に至るまで単一の命令・権限によって，指揮・統制の徹底が図られているので，管理者による指揮・監督が容易で統制がとりやすい組織形態である。比較的規模の小さい組織に適し，多くの給食施設でこの形態が採用されている。（図6－1）

②ファンクショナル組織（機能式組織）

ファンクショナル組織とは，専門領域別の職能に基づいて区分された組織形態である。職場では，一人の職員が複数の管理・監督者から，それぞれの職能範囲

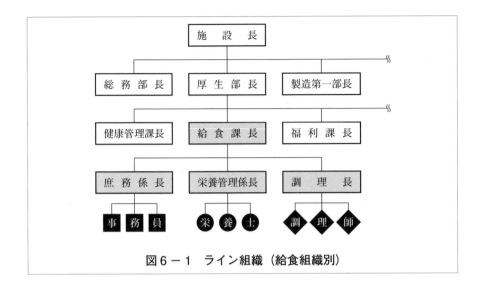

図6－1　ライン組織（給食組織別）

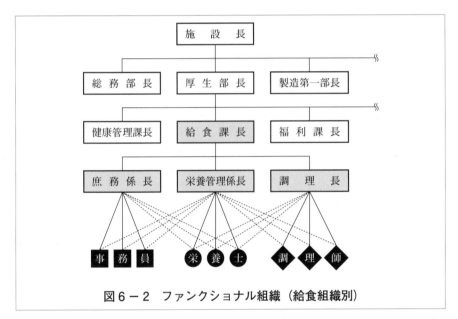

図6－2　ファンクショナル組織（給食組織別）

に応じた指示・命令を受けることになる。ファンクショナル組織では，管理・監督者が有する専門技術を業務の遂行に，有効活用することが可能である。ただし，命令系統に混乱が生じやすく，統制が行き届き難いなどの短所がある。（図6－2）

③ラインアンドスタッフ組織

　ラインアンドスタッフ組織のスタッフとは，「生産や販売などを通じて直接収益を産出しない部門の職員」のことである。ラインアンドスタッフ組織は，指揮・命令系統の統一というメリットと，スタッフの専門技術の活用とを調和させた組織形態である。スタッフ職は，ラインの生産活動を補佐し，部門の生産性を

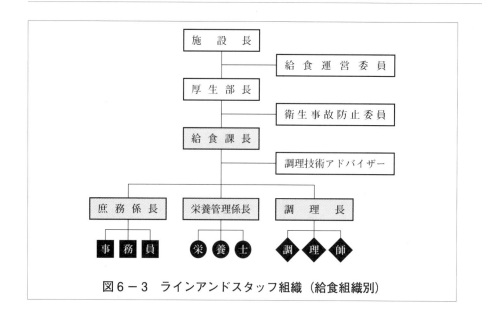

図6-3　ラインアンドスタッフ組織（給食組織別）

促進する役割を担う。部門が取り扱う事業の規模が拡大し，取り扱う業務量の増大と業務内容の複雑化が進展すると，高度な専門知識や大量の情報を処理する能力が求められる。このような大規模施設では，スタッフ部門が担う役割の重要性が増す。（図6-3）

3）給食関連部門との連携

　病院等医療施設，福祉施設，学校および事業所などにおいて，給食部門が掲げる給食目的・目標を効率的に達成するためには，関連する部門との良好なコミュニケーションと支援・協力体制の構築が極めて重要である。給食目的・目標は，給食部門単独の努力で達成できるものではない。利用者から高い満足度が得られる食事を日々提供するためには，生産工程における適切な品質管理とともに，関連部門との円滑な連携の確保・継続が必要である。

（1）病院栄養管理部門の取り組み

　病院の入院時食事療養を取り扱う部門（栄養管理部門：栄養部，栄養科，栄養管理室等）は，患者の治療方針，適応する治療食の選択，治療食の変更，禁忌食品および治療食の食事摂取基準量の設定などでは医局（医師の組織）との連携，治療食の配膳チェック，患者の喫食状況の確認，治療食に関する患者の要望および再加工調理の選択・変更などでは看護部門との連携，食事と医薬品との摂り合わせや濃厚流動食の取扱いなどでは薬剤部門との連携，入退院等患者情報，入院時食事療養費の算定および特別食加算などでは医事部門との連携が不可欠である。また，管理栄養士が参加する診療活動には，栄養管理計画書の作成，NST（栄養支援チーム）の運営およびクリニカルパスへの参画などがあり，医療チーム関連職種との連携なしには仕事が始まらない。このように栄養管理部門が担当

する業務は，関連部門との連携なしには運営が成り立たない状況にある。

（2）事業所給食管理部門の取り組み

　事業所などの給食部門では，特定健康診査・特定保健指導を担当する産業医や保健師・看護師が所属する健康管理センターなど，健康管理部門との連携の重要性が増している。特に，積極的な支援が必要なハイリスクの利用者に対して，生活習慣病の発症予防を支援するための食塩相当量を低減した食事，エネルギーを制限した食事，脂質の質に配慮した食事の提供など，給食部門によるヘルシーメニューや栄養指導の積極的な対応が望まれる。利用者は個々の健康状態に配慮したヘルシーメニューの提供には，健康管理部門との連携が不可欠である。産業医や保健師・看護師など健康管理部門との連携によって，事業所給食においても利用者個々の健康状態に適応し，適切に栄養管理されたヘルシーメニューの提供とともに，産業医の指導を受けながら保健指導の一翼を担うものとして，管理栄養士・栄養士が参加する栄養指導の機会を増幅させたいものである。

2　給食の運営資源

　給食施設における業務の運営は，活用可能な資源（経営資源）を最大限有効活用して業務を遂行し，成果（収益の増加など）を目指して展開される。従来，企業体などの経営資源は，人（人的資源），物（物的資源）および金（資金的資源）の3大有形資源に整理されていた。20世紀末からのわが国の社会経済状況は，国際化や情報化の進展が目覚ましく，新たな経営資源として無形の情報関連資源やテクノロジー・ブランド資源が，有形資源に加えられるようになってきた。

（1）5大経営資源

　現在，企業体などが取り扱う経営資源は，5つに整理されている（**表6−1**）。

表6−1　5つの経営資源

種類	内容
人的資源	企業活動に従事する社員，契約社員，派遣社員，パートタイマー，アルバイト，非常時の応援職員など
物的資源	企業活動の場となる会社・工場の土地と建屋，生産設備，原材料，出荷前の製品，情報機器など
資金的資源	資本金等資産，土地・建屋・生産設備等の不動産，売上金など
情報関連資源	収集・蓄積・開発・発信情報，マーケティング情報など
テクノロジー・ブランド資源	自社固有の継承技術，特許技術，先端技術，伝統を支える社員のモラール，企業文化，企業ブランドなど

表6－2　給食部門の運営資源

種類	内容
人的資源	管理栄養士・栄養士，調理師，事務職員，契約職員，派遣職員，調理業務従事者（パートタイマー）など
物的資源	給食施設・設備，調理機器，調理器具，食器・食具，食材料，食材料以外の消耗品，PC機器および災害用備蓄食品など
資金的資源	売上金（病院の診療報酬算定額＋患者の自己負担金，福祉施設の措置費＋利用者負担金，学校給食の給食費＋公的補助金，事業所の売上金＋会社の補助金）など
情報関連資源 （病院等医療機関の例）	治療食食事基準・食品構成表，食品類別荷重平均成分表，予定献立表・実施献立表，食料品消費日計表（栄養出納表），各業務の作業マニュアル，病棟別配膳表，食数集計表，およびマーケティング情報など
テクノロジー・ブランド資源 （病院等医療機関の例）	個々の患者に適応する栄養管理技術および治療食献立作成技術，献立展開技術，治療食調製技術，再加工調理技術，食札作成技術，治療食の個人対応技術，病院機能評価，入院時食事療養（Ⅰ）の算定および治療食の提供サービス技術など

（2）給食部門の運営資源

　給食施設においては，適切に栄養管理された品質の高い食事を提供するため，利用可能な資源の効率的・効果的な活用に努めている。5大経営資源を給食の運営に当てはめると，表6－2のように整理することができる。

3　マーケティング

1）マーケティングとマーケティングミックス
（1）マーケティングとは

　マーケティングとは，「消費者・利用者の視点に立って，ニーズと欲求に適応する商品やサービスを開発し，実際に収益が得られるようにするまでの諸活動」のことである。活動としては，市場調査，商品・サービスの開発，価格・料金の設定，販売・利用の促進，広告・宣伝，流通，営業，情報・物流（ロジスティックス）が上げられている。

（2）マーケティングミックスとマッカーシーの4P

　マーケティングミックスとは，「企業がマーケティングによって最大の成果を生み出すため，マーケティングを構成する各要素を適切に組み合わせ，包括的なマーケティング戦略を練り上げること」である。1961年にアメリカの経営学者マッカーシーは，マーケティングを構成する要素4Pを公表した。4Pは，製品（Product），価格（Price），販売促進（Promotion），場所（Place）である。マッカーシーは，マーケティングにより最大の成果を上げるためには，4Pの最適な組み合わせを見つけることが肝要であると提唱した。

　マッカーシーが提唱したマーケティングの構成要素4Pは，表6－3のように整理されている。

表6-3　マーケティングの構成要素

構成要素	内容
商品開発	規格（大きさ・重量），品質，機能性，デザイン，保証，クーリングオフなど
価格設定	製造原価，販売価格，値引き幅，利益率など
販売促進	広告・宣伝，営業活動，パブリシティ（周知：一般に広く知らせること）など
場所	会社・工場・配送拠点の立地，担当する販売領域，流通経路，保管倉庫，輸送手段など

2) 新たなマーケティングの捉え方

　マッカーシーの4Pの提唱から60年が経過した。この間に，わが国の社会経済状況は，幾多の経済危機に遭遇し大きく変貌している。今では，マッカーシーの4Pは，古典的な理論に位置づけられるようになり，新たな理論が採用されてきた。

（1）新たなマーケティングの定義

　マーケティングとは，「顧客や利用者のニーズ（必要性）とウォンツ（欲求）に適応させ，顧客や利用者の満足度を満たすことにより，売り上げを拡大するとともに利益率を向上するために，市場調査，商品やサービスの開発，価格・料金設定，販売・利用の促進，広告・宣伝，流通，営業，情報・物流（ロジスティックス）の8つの要素を，総合的に組み合わせていく活動」と定義することができる。マーケティングの要素は，社会の要請に従い4Pから8要素に広がりを見せている。

　新しい時代のマーケティングは，顧客や利用者を始めとする社会の理解と認知の下で，商品の開発や利用の創出と維持・拡大を目指し，公正な競争（コンプライアンス）を通して行われなければならない。

（2）給食施設におけるマーケティング

①マーケティングを抑制する要因

　給食施設におけるマーケティングは，他の飲食部門に比べ低調である。マーケティングが活発に行われない理由として，事業所給食など一部を除き，法令などの規定で給食運営の自由度が制限されていることがある。例えば，病院の入院時食事療養では，療養の基準や施設基準および実施上の留意事項などが細かく規定され，また，診療報酬制度では食事療養の費用額算定表で食費が決められていることなどを上げることができる。さらに，学校給食では学校給食法，福祉施設給食では福祉関連法令による規定の遵守が求められるなど，マーケティングの効果を発揮し難い状況があり，給食部門での取り組みを停滞させている。

②マーケティングの現状

　給食運営のアウトソーシングを検討するときには，マーケティングなしには進

められないという。厚生労働省などの行政には，「病院，学校および福祉施設における給食の運営形態の基本は，直営を原則としつつ基準を満たす場合に限り委託化（アウトソーシング）が認められる。」という考え方が感じられる。ところが，事業所給食で広まった給食業務の委託化は，病院，福祉施設および学校給食での採用が一般化し，給食受託会社の急成長をもたらしている。

給食受託会社が新たに委託契約を検討するときには，綿密なマーケティングが行われるといわれている。しかし，委託側給食部門の管理栄養士・栄養士が深く関わることは少ない。それは，給食運営委託化の目的が，管理栄養士・栄養士が担う給食管理の範囲を超えたところにあると推察されるからである[*1]。

このように，企業におけるマーケティングは，課題別のマーケティングから統合型のトータル・マーケティングに発展し，現在では新たな価値の創出を志向している（表6−4）。

----
*1 委託側企業が目指す給食運営委託化の目的は，本業重視と経済性の追求に顕著な傾向が認められるケースがある。本来給食運営の委託化は，委託側給食会社が有する優れた専門知識と技術力を活用した利用者に対する食事サービスの改善・向上が目的とされる必要がある。

表6−4 給食運営の委託化に係る経営者の考え方

> **本業の重視効果**：本業の重視・付属事業のスリム化，企業体質の強化など
>
> **経済的効果**：給食部門社員の削減による人件費の縮減，給食運営経費の削減など
>
> **人事・労務の軽減効果**：給食運営に係る労使関係の解消，人事管理の簡素化など
>
> **食事内容の改善効果**：メニューの増加と選択制の導入，食事の品質とサービスの改善
>
> **専門性の活用効果**：給食受託会社が有する優れた専門知識・技術の活用など

③給食部門のマーケティング

給食部門におけるマーケティングには，給食運営に係る法令等の規定に由来する自由度の幅や，経営層が理解するテーマやレベルと給食部門の取り組みとの乖離などの課題がある。マーケティングには，自由で柔軟な発想が必要である。企業レベルのマーケティングとは異なる給食部門固有のマーケティングも必要である。給食部門のマーケティングは，トータル・マーケティングではないので「マーケティングの8要素」のすべてを網羅する必要はない。

ここでは，事業所給食におけるマーケティングを例示する。テーマは，「ヘルシーメニュー」とし，施設長等責任者から承認を得た上でマーケティングを実施する。マーケティングには，市場調査，商品開発，価格設定および利用促進の4要素を取り上げる。

i 市場調査に該当する活動

先行事例の情報収集：ヘルシーメニューを実施している事業所等の献立の種類・利用の状況・販売価格（利用者の負担額）および利用者の評価などを収集する。

　ヘルシーメニューの対象となる利用者の把握：特定健康診査を担当する健康管理センターの支援を得て，健診結果から疾病別ハイリスク者の人数（ヘルシーメニューの対象者）を把握する。また，管理栄養士・栄養士が参加した特定保健指導の対象者からヘルシーメニュー利用の可能性を聴取する。さらに，必要に応じて利用者全員を対象に，ヘルシーメニューについてアンケート調査（負担可能な金額を含む）を実施する。

　先行事例の情報や調査などの結果を分析し，ある程度まとまった利用者が想定できるヘルシーメニューを，施設長等責任者の了解を得て選定する（塩分低減食，エネルギー制限食など）。

ⅱ　商品やサービスの開発に該当する活動

　選定したヘルシーメニューの献立を開発する（定食などを基本献立として，献立展開技術を活用する）。開発献立を用いてヘルシーメニューを試作する。試作品の試食により味つけ，調理操作，盛り付けの彩りなど品質（出来栄え）の評価・改善を繰り返し，販売に供するレベルのヘルシーメニューに仕上げる。この過程を通じて，要した食材や労力を採算ベースに適合させる観点からの検討を並行して行う。

　開発のヘルシーメニューは，通常の献立表と一緒に施設長等責任者の決裁を受けることで終了するが，PDCAによる改善活動は継続する。

ⅲ　価格・料金設定に該当する活動

　ヘルシーメニュー1食当たりの製造直接費（直接原価：直接材料費＋直接労務費＋直接経費）を求め，献立開発に係る管理栄養士・栄養士の技術料や調製に当たる調理師等の技術料など，製造間接費を加算して製造原価を算出する。ヘルシーメニューの製造原価に一般の定食等と同額の販売経費と一般管理費を加え，総原価（給食原価）とし，直営方式の販売価格とする。ヘルシーメニューに会社等からの助成がある場合には，助成額を差し引いて販売価格とする。一方，委託方式で運営される場合には，総原価に給食受託会社の利益を加えて販売価格とする（図6－4）。

ⅳ　販売・利用の促進に該当する活動

　開発したヘルシーメニューは，通常献立と同様の周知活動とともに，特定健康診査の結果報告と一緒に案内を送付する。特定保健指導の対象者には，連絡票に案内を添えるほか指導の場でヘルシーメニューの利用を勧める。また，食堂内の掲示やポップなどを用いた利用を促進する方策の検討を行う。

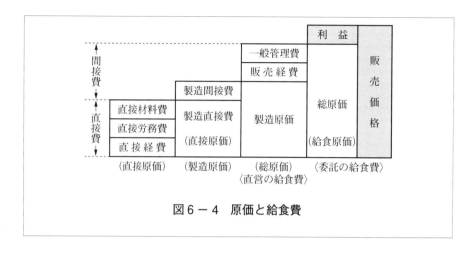

図6－4　原価と給食費

Ⅱ　人事・労務管理

1　教育訓練と能力開発

　職場における教育訓練は，職務の遂行に必要な知識や技術を職員に修得させ，能力開発を図って人的資源の効率化を推進するとともに，人材の育成を目指して活発に行われている。昨今の厳しい経済環境の下では，教育訓練とそれに伴う能力開発の重要性が増大している。

　能力開発を目的として行われる教育訓練は，事前に管理・監督者がしっかり説明を行い，職員の理解と納得を得た上で行われなければならない。理解や納得が十分に得られない状態では，職員から単に労働強化とみなされてしまいかねない。職員のやる気を引き出し，意欲的に教育訓練に取り組む体制の整備とともに，管理・監督者を始めとする部門職員全体の活発な自己啓発が必要である。

2　OJT（職場内教育）

　OJT（On the Job Training）は，職員が勤務する職場において行われる教育訓練であり，体験教育である。給食施設では，新たに配属された職員の新任教育として多用されている。基本的には，ペアシステム（上司や先輩職員と新人が1対1）によって行われる*1。新人がこれから分担することになる業務の遂行に必要な知識や技術を修得するために，具体的かつ実践的に指導が行われる。並行して，衛生や安全に関わる職場のルールや異常の発見と対応，職員間の支援体制などの修得を目指して行われる。

（1）OJTの長所
① 個別的，具体的に知識・技術を教えることができる。
② 職場の業務を教材として実施できるので，経済的である。

*1　OJTにおけるペアシステムの効果には，新人の職場不適応を理由とする早期退職の予防がある。初めての職場に不安を抱く新人に，一緒に働く良き理解者としての先輩を得る効果は大きい。

③　教育の進捗状況に合わせて修正指導を行うことができるので，教育効果を高めることができる。

(2) OJT の短所

①　上司や先輩職員が忙しい日常業務に追われ，教育が二の次にされることがある。

②　騒々しい現場で実施されるため，論理的な教育の障害となりやすい。

③　教育の成果が，教育に当たる上司や先輩職員の能力によって影響を受ける。

3　OFF-JT（職場外教育）

　OFF-JT（Off the Job Training）は，職員が勤務する職場を離れて行われる教育であり，研修所などの外部施設で集合研修として実施される。OJT が新任研修として多用されているのに対して，OFF-JT は中堅職員の現任教育や管理・監督者の昇任時教育を主体として活用されている。

　各領域の専門家を講師として，体系的・専門的な教育が実施されている。教育の内容は，講演などを通じた知識教育と参加者によるグループワークとを組み合わせた形態のものが多い。

(1) OFF-JT の長所

①　高度な専門知識を体系的に修得することが可能である。

②　職場を離れた場所で行われるので，研修に専念できる。

③　多数の職員を効率的に教育することができる。

(2) OFF-JT の短所

①　職場が異なる多数の職員を対象とするため，教育の内容が抽象的になりやすい。

②　教育を受けた内容を持ち帰っても，職場の業務に活用できないことがある。

③　教育期間中は，職場を離れなければならない。また，代替職員の確保などの経済的な負担を伴う。

chapter 7 給食の会計・原価管理

〈学習のポイント〉
●会計・原価管理の考え方と目的について理解を深める。
●原価を構成する直接費と管理費について学ぶ。
●売上高と損益分岐点分析について学ぶ。
●施設・設備の減価償却費について学ぶ。
●損益計算書や貸借対照表など財務諸表にについて理解を深める。

1 会計・原価管理

1）会計・原価管理とは（収入と支出のバランス）

『広辞苑』（新村出編：岩波書店）によれば，**会計**とは「金銭および品物の出納の計算，財産および収入支出の管理および運用に関する計算制度」と説明されている。同様に**原価**とは，「商品の製造や販売などの経済的行為を行うために消費する財貨および労働価値を商品単位当たりに計算した値」である。また，**財貨**とは，「貨幣（商品交換の媒介や支払手段などとして社会に流通する物）または有価物（金銭上の価値がある物）」のことである。給食管理で取り扱う原価は，「食事の調製や販売などを行うとき，消費される財貨や労働力を金額で表したもの」と理解できる。

以上より会計・原価管理とは，「金銭および物品の出納を明らかにし，原価の実勢を計数的に把握することを通じて，原価を縮減するとともに統制を図ることで効率的な経営活動を遂行する行為」ということができる。

2）会計・原価管理の目的

給食施設における会計・原価管理の目的は，提供する食事の調製に要する支出を統制し，消費金額の縮減を図って効率的な給食運営を維持・継続することである。給食施設では，大量の食材料を消費するとともに多数の職員による労働力を必要としている。また，衛生的で安全な食事を提供するために必要とされる施設・設備費なども多額になっている。給食の運営に関わる職員は，常に会計・原価管理を念頭に置き，効率的・計画的な執行に努めていかなければならない。

また，原価管理には，給食部門業務の運営実績を，運営目標や予算と定期的に対照することで目標の管理を容易にするという意義がある。給食施設で効率的・効果的に業務の運営を行うためには，高度な原価意識に基づく業務の遂行が不可欠であり，原価管理の重要性が強く指摘されているところである。

2 給食原価

　給食施設における総原価（直営施設の利用者が支払う給食費）は，食事を調製して提供するために必要な**製造原価**に，**販売経費**と**一般管理費**を加えたものである。また，製造直接費に製造間接費を加えたものが製造原価である。一方，総原価に利益を加えたものが委託給食施設の**販売価格**（委託施設の利用者が支払う給食費）である。ただし，施設から利用者に給食費の補助がある場合には，利用者が支払う給食費から補助相当額が減額される（**図7-1**）。

1）原価の構成

　一般に総原価は，**直接費**（直接材料費，直接労務費，その他直接経費）と**間接費**（製造間接費，販売経費，一般管理費）とに分けて取り扱われている。

（1）直接費

　商品（給食施設では「食事」）を生産するために，直接必要とする費用（製造直接費：直接原価）である。

①直接材料費―商品を生産するための材料の購入に必要な費用。給食施設では，食材料費が該当する。

②直接労務費―商品を生産するための労働に対して支払われる費用。給食施設では，食事の調製に関わる職員の労務費が該当する。

③その他直接経費―直接材料費，直接労務費以外の商品の生産に必要な費用。給食施設では，水光熱費，施設・設備の減価償却費，文具や洗剤などの消耗品費，修繕費，検便・健康診断に要する衛生費，旅費，通信費，会議費および教育訓練費などが該当する。

（2）間接費

　商品（給食施設では「食事」）を生産するために，間接的に必要となる費用である。

①製造間接費―複数の商品を生産している場合に，どの商品の生産に使ったのか

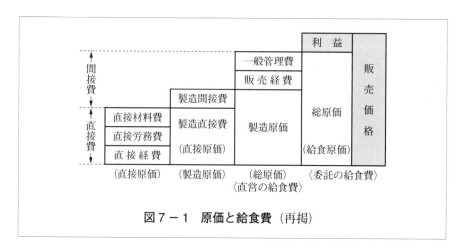

図7-1　原価と給食費（再掲）

明確に仕分けできない原価である。計算上では，各商品に適切に按分される。間接材料費，間接労務費[*1] およびその他の間接費が該当する。

②販売経費—販売のために必要な経費である。販売手数料および販売促進費（広告費）などが該当する。

③一般管理費—経営者や庶務部門が運営管理を行うために必要な費用である。間接部門（役員や庶務系職員など）の労務費およびその他の経費などが該当する。

*1　**間接労務費**：直接給食の生産に関わる職員の労務費（賃金・賞与・福利厚生費など）以外の食事の配送や食器洗浄など給食の生産に間接的に関わるパートタイマー等の人件費。

2) 固定費と変動費

後述する損益分岐点分析を行うときには，生産に要した費用を**固定費**と**変動費**に区分する必要がある。

(1) 固定費

売上高の増減に関わらず必要とされる費用である。その総額は，短期的にはほぼ一定している。主要な固定費には，常勤職員の給料・賞与，雇用主負担保険料，通勤交通費，減価償却費および支払利息などが該当する。

(2) 変動費

売上高の増減に比例して，その総額が増減するとみなされる費用である。主要な変動費には，食材料費（直接および間接を含む。），外注加工費および商品仕入れ費用が該当する。その他の変動費には，パートタイマー，アルバイトの人件費，販売手数料，包装費およびその他の消耗品費などが該当する。

3) 売上高

売上高とは，企業本来の営業活動（本業）によって得た収益の総合計金額のことである。給食施設では，利用者から徴収した給食費の総額が該当する。一般に，売上高は，その企業の事業規模を表すものとされている。

給食施設で経営分析に用いられている売上高には，給食部門の売上高や食事種類別の売上高などがある。特に，食事種類別の売上高については，**ABC分析**[*2] の手法を用いてAランクの食種を把握し，重点的な管理の対象にして収益増を図る取り組みが行われている。

*2　Chapter3, p.66参照。

4) 損益分岐点分析

(1) 損益分岐点

損益分岐点は，企業などの営業活動によって利益も損失も発生していない経営状態を表す。利益と損失が0（ゼロ）になる売上高と総費用の採算点である売上高が損益分岐点を上回っていれば利益が産出されている状態を示し，売上高が損益分岐点を下回っていれば損失が出ている状態を示す。企業などの営業活動では，損益分岐点の低下を図ることによって多くの利益の産出を目指している。

（2）損益分岐点を求める方法

　損益分岐点を求める方法には，計算による方法と損益分岐図による方法とがある。

●計算による損益分岐点の求め方

　ⅰ．売上高と固定費および変動費を算出する。

　ⅱ．変動比率を算出する。

　　（計算式）変動比率＝変動費÷売上高

　ⅲ．損益分岐点を算出する。

　　（計算式）損益分岐点＝固定費÷（1－変動比率）

〈参考〉　損益分岐点の計算（例）

　　売上高　　8,000万円 ┐
　　固定費　　3,000万円 │の場合
　　変動費　　4,000万円 ┘

①変動比率の計算

　4,000万円÷8,000万円＝0.5

②損益分岐点の計算

　3,000万円÷（1－0.5）＝6,000万円

この場合の損益分岐点は6,000万円である。

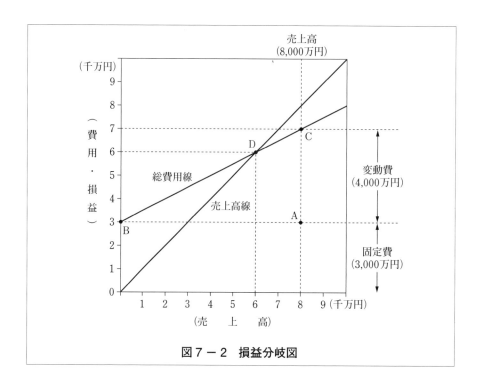

図7－2　損益分岐図

❷損益分岐図による損益分岐点の求め方（図７−２参照）

ⅰ．縦軸を費用・損益，横軸を売上高とし，等しい金額幅の正方形を設定する。

ⅱ．売上高線を引く。

　基点（0点：左下隅）と右上隅とを直線で結ぶ。

ⅲ．総費用線を引く。

　a．売上高 8,000 万円の上方に固定費 3,000 万円を示す点を A とする。

　b．A 点の位置で横軸に平行な線を引き，縦軸と交わる点を B とする。

　c．A 点の上方に総費用 7,000 万円（固定費 3,000 万円＋変動費 4,000 万円）を示す点を C とする。

　d．B 点と C 点を結ぶ直線を引く（売上高の変動に対応する総費用を示す。）。

❸損益分岐点

ⅰ．売上高線と総費用線の交わる点が損益分岐点 D である。

ⅱ．D 点から縦軸または横軸に平行な線を引き，横軸または縦軸と交わる金額を読み取り損益分岐点を表す金額とする。

ⅲ．この場合の損益分岐点は 6,000 万円である。

❹損益分岐点分析

　計算または損益分岐図によって求められた損益分岐点は，利益は産出していないが損失も出していない経営の状態である。各給食施設で損益分岐点を求めたとき，売上高が損益分岐点以下（損失が出ている。）である場合には，まず，損益分岐点をクリアするための方策を考えなければならない。1つは，売上高の増加を図ることである。しかし，一般的に給食施設における売上高の増加は，実際には利用者が負担する給食費の値上げであり，実現することは容易ではない。

　そこでもう1つは，損益分岐点を低下させることである。売上高が同じでも損益分岐点を下げると利益が産出しやすくなり，経営改善の効果が期待できる。損益分岐点を引き下げるための取り組みには，次のような方策が考えられる。

ⅰ．食材料費*1 を縮減する。

ⅱ．人件費を縮減する。

ⅲ．食材料費，人件費以外の経費を縮減する。

　　損益分岐点分析は，損益分岐点の低下を図ることで効率的な経営を推進し，売上の増加を図ることとも相まって経営の安定を目指して実施されている。

❺減価償却費

　減価償却とは，施設・設備などの固定資産の時間の経過に伴って失われていく経済的価値の程度を評価する概念である。減価償却費は，資産を取得するために支払った金額を，購入年度に全額を費用として計上しないで，数年に分散して計上される費用である。固定資産である施設・設備などは，使用を続ける間に価値が低下（減価）するが，損益計算上購入年度以降も生産に寄与するので，耐用年

---

*1　**事務所給食施設における主菜となる料理の材料費一人１回当たりの費用は，鶏卵で20円程度，豆腐で50円前後，魚の切り身（メカジキ）で200円程度，牛肉（国産）で250円程度である。この魚料理と肉料理を，卵料理と豆腐料理に替えると380円縮減できる。利用者500人の施設なら19万円になり，12サイクルでは228万円になる。

数（償却期間）の間は毎年度一定金額（または比率）が当該年度の償却額として計上されている。

しかし，減価償却費は，実際に支出しているものではなく計算上の金額である。そのため帳簿上は，金額が増えていくことになる。この増加した金額は，次の設備投資の資金として活用される。主な減価償却の方法には，定額法と定率法がある。

i．定額法

固定資産の価値は，毎期一定額ずつ減少するという考え方に基づく計算方式である。実際に使用されている施設・設備などの固定資産は，耐用年数（償却期間）経過後もその資産価値は0ではなく，購入価格の10％相当額が残っている（残存価額）という考え方が採用され，最終的に資産価値は購入価格の90％が費用とみなされている。

減価償却費＝購入価格×90％×償却率

＝（購入価格－残存価額）÷耐用年数

ii．定率法

固定資産の価値は，購入直後には著しく減少するが，次第にその減少率は小さくなっていくという考え方に基づく計算方式である。

減価償却費＝未償却残高×償却率

＝（購入価格－累積減価償却額）×償却率

ただし，計算に用いる償却率は，財務省令「減価償却資産の耐用年数等に関する省令」によって設備ごと，また，耐用年数ごとに定められている。

損益計算書
自○○○○年4月1日至○○○○年3月31日

科　目	金　額（　　円）	
Ⅰ　売上高		3,000,000
Ⅱ　売上原価	1,800,000	
売上総利益		1,200,000 ←売上高－売上原価
Ⅲ　販売費および一般管理費	420,000	
営業利益		780,000 ←売上総利益－販売費および一般管理費
Ⅳ　営業外収益		1,800
Ⅴ　営業外費用	5,000	
経常利益		776,800 ←営業利益＋営業外収益－営業外費用
Ⅵ　特別利益		100,000
Ⅶ　特別損失	300,000	
税引前当期利益		576,800 ←経常利益＋特別利益－特別損失
法人税，住民税および事業税	230,000	
当期利益		346,800 ←税引前当期利益－法人税，住民税および事業税

図7－3　損益計算書の例

資料）君羅満「給食の財務・会計管理」鈴木久乃，小林幸子，君羅満，石田裕美編『健康・栄養科学シリーズ給食経営管理論』，
南江堂，2007，p.114より

❻財務諸表

　財務諸表とは，企業が一定期間の経営活動の状況（財産の増減に関するまた損益計算に関する記録，計算，報告）を利害関係者などに公表するための書類で，損益計算書，貸借（たいしゃく）対照表およびキャッシュフロー計算書などがある。

ⅰ．財務諸表作成の目的

　財務諸表を作成する目的は，対外的には株主，債権者および取引先などに企業の正確な財務内容を開示することで社会的な信用を高めるとともに，融資や取引の拡大に資することである。株式上場企業には，法律によって開示が義務づけられている。

　一方，社内的には，自社の財務諸表を作成することによって，経営実績および財政状況を定量的に把握し，分析を行い，経営改善に役立てることである。

ⅱ．損益計算書

　損益計算書は，ある一定の期間の企業の経営成績を示した一覧表である。企業活動による一定期間（決算期間）の収益（売上高）から活動に費やした金額（費用）を差し引いた利益または損失を表すものである（**図7－3**）。

a．損益計算書の売上高

　企業本来の営業活動（本業）で得た収益の合計である。

b．損益計算書による5つの利益

- **売上総利益**—売上高から売上原価を差し引いたものである。大ざっぱな利益（粗利）を知ることができる。
- **営業利益**—売上総利益から販売費と一般管理費（企業を維持したり，売上を得たりするために要した費用）を差し引いたものである。その企業の事業能力を知ることができる。
- **経常利益**—営業利益に本業以外からの収益（営業外収益，営業外費用）を加減したものである。企業の日常的な収益力を知ることができる。
- **税引前当期利益**—経常利益に土地等の売却益など特別な利益（特別利益，特別損失）を加減したものである。
- **当期利益**—税引前当期利益から税金（法人税，住民税および事業税）を支払った後の利益（純利益＝収益－費用）である。

ⅲ．貸借対照表

　貸借対照表は，企業の決算日における財政状況を示す計算書類である。右側には調達した事業資金（負債・純資産の部：貸方）が，また，左側には保有資産の形態（資産の部：借方）が計上されている。貸借対照表では，資産の合計額（借方）と負債・純資産の合計額（貸方）とは必ず同額（資産＝負債・純資産）となるようになってなる（**図7－4**）。

a．資産の部

　貸借対照表でいう資産とは，企業に将来何らかの収益をもたらす可能性があるもののことである。

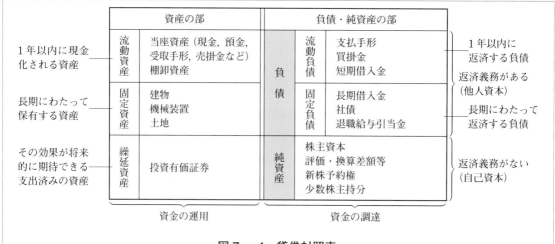

図7－4　貸借対照表

資料）大中佳子／一般社団法人全国栄養士養成施設協会・公益社団法人日本栄養士会監修：サクセス管理栄養士・栄養
士養成講座『給食経営管理論　第9版』第一出版, 2021, p.65

・**流動資産**：1年以内に現金化される資産である。流動資産には, 当座資産（現金, 預金, 売掛金および一時所有の有価証券など現金化しやすいもの）と, 棚卸資産（商品や原材料などの在庫のことで, 近い将来販売などを通じて現金化が期待できるもの）がある。

・**固定資産**：生産や販売など企業活動の基盤となるもので, 長期にわたって保有しなければならない資産である。固定資産には, 有形固定資産（土地, 建物および設備・機械など）, 無形固定資産（営業所有権および権利金など）, 投資（長期貸付金および保証金など）などがある。

・**繰延資産**：支出済の資産の繰り延べで, 対外的には経済価値のない資産であるが, 将来にわたって企業に利益をもたらすと考えられる株式発行費, 社債発行費および開発費などが該当する。

b. 負債, 純資産の部

負　債

　貸借対照表でいう負債とは, すでに発生している支払義務と将来的に資産減少が予想されるもののことである。負債は, 返済義務のある資金の調達先を示している。

　・**流動負債**

　　1年以内に返済しなければならない負債で, 支払手形, 買掛金, 前受金, 短期借入金, 未払金および未払費用などがある。

　・**固定負債**

　　長期にわたり活用可能な資金で, 社債, 長期借入金および退職給与引当金など1年以降に支払わなければならないものである。

純資産

　純資産とは，企業活動による利益の蓄積および投資家から調達した資金のことである。純資産の算定は，資産－負債＝純資産によって行われる。純資産は，返済義務のない資本を表しており，株主資本（資本金，資本準備金および利益準備金など）によって構成されている。

iv. キャッシュフロー計算書

　キャッシュフロー計算書は，一定期間におけるキャッシュ（現金および現金と同等の価値を有するもの）の収支を示す計算書である。キャッシュフロー計算書は，営業活動，投資活動および財務活動に伴うキャッシュフロー（現金等の流れ）によって構成され，計算は『収入－支出』として行われる。営業活動，投資活動および財務活動の3つのキャッシュフローのバランスは，企業の経営状態の適否を判定するために用いられている。

a. 営業活動によるキャッシュフロー

　営業活動による売上収入に対する仕入支出や職員の給料など，主として本業によって得たキャッシュフロー金額が示される。営業活動によるキャッシュフロー金額の合計が（＋）となっている企業は，本業が順調に運営されていると評価される。

b. 投資活動によるキャッシュフロー

　有価証券や固定資産の売買や貸付金の回収などによって得たキャッシュフロー金額が示される。ただし，設備投資など固定資産への投資は（－）と表記される。投資活動によるキャッシュフロー金額の合計が（＋）となる企業は，有価証券や固定資産を売却した利益が投資金額を上回っている。

c. 財務活動によるキャッシュフロー

　資金の調達や借入金の返済に伴うキャッシュフロー金額が示される。社債の発行や借入金による資金の調達では（＋）表記に，一方，借入金の返済では（－）と表記される。

8 給食の事務管理

〈学習のポイント〉
●事務管理の目的について理解を深める。
●給食の運営で用いる帳票について学ぶ。
●帳票の標準化について学ぶ。
●給食運営に導入されるコンピュータの効果について理解を深める。
●給食管理に用いられているコンピュータの実際について学ぶ。

1 事務管理の目的

　給食関係事務は，給食施設における各種業務を効率的に，円滑に遂行するため適時適切に必要な情報を収集して分析を行い，要領やマニュアルに従って正確に記録し活用するとともに，これら記録などを文書に取りまとめ（起案）て関連部門などに周知（通知）するために重要な業務の１つである。主たる事務管理の対象は，**帳票（帳簿と伝票）**である。

　『広辞苑』（新村出編，岩波書店）によれば帳簿とは，「事務上の必要事項を記入するための帳面，また，一般的には同一様式の用紙がつづられた帳面」のことである。一方，伝票とは，「銀行，会社，商店などで金銭の出し入れ，取引内容などを簡単に記載して取引の伝達と責任を明らかにする紙片であり，一般的にはバラバラな状態の一枚の紙」のことである。伝票を種類別にとじ込んだものが「つづり」である。例えば，給食施設で取り扱う「つづり」には，発注伝票つづり，納品伝票つづりおよび食数伝票つづりなどがある。

　給食施設において取り扱われている帳票は，給食計画，栄養管理，食材料の出納および給食費の出納など多様な業務の管理に関係するもので，これら給食管理関連業務を円滑に遂行することにより，給食の目的・目標を効率的に達成することを目指して整備されている。

　事務管理の目的は，帳票などを事務上適切に処理することによって，給食を円滑に運営しながら給食関係業務の遂行能力を高め，合理化などの改善を図っていくことに寄与することである。

2 事務管理の実際

　給食関係帳票の処理は，給食の計画，実施および評価の過程を通じ，それぞれの段階の業務を円滑に推進することで，給食の目的・目標を効果的・効率的に達成するための手段である。

　実際の業務の遂行に当たっては，最少の事務量で最大の効果が得られるよう

に，給食運営の実態が容易に把握できる帳票類の導入を図り，適切に処理することで次の献立計画や献立作成などに役立てるとともに，給食費使用の適正化を示す根拠書類として，また，各種の報告書を正確に作成するための資料として活用できるよう，各帳票間の連携が考慮されている。

1）帳票の種類

　各種給食施設が必要とする給食関係帳票は，必ずしも一定ではない。また，その様式も各施設の特性を考慮して工夫がなされている。場合によっては，1枚の帳票が複数の機能を兼ねるなど有効活用が図られている。

　各給食業務において用いられている主な帳票類には，次のようなものがある。

（1）栄養計画で用いられる帳票

①身体活動状況調査票

②性・年齢・身体活動レベル別人員構成表（Chapter2，表2−5，p.32参照）

③荷重平均食事摂取基準量算出表：給与栄養目標量算出表（Chapter2，表2−6，p.33参照）

④食品構成表（Chapter2，表2−10，p.38参照）

⑤食品類別荷重平均成分表（Chapter2，表2−11，p.39参照）

⑥食品類別荷重平均単価表

（2）献立業務で用いられる帳票

①献立計画表（Chapter2，表2−7，p.34参照）

②予定献立表（Chapter2，表2−12，p.40参照）

③実施献立表

（3）発注業務で用いられる帳票

①食数集計表

②食品別使用量一覧表

③契約業者一覧表

④発注書

（4）検収・食材料の払い出し業務で用いられる帳票

①発注書（控）

②納品書

③請求書

④食品受払簿

⑤在庫食品一覧表

⑥衛生管理チェック記録表

（5）調理業務で用いられる帳票

①食数集計表

②下処理マニュアル

③切砕マニュアル

④非加熱調理マニュアル

⑤加熱調理マニュアル

⑥食器マニュアル

⑦盛り付けマニュアル

⑧衛生管理チェック記録表

(6) 検食・配膳業務で用いられる帳票

①検食簿（**表8－1**）

②配膳表

③配膳マニュアル

(7) 下膳・食器洗浄業務で用いられる帳票

①下膳マニュアル

表8－1　検　食　簿　（例）

No.

年　月　日　曜日						（天候）　晴　曇　雨
朝食	献立					検食者
	記入事項	主食の炊き方	丁度良い	硬　い	軟らかい	検食時刻 時　分
		味付けの具合	丁度良い	濃　い	薄　い	
		分量は	良　い	多　い	少ない	所見
		色彩は	良　い	普　通	悪　い	
		盛りつけは	良　い	普　通	悪　い	
昼食	献立					検食者
	記入事項	主食の炊き方	丁度良い	硬　い	軟らかい	検食時刻 時　分
		味付けの具合	丁度良い	濃　い	薄　い	
		分量は	良　い	多　い	少ない	所見
		色彩は	良　い	普　通	悪　い	
		盛りつけは	良　い	普　通	悪　い	
夕食	献立					検食者
	記入事項	主食の炊き方	丁度良い	硬　い	軟らかい	検食時刻 時　分
		味付けの具合	丁度良い	濃　い	薄　い	
		分量は	良　い	多　い	少ない	所見
		色彩は	良　い	普　通	悪　い	
		盛りつけは	良　い	普　通	悪　い	

②残食記録表

③洗浄マニュアル

④食器等消毒・保管マニュアル

（8）給食実施記録等業務で用いられる帳票

①調理業務日誌

②栄養業務日誌

③栄養出納表（表8-2*1）

④栄養管理報告書（Chapter2，p.48参照）

（9）安全・衛生管理等業務で用いられる帳票

①調理業務従事者の健康状態点検表

②調理場・調理機器等安全・衛生管理点検表

③勤務表

（10）給食の評価業務で用いられる帳票

①嗜好調査表

②食事の温度調査表

③職員の勤務記録表

④食材料費日計表

⑤売上日計・集計表

⑥貸借対照表

*1　μgRAE（レチノール活性当量）：表中のビタミンAについて，日本食品標準成分表では，ビタミンAをレチノール，カロテンおよびレチノール活性当量で表示しているが，栄養管理にはレチノール活性当量が用いられる。

レチノール活性当量（μgRAE）＝レチノール（μg）＋$\frac{1}{12}$β-カロテン当量（μg）。

2）帳票の標準化

　給食施設で給食管理に従事する管理栄養士・栄養士がもっとも大切にしなければならない業務は，利用者などを対象とした栄養指導である。利用者の健全な成長・発達，健康増進，生活習慣病などの発症予防および食生活と関係が深い疾病の食事療法など，様々な目的を持って実施される栄養指導がこれに当たる。ところが，給食施設における栄養指導は，日々の給食管理業務に追われて時間を確保することが厳しい状況にある。

　栄養指導の時間を確保するためには，管理栄養士・栄養士が行う業務の効率化が求められる。例えば，多くの時間を要する献立関連業務を合理的に遂行するために，サイクルメニューの導入やコンピュータの活用などが普及している。しかし，サイクルメニューやコンピュータを効果的に使いこなすためには，事前に献立関連業務や**帳票の標準化**を図っておく必要がある。

　帳票の標準化には，食材料費の適正化，調理業務従事者の作業能率の向上，提供する食事の栄養的な精度管理および安全・衛生管理など，多様な観点からの効果が期待できる。管理栄養士・栄養士の本来業務である栄養指導を充実させるとともに，帳票の標準化による多様な効果を実現するためにも，積極的な取り組みが期待されるところである。

　ここでは，献立関連帳票（業務）の標準化により期待される効果について記述

表8-2 栄養出納帳

年　月分　No.

食品群名	食品構成	1人1日当たり純使用量 (1, 2, 3) 食 日 日 日 日 日 日 日	合計 計	累計 計	平均給与量	エネルギー kcal	たんぱく質 g	脂質 g	炭水化物 g	食物繊維 g	カルシウム mg	ナトリウム mg	ビタミンA μgRAE	ビタミンB₁ mg	ビタミンB₂ mg	ビタミンC mg
1. 穀類　米　類						④										
パ　ン　類																
め　ん　類																
その他の穀類・堅果類																
2. いも類　じゃがいも類																
こんにゃく類																
3. 砂　糖　類																
4. 菓　子　類																
5. 油脂類　動物性																
植物性																
6. 豆類　豆・大豆製品																
7. 魚介類　生物							⑤									
塩蔵・缶詰品																
水産ねり製品																
8. 獣鳥肉類　生物																
その他加工品																
9. 卵　類																
10. 乳類　牛乳																
その他の乳類																
11. 野菜類　緑黄色野菜類																
漬物																
その他の野菜類																
12. 果実類																
13. 海草類																
14. 調味料類　みそ																
その他の調味料																
15. 調理加工食品類																
合　計					①	②	③									

基準栄養量に対する給与栄養量の比率

$\dfrac{①}{基準栄養量(エネルギー)} \times 100 = \quad \%$　　$\dfrac{②}{基準栄養量(たんぱく質)} \times 100 = \quad \%$　　$\dfrac{③}{基準栄養量(脂質)} \times 100 = \quad \%$

穀類エネルギー比　$\dfrac{④}{①} \times 100 = \quad \%$　　脂質エネルギー比　$\dfrac{③×9}{①} \times 100 = \quad \%$　　動物性たんぱく質比　$\dfrac{⑤}{②} \times 100 = \quad \%$　　炭水化物エネルギー比　$\dfrac{⑥×4}{①} \times 100 = \quad \%$

資料）（社）東京都施設給食協会「集団給食管理運営ハンドブック」一部改変

する。

（1）料理の組み合わせの標準化

主食，汁物，主菜，副菜およびデザートなどの献立構成を標準化することで，料理の組み替えを容易にする効果が期待できる。

（2）各料理別栄養量の標準化

食材料使用量を調整（増減）することで，主菜や副菜など料理グループ別の栄養量を標準化することにより，主菜や副菜に相当する料理の入れ替えに伴う栄養量の調整作業を簡素化する効果が期待できる。

（3）食材料の標準化

購入する食材料の形状・形態および重量などを標準化することで，発注業務，検収業務および調理作業に要する作業時間を低減する効果が期待できる。

（4）調理法の標準化

各料理の調理法（食材料の切り方，成形，用いる調理機器，加水量，調味料の使用量，加熱時間および仕上がった料理の保管方法など）を標準化することで，だれが担当しても良い状態の料理に仕上がることが期待できる。

各料理の調理法を標準化して取りまとめたものを「調理マニュアル」という。

（5）盛り付けの標準化

各料理別の使用食器，料理の盛り付け順，料理の盛り付け量と食器上の配置および盛り付け後の保温・保冷の指示などを標準化することで，食欲をそそる見た目の良い食事を適温で提供することを可能にする効果が期待できる。

3）コンピュータの活用

給食施設における事務管理では，給食業務の効率化を目指したコンピュータの導入が進んでいる。コンピュータを用いた事務処理は，給食業務に関連して発生する多様で大量の情報を，統合，演算および蓄積し，必要に応じてその結果を速やかに活用することを可能にするシステムである。

給食業務へのコンピュータの導入は，事務処理の迅速性や正確性の向上にとどまらず，利用者に対する給食サービスの充実を目指して行われている。

（1）コンピュータの活用により期待できる効果

❶事務処理の効率化

給食施設を円滑に運営するための管理栄養士・栄養士業務には，献立作成，栄養出納表，食数集計，発注量の算出・発注書の作成および在庫食品一覧表など，多くの時間を要する事務作業がある。

コンピュータには，高度な記憶能力と演算能力に基づいた正確性と高速性という特徴がある。この正確性と高速性を活用することで，管理栄養士・栄養士が処理している事務作業の効率化を図り，管理栄養士・栄養士本来の業務である栄養指導のための時間を創り出す効果が期待できる。

❷関連部門との連携の円滑化

　給食業務に従事している管理栄養士・栄養士の周りでは，日常的に様々なアクシデントやインシデント（ひやり・はっと）が発生している。トラブルは，利用者はもとより関連部門や取引業者などとの関係を悪化させ，円滑な給食運営を障害する一因となる。

　事務作業に関連して発生するトラブルの原因には，次のようなものがある。

　ⅰ　献立表の栄養計算誤り─給与栄養量の過不足

　ⅱ　発注量の計算誤り─食材料の過不足

　ⅲ　食数集計の誤り─発注量の過不足，食事調製数の過不足

　ⅳ　食札作業の誤り─誤配膳，誤配食

　ⅴ　配膳リストの誤り─誤配膳，誤配食

　これらのトラブルの多くは，コンピュータの活用により大幅に低減することができる。トラブルの防止により，職場内，利用者，関連部門および取引業者などからの信頼が増し，給食運営の円滑な推進に貢献することができる。

（2）給食業務におけるコンピュータの利用

　コンピュータを事務処理に用いている施設の実際は，使用しているハード（機材）やソフト（仕様）によって必ずしも一定ではない。コンピュータに対する各施設の要求は，施設の種類や規模などによって異なるためであり，特色ある様々なシステムが導入されている（図8－3，8－4）。

❶コンピュータを使う前に

　ⅰ　演算の基礎となるデータを入力する。

　ⅱ　演算ソフトを設定する。

　ⅲ　出力表（帳票）のレイアウトを設定する。

❷給与栄養目標量（荷重平均食事摂取基準量）の算出

　ⅰ　日本人の食事摂取基準から性・年齢階級別，生活レベル別のエネルギーと栄養素の量を入力する。

　ⅱ　利用者の性・年齢・身体活動レベル別の人員構成を調査する。

　ⅲ　入力フォーマットを画面に呼び出す。

　ⅳ　性・年齢・身体活動レベル別の人数を入力する。

　ⅴ　給与栄養目標量表（荷重平均食事摂取基準量表）を出力する。

❸献立関係業務

　ⅰ　基本マスターの設定

　　a．食品コードファイル（食品に番号を割り当てたもの：食品標準成分表の食品番号を用いても良い。）

　　b．食材料マスターファイル（発注仕様マスター，栄養成分マスター）

　　c．業者一覧ファイル（業者マスター：発注先業者名を登録したもの）

　　d．食種一覧ファイル（献立表に出力する食事の種類を登録したもの）

　ⅱ　献立作成に必要な基本的事項の設定

```
┌─ 食  数
│   各食種ごとに食数を予測し（予定食数），日単位で入力
│ ┌─ 献 立 表
│ │ ・あらかじめ，食種ごとに献立を登録
│ │ ・献立番号（01〜99，99：献立コピー先として使用）
│ │ ・季節区分（0：通年，1：夏季，2：冬季，3〜9：施設独自に設定）
│ │ ・標準献立（サイクルメニュー）と「行事食献立」
│ │     ┌─ 食品コード
│ │     └─ 1人当たりの使用量（規格／重量）
│ │         ⇨ 料理コード（料理名・食品コード・食種ごとの使用量で構成）
│ │ ・予定食数を入力→献立表を食種ごとに出力
│ │                 純使用量・総使用量の算出
│ │
│ ┌─ 食 品 一 覧 表
│ │ ・献立表作成時，材料の単位使用量に食数を乗じた総使用量を積算ファイルより
│ │   集計して，発注期間単位，業者別に出力
│ ┌─ 発  注  書
│ │ ・給食で使用する食材料の発注のための帳票
│ │ ・日単位および期間単位（半月，10日など）ごとに業者別に出力
│ │ ・食事区分および総計を記載
│ │ ・在庫および発注単位などで発注量を調整する（出力後の作業）
│ ┌─ 仕 込 み 伝 票
│ │ ・食事を調製する際に料理別に使用材料，重量，食数の合計を出力
│ │ ・野菜などは，通常まとめて納品される（食事区分，1日分）。これを料理ごとに
│ │   使用量を分け，調理する際のデータとする
│ ┌─ 栄 養 出 納 表
│ │ ・日ごとの食品分類（食品群）別の使用量［栄養出納表］および成分量［栄養出
│ │   納表2］を積算して，一覧表を作成
│ │ ・期間・食種別に出力可能，主体となる食事の1か月分の栄養出納表は，栄養
│ │   管理報告書の作成などに必要
│ ┌─ 献 立 成 分 表
│ │ ・各献立ごとの栄養成分を設定，献立変更時などに「栄養基準量」との確認を行う
│ ┌─ 荷重平均成分表
│ │ ・各食種の一定サイクルの栄養成分表
```

図8−3　病院における栄養業務システム（例）

資料）芦川修貳ほか編集『栄養士のための給食計画論』学建書院，2010，p.34

a. 献立サイクル（サイクルメニューの期間設定：一般的に2〜4週間程度）

b. 食種（単一定食では1種類，選択食献立では複数）

c. 食事区分（朝食，昼食，夕食，おやつ，補食など）

d. 料理名（主食，汁物，主菜，副菜，デザート，牛乳・乳製品）

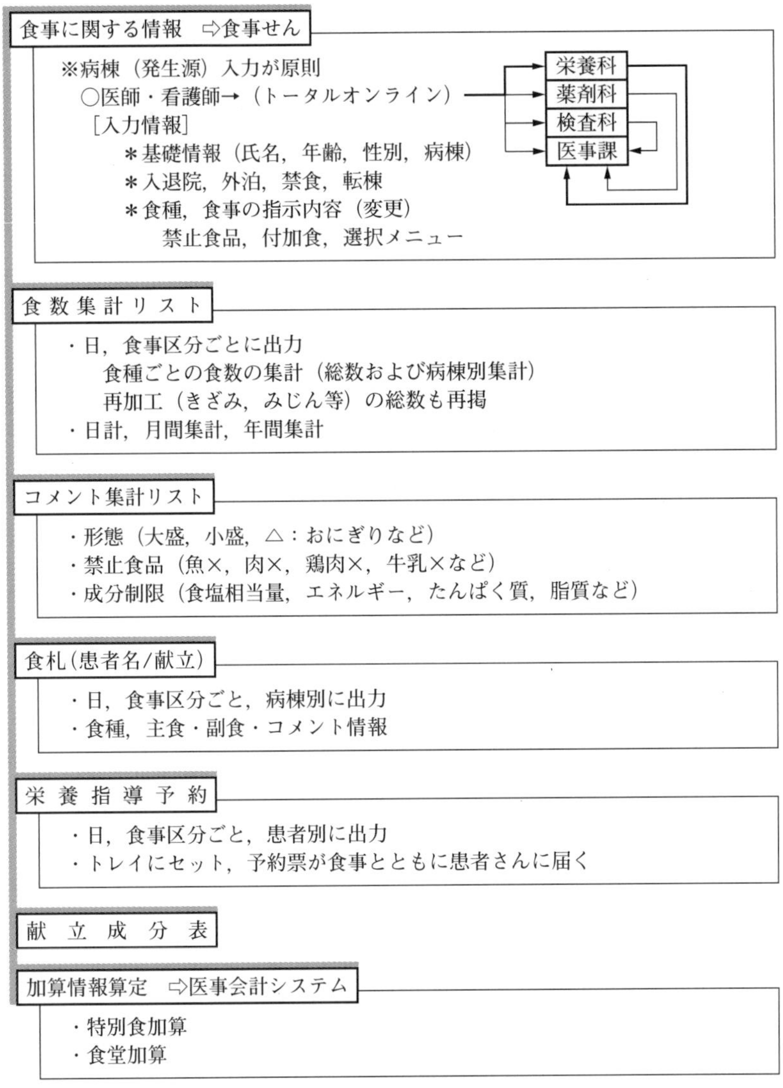

図8－4　病院における給食オーダーシステム（例）

資料）芦川修貳ほか編集『栄養士のための給食計画論』学建書院，2010，p.35

e. 食品名（日本食品標準成分表に準拠させ，地域限定食品や加工食品を追加）

f. 使用量（原則として1人当たりの純使用量）

g. 季節変換（食品の衛生対策上，夏期に使用できない料理や食品の代替など）

ⅲ　予定献立表の作成

a. 主要な作業は，食品コードと純使用量の入力によって行われる。

b. 入力の順番（献立番号→食種→料理名→食品コード→発注規格：重量または個数→1人当たりの純使用量）

ⅳ　予定献立表の出力

a. 予定食数の登録（献立実施日の予定食数）

b. 献立番号の変更（サイクルメニューの入れ替えなどを行ったとき）

c. 出力期間の指定（一般的には2週間～1カ月）

d. 出力食種の指定（選択食を行っている場合など）

e. 予定献立表のプリント

v　発注関係帳票の出力

a. 食品一覧表（発注期間単位に業者別に出力）

b. 発注書（業者別，発注期間単位に出力）

c. 仕込み指示書の出力（食事区分，料理名，1人当たりの使用量，総使用量）

vi　給食関係帳票の出力

a. 食品類別使用量一覧表

b. 栄養出納表（毎日の給与栄養量を積算して一覧表にしたもの）

c. 献立成分表（献立単位の栄養量を計算したもの）

d. 食品類別荷重平均成分表（サイクル当たりの食品類別成分表）

e. 食品類別荷重単価成分表（サイクル当たりの食品類別単価表）

（3）コンピュータを用いた食数業務

　給食施設で取り扱う食数業務は，予定食数の把握から提供した食数の確認までを対象として行われている。

❶発生源入力の原則

i　食数業務に関する情報

a. 基礎情報（氏名，性別，年齢，身体活動レベルなど）

b. 食事の開始や停止に関する情報

c. 食事内容に関する情報（食種，選択メニュー，禁止食品，付加食など）

ii　情報の入力

　情報発生の身近なところ（病院では病棟など）で行うことが望ましい。

❷食数業務の実際

i　食数集計リストの出力

　配食単位ごとに食種別の食数が出力される。

　日計，月間および年間集計も行うことができる。

ii　コメント集計リストの出力

　利用者の要望などに基づく禁止食品，代替食品，調製形態などが出力される。

iii　配膳リストの出力

　配膳または配食単位（食堂別，病棟別，クラス別など）の喫食者一覧表

iv　食札の出力

　配膳・配食先，利用者名，食事の種類，献立名，禁止食品などが記入されている。

特定給食施設種別の詳細

I　入院時食事療養

〈学習のポイント〉
●入院時食事療養の目的と特徴を知る。
●管理栄養士・栄養士に関わる制度や法令，費用額の算定に関する基準を学ぶ。
●院外治療における給食と，調理業務の委託について理解を深める。

　入院時食事療養は，病院等保健医療機関に入院している患者などを対象とし
て，関係法令の定めるところにより治療食の提供による療養を行うものである。
入院時食事療養は，従来「病院給食」と呼ばれていた。入院患者への治療食の提
供には，入院時食事療養と入院時生活療養の2つの制度があるが，ここでは入
院時食事療養を取り上げた。

1　入院時食事療養の目的と特徴

1) 入院時食事療養の目的

　厚生労働省の通知では，病院等の保険医療機関において患者に提供される食事
は次のように位置付けられている[*1]。

　食事は医療の一環として提供されるものであり，それぞれ患者の病状に応じて
必要とする栄養量が与えられ，食事の質の向上と患者サービスの改善をめざして
行われるべきものである。

　入院時食事療養の目的は，食事の提供が医療の一環として行われるべきものと
の規定でもわかるように，病院等保健医療機関における医療サービスの一部を担
う「治療食」を提供することである。

*1　保医初0305第14号
厚生労働省保険局医療課長
通知「入院時食事療養費に
係る食事療養及び入院時生
活療養費に係る生活療養の
実施上の留意事項につい
て」2020（令和2）年3
月5日

2) 入院時食事療養の特徴

①病院等医療機関で提供される食事は，すべて医療の一環として提供される治療
　食として取り扱われ，対象が傷病者に限られている（一部，出産入院や検査入
　院などで傷病者以外にも対応している）。
②医療施設が提供する治療食の栄養補給量は，医師が個々の患者ごとに算定した
　「食事せん」，または医療チームによって患者ごとに作成される「栄養管理計画
　書」に基づく個人対応の栄養管理が原則とされ，適切な精度管理が求められて
　いる。この点が，集団対応の栄養管理を行う他の給食とは著しく異なる。
③管理栄養士は，一般治療食については医師の包括的な指導を受け，治療食の内

容や形態を決定し，または変更することができる。一方，特別治療食（特別食）については医師に対し，個々の患者に適応する食事内容や形態を提案することができる。

④個人対応の栄養管理を原則とするために，調製する治療食の種類が多い。500床規模の病院では毎食100種類程度の治療食を提供している。

⑤病院等保健医療機関における入院時食事療養に係る1食当たりの費用（標準負担額）の額は，診療報酬で定める「食事療養の費用額算定表*1」により全国一律の金額とされている。

＊1　p.173の表9－1，表9－2参照。

2　入院時食事療養制度

1）入院時食事療養の食事の提供たる基準

入院時食事療養の食事の提供たる基準のうち，直接管理栄養士・栄養士が関わる事項の要旨は以下の通りである*2。

＊2　平成6年8月5日厚生省告示第238号「入院時食事療養及び入院時生活療養の食事の提供たる療養の基準等」（最終改正：平成20年9月30日厚生労働省告示第475号）

（1）入院時食事療養（Ⅰ）を算定すべき食事療養の基準

①届け出は，特に定めのある場合を除き，当該保健医療機関を単位として行う。

②入院時食事療養の食事の提供たる療養は，管理栄養士または栄養士によって行われている。

③患者の年齢，病状などによって，適切な栄養量および内容の入院時食事療養の食事の提供たる療養が，適時かつ適温で行われている。

（2）入院時食事療養（Ⅱ）の算定

入院時食事療養（Ⅰ）の届け出を行わない保健医療機関は，入院時食事療養（Ⅱ）を算定する。

（3）入院時食事療養の食事の提供たる療養に係る特別食

特別食とは，疾病治療の直接手段として，医師が発行する「食事せん」または医療チームによる「栄養管理計画書」に基づき，提供される適切な栄養量および内容を有する，次の治療食を言う。

○腎臓食　○肝臓食　○糖尿食　○胃潰瘍食　○貧血食　○膵臓食

○脂質異常症食　○痛風食　○てんかん食　○フェニールケトン尿症食

○楓糖尿症食　○ホモシスチン尿症食　○尿素サイクル異常症食

○メチルマロン酸血症食　○プロピオン酸血症食

○極長鎖アシル–CoA脱水素酵素欠損症食　○糖原病食

○ガラクトース血症食　○治療乳　○無菌食

○特別な場合の検査食（単なる流動食および軟食を除く）

上記とは別に，外来栄養食事指導料および入院栄養食事指導料に限られる小児アレルギー食がある。

2）入院時食事療養の実施上の留意事項（抜粋）[*1]

① （再掲）食事は医療の一環として提供されるべきものであり，それぞれ患者の病状に応じて必要とする栄養量が与えられ，食事の質の向上と患者サービスの改善をめざして行われるべきものである。

②食事の提供に関する業務は，保険医療機関自らが行うことが望ましいが，保険医療機関の管理者が業務遂行上必要な注意を果たし得るような体制と契約内容により，食事療養の質が確保される場合には，保険医療機関の最終的責任の下で第三者に委託することができる。なお，業務の委託に当たっては，医療法および医療法施行規則の規定によること。食事提供業務の第三者への一部委託については「医療法の一部を改正する法律の一部の施行について」の第3および「病院診療所等の業務委託について」に基づき行うこと[*2]。

③患者への食事提供については病棟関連部門と食事療養部門との連絡が十分とられていることが必要である。

④入院患者の栄養補給量は，本来，性，年齢，体位，身体活動レベル，病状等によって個々に適正量が算定されるべき性質のものである。従って，一般食を提供している患者の栄養補給量についても，患者個々に算定された医師の食事せんまたは栄養管理計画に基づく栄養補給量を用いることを原則とするが，これらによらない場合には，次により算定するものとする。なお，医師の食事せんとは，医師の署名または記名・押印がされたものを原則とするが，オーダリングシステム等により，医師本人の指示によるものであることが確認できるものについても認められる。

i　一般食患者の推定エネルギー必要量および栄養素（脂質，たんぱく質，ビタミンA，ビタミンB_1，ビタミンB_2，ビタミンC，カルシウム，鉄，ナトリウム（食塩）および食物繊維）の食事摂取基準については，健康増進法第16条の2に基づき定められた食事摂取基準の数値を適切に用いるものとすること。

なお，患者の体位，病状，身体活動レベル等を考慮すること。

また，推定エネルギー必要量は，治療方針にそって身体活動レベルや体重の増減等を考慮して適宜増減することが望ましい。

ii　iに示した食事摂取基準は，あくまでも献立作成の目安であるが，食事の提供に際しては，病状，身体活動レベル，アレルギー等個々の患者の特性について十分考慮する。

⑤調理方法，味付け，盛り付け，配膳等について患者の嗜好を配慮した食事が提供され，嗜好品以外の飲食物の摂取（補食）は原則として認められない。

なお，果物類，菓子類等病状に影響しない程度の嗜好品を適当量摂取することは差し支えない。

⑥当該保険医療機関における療養の実態，当該地域における日常の生活サイクル，患者の希望等を総合的に勘案し，適切な時刻に食事提供が行われている。

*1　保医発0305第14号厚生労働省保険局医療課長通知「入院時食事療養費に係る食事療養及び入院時生活療養費に係る生活療養の実施上の留意事項について」2020（令和2）年3月5日より

*2　業務委託の詳細はp.177を参照のこと。

⑦適切な温度の食事が提供されている。

⑧食事療養に伴う衛生は，医療法および医療法施行規則の基準ならびに食品衛生法に定める基準以上のものである。なお，食事の提供に使用する食器等の消毒も適正に行われている。

⑨食事療養の内容については，当該保険医療機関の医師を含む会議において検討が加えられている。

⑩入院時食事療養および入院時生活療養の食事の提供たる療養は，1食単位で評価するものであることから，食事提供数は，入院患者ごとに実際に提供された食数を記録している。

⑪患者から食事療養標準負担額を超える費用を徴収する場合は，あらかじめ食事の内容および特別の料金が患者に説明され，患者の同意を得て行っている。

⑫実際に患者に食事を提供した場合に1食単位で，1日につき3食を限度として算定するものである。

⑬1日の必要量を数回に分けて提供した場合は，提供された回数に相当する食数として算定して差し支えない（ただし，食事時間外に提供されたおやつを除き，1日に3食を限度とする）。

3）入院時食事療養（I）届け出保健医療機関
（1）保健医療機関の留意事項

入院時食事療養（I）の届け出を行っている保険医療機関は，以下の点に留意する。

①医師，管理栄養士または栄養士による検食が毎食行われ，その所見が検食簿に記入されている。

②普通食（常食）患者年齢構成表および給与栄養目標量については，必要に応じて見直しを行っている。

③食事の提供に当たっては，喫食調査等を踏まえて，また必要に応じて食事せん，献立表，患者入退院簿および食料品消費日計表等の食事療養関係帳簿を使用して食事の質の向上に努める。

④患者の病状等により，特別食を必要とする患者については，医師の発行する食事せんに基づき，適切な特別食が提供されている。

⑤適時の食事の提供に関しては，実際に病棟で患者に夕食が配膳される時間が，原則として午後6時以降とする。ただし，当該保険医療機関の施設構造上，厨房から病棟への配膳に時間を要する場合には，午後6時を中心として各病棟で若干のばらつきを生じることはやむを得ない。この場合においても，最初に病棟において患者に夕食が配膳される時間は午後5時30分より後である必要がある。

⑥保温食器等を用いた適温の食事の提供については，中央配膳に限らず，病棟において盛り付けを行っている場合であっても差し支えない。

⑦医師の指示の下，医療の一環として，患者に十分な栄養指導を行う。

(2) 流動食の提供

「流動食のみを経管栄養法により提供したとき」とは，当該食事療養または当該食事の提供たる療養として食事の大半を経管栄養法による流動食（市販されているものに限る。以下この項において同じ。）により提供した場合を指すものであり，栄養管理が概ね経管栄養法による流動食によって行われている患者に対し，流動食とは別にまたは流動食と混合して，少量の食品または飲料を提供した場合（経口摂取か経管栄養の別を問わない）を含むものである。

4) 食事療養の費用額算定表

(1) 入院時食事療養（Ⅰ）

入院時食事療養（Ⅰ）は，厚生労働大臣が別に定める基準に適合しているものとして地方厚生局等に届け出て，当該基準による食事療養を行う保健医療機関に入院している患者について，当該食事療養を行ったときに算定する（表9－1）。

(2) 入院時食事療養（Ⅱ）

入院時食事療養（Ⅱ）は，入院時食事療養（Ⅰ）を算定する保険医療機関以外の保険医療機関に入院している患者について，入院時食事療養を行ったときに算定する（表9－2）。

表9－1　入院時食事療養（Ⅰ）の費用額算定表

	費用	算定要件
① ②以外の食事療養を行う場合	1食につき640円	1日3食を限度として算定
② 流動食のみを提供する場合	1食につき575円	当該食事療養として流動食（市販されているものに限る）のみを経管栄養法により提供したときに，1日3食を限度として算定。
③ 特別食加算	1食につき76円	厚生労働大臣が別に定める特別食を提供したときは，1日に3食を限度として加算する。ただし，入院時食事療養（Ⅰ）の②を算定する患者については，算定しない。
④ 食堂加算	1日につき50円	当該患者（療養病棟に入院する患者を除く）について，食堂における食事療養を行ったときに加算する。

表9－2　入院時食事療養（Ⅱ）の費用額算定表

	費用	算定要件
① ②以外の食事療養を行う場合	1食につき506円	1日に3食を限度として算定する。
② 流動食のみを提供する場合	1食につき460円	食事療養として流動食のみを経管栄養法により提供した時に，1日に3食を限度として算定する。

3 管理栄養士・栄養士職務の特徴

　現在，ほとんどの病院等保健医療機関は，費用の算定が有利な入院時食事療養
（Ⅰ）の届け出を行っている。

　入院時食事療養（Ⅰ）に係る基準では，「入院時食事療養の食事の提供たる療
養は，管理栄養士または栄養士によって行われていること」と規定されてい
る*。また，入院時食事療養（Ⅰ）の届け出に当たっては，「病院等保健医療機
関にあっては，入院時食事療養を担当する部門が組織化されており，常勤の管理
栄養士または栄養士が部門の指導者または責任者となっていること」が明確に規
定されている*。

*　前掲「入院時食事療養及び入院時生活療養の食事の提供たる療養の基準等」

*　前掲「入院時食事療養及び入院時生活療養の食事の提供たる療養に係る施設基準等」

　入院時食事療養における治療食の提供は，管理栄養士または栄養士によって行
われなければならないこと，および管理栄養士または栄養士が組織化された部門
の指導者あるいは責任者（例えば「栄養科長」あるいは「栄養管理室長」など）
でなければならないことが規定され，病院等保健医療機関の診療補助部門の管理
者としての管理栄養士・栄養士の役割となっている。

　一方，管理栄養士にはこれに加えて，入院基本料を算定するための入院診療計
画書に添付する栄養管理計画の作成，栄養サポートチーム（NST：Nutrition
Support Team）などのチーム医療への参加，入院・外来栄養食事指導など給食
施設から離れ，病棟や外来診療部門における患者の療養支援を大切な役割として
担っている。

4 医療法および医療法施行規則

1）医療法

（1）病院などの定義

第1条の5 「病院」とは，医師または歯科医師が，公衆または特定多数人のた
め医業または歯科医業を行う場所であって，20人以上の患者を入院させるため
の施設を有するものをいう。病院は，傷病者が，科学的でかつ適正な診療を受け
ることができる便宜を与えることを主たる目的として組織され，かつ，運営され
るものでなければならない。

2 「診療所」とは，医師または歯科医師が，公衆または特定多数人のため医業
または歯科医業を行う場所であつて，患者を入院させるための施設を有しないも
のまたは19人以下の患者を入院させるための施設を有するものをいう。

（2）病院の法廷人員および施設

第21条　病院は，厚生労働省令の定めるところにより，次に掲げる人員および
施設を有し，かつ，記録を備えて置かなければならない。

1　当該病院の有する病床の種別に応じ，厚生労働省令で定める員数の医師及び
歯科医師のほか，都道府県の条例で定める員数の看護師その他の従業者

2　各科専門の診察室

3　手術室

4　処置室

5　臨床検査施設

6　エックス線装置

7　調剤所

8　給食施設

9　診療に関する諸記録　（以下省略）

2）医療法施行規則

　医療法施行規則には，病院の人員等の基準が規定されている。入院時食事療養に関する事項は次の2項目である。

（1）病因におくべき従業者の標準

　栄養士─病床数100以上の病院にあっては1名（第19条の2の四）

（2）給食施設

第20条8　給食施設は入院患者のすべてに給食することのできる施設とし，調理室の床は耐水材料をもつて洗浄及び排水または清掃に便利な構造とし，食器の消毒設備を設けなければならない。

9　前号の規定にかかわらず，給食施設は，法第15条の3第2項の規定により調理業務または洗浄業務を委託する場合にあっては，当該業務に係る設備を設けないことができる。

5　院外調理

　病院等保健医療機関における治療食の調製は，医療機関が自ら行うことが望ましいとされている。ただし，医療法ならびに医療法施行規則の規定に基づき，保健医療機関の最終的な責任の下で第三者に委託することが認められている。入院時食事療養における治療食調製の第三者への委託が認められたのは，1990（平成2）年のことである。このとき委託の条件として治療食の調製は，医療機関の施設内に設置された施設・設備を用いて行うことが義務づけられていた。その後，1996（平成8）年に入院時食事療養のための治療食の調製を，医療機関の施設外で行うこと（院外調理）が認められ，現在に至っている。

1）院外調理の特徴

　入院時食事療養における院外調理は，調理技術と衛生管理技術の開発・革新により，適切な衛生管理の下での治療食の調製を可能とする施設が増加してきたこと，また，調理後の治療食を冷蔵または冷凍状態で運搬ならびに保管することによって，安全に行うことが普及してきたことを根拠として実現した。

一方，入院時食事療養による治療食の提供は，治療の一環として行われなければならないものである。医療機関に所属する管理栄養士・栄養士には，治療食に関する患者の満足度の改善，患者個々の栄養管理の精度の向上，栄養食事指導の充実およびNSTやクリニカルパス等の医療チーム活動への参加などのために，担当する業務の見直しが強く求められてきた経緯がある。これらの課題を解決するための一つの方策として，医療機関の施設外の調理施設を活用した入院時食事療養として，院外調理が導入されてきた。

2）院外調理における衛生管理
(1) 衛生面での安全確保
調整後の治療食の運搬方式は，食中毒など食品に起因する危害の発生を防止するために，原則として冷蔵（3℃以下）または冷凍（−18℃以下）状態を保つこととされている[*1]。

したがって，運搬の途中に限らず，調理の段階から喫食の段階までの衛生管理には，万全を期すべく努める必要がある。

(2) 調理方式
患者などへの治療食の提供に係る業務を，医療機関外の調理加工施設を用いて行う場合の調理方式としては，クックチル，クックフリーズ，クックサーブおよび真空調理（真空パック）の4方式がある（**表9－3**）。

なお，院外調理による入院時食事療養を行う場合にあっては，常温（10℃以上，60℃未満）での運搬は衛生面での不安が払しょくできないことから，クックチル，クックフリーズまたは真空調理が原則である。クックサーブを行う場合には，治療食を調製する施設が当該医療機関に隣接していることが原則である。この場合にあっても，HACCP[*2]の概念に基づく適切な衛生管理が行われる必要がある。

＊1 平成5年2月15日指第14号各都道府県衛生主管部（局）長あて厚生省健康政策局指導課長通知「病院，診療所等の業務委託について」

＊2 HACCP：Chapter4, p.79参照。

表9－3　院外調理における4つの調理方式

調理方式	方法
クックチル	食材を加熱調理後，冷水または冷風により急速冷却（90分以内に中心温度3℃以下まで冷却）を行い，冷蔵（3℃以下）により運搬・保管，そして再加熱（中心温度75℃以上で1分間以上）して提供することを前提とした調理方法。もしくはこれと同等以上の衛生管理の配慮がされた調理方法。
クックフリーズ	食材を加熱調理後，急速に冷却し，冷凍（-18℃以下）で運搬・保管を行い，再加熱（中心温度75℃以上で1分間以上）して提供することを前提とした調理方法。もしくはこれと同等以上の衛生管理の配慮がされた調理方法。
クックサーブ	食材を加熱調理後，冷凍または冷蔵せずに運搬し，速やかに提供することを前提とした調理方法。
真空調理（真空パック）	食材を真空包装した後，低温にて加熱調理を行い，その後急速に冷却または冷凍し，冷蔵または冷凍状態で運搬・保管を行い，再加熱（中心温度75℃以上で1分間以上）して提供することを前提とした調理方法。もしくはこれと同等以上の衛生管理の配慮がされた調理方法。

6 調理業務の委託

　病院等保健医療機関における治療食の提供は，保健医療機関が自ら行うことが望ましいとされていることは前述した。一方，医療法ならびに医療法施工規則の規定に基づく条件において，保健医療機関の最終的な責任の下で，第三者に委託することができることも述べた。これを根拠として，入院時食事療養における調理業務の委託は全国的に広まっている。

1）調理業務の委託を行う保健医療機関が実施すべき業務

　入院時食事療養に係る調理業務の委託を行う保健医療機関にあって自ら実施すべき業務の範囲は，厚生省（現・厚生労働省）が1993（平成5）年に発出した「医療法の一部を改正する法律の一部の施行について」に示されている（**表9−4**）。

2）受託者の業務の一般的な実施方法

　入院時食事療養に係る調理業務を受託した事業者が行う一般的な実施方法は，厚生省による1993（平成5）年の通知「病院，診療所等の業務委託について」で次のように示されている[*1]。

*1　平成5年2月15日付指発第14号厚生省健康政策局指導課長通知「病院，診療所等の業務委託について」（最終改正2020〈令和2〉年8月5日）

表9−4　病院が自ら実施すべき業務

区分	業務内容	備考
栄養管理	病院給食運営の総括栄養管理委員会 栄養管理委員会の開催，運営 院内関係部門との連絡・調整 献立作成基準の作成 献立表の確認 食数の注文・管理 食事せんの管理 嗜好調査・喫食調査等の企画・実施 検食の実施・評価 関係官庁等に提出する給食関係の書類等の確認・提出・保管管理	受託責任者等の参加を求めること。 治療食等を含む。 受託責任者等の参加を求めること。
調理管理	作業仕様書の確認 作業実施状況の確認 管理点検記録の確認	治療食の調理に対する指示を含む。
材料管理	食材の点検 食材の使用状況の確認	病院外の調理加工施設を用いて調理する場合を除く。
施設等管理	調理加工施設，主要な設備の設置・改修 使用食器の確認	病院内の施設，設備に限る。
業務管理	業務分担・従事者配置表の確認	
衛生管理	衛生面の遵守事項の作成 衛生管理簿の点検・確認 緊急対応を要する場合の指示	
労働衛生管理	健康診断実施状況等の確認	

資料）平成5年2月15日付け厚生省健康政策局長通知「医療法の一部を改正する法律の一部の施行について」（最終改正2020〈令和2〉年8月5日）

（1）受託責任者が備えるべき帳票

受託責任者が業務を行う場所に備え，開示できるように整えておくべき帳票は，以下の6点である。

> ①業務の標準作業計画書
> ②受託業務従事者名簿および勤務表
> ③受託業務日誌
> ④受託している業務に関して行政による病院への立入検査の際，病院が提出を求められる帳票
> ⑤調理等の機器の取り扱い要領および緊急修理案内書
> ⑥病院からの指示と，その指示への対応結果を示す帳票

（2）従事者の研修

従事者の研修として実施すべき事項である「食中毒と感染症の予防に関する基礎知識」の中には，HACCPに関する基礎知識も含まれるものである。

また，「従事者の日常的な健康の自己管理」の中には，A型肝炎，腸管出血性大腸菌等比較的最近見られるようになった食品に起因する疾病の予防方法に関する知識も含まれるものである。

3）病院の対応
（1）担当者

病院は，患者等の食事の提供が治療の一環であり，患者の栄養管理が医学的管理の基礎であることを踏まえた上で，当該業務の重要性を認識し，かつ専門技術を備えた者を担当者に選定し，業務の円滑な運営のために受託責任者と随時協議させる必要がある。

（2）献立表の確認

献立表の作成を委託する場合にあっては，病院の担当者は，受託責任者に献立作成基準を明示するとともに，作成された献立表が基準を満たしていることを確認する。

4）病院との契約
（1）契約書

契約書に記載すべき事項については，各病院における個別の事情に応じて，もっとも適切な内容とすることとし，全国あるいは都道府県ごとに一律に契約事項を定める必要はないことに留意する。

（2）業務案内書の提示

患者給食業務を行う者は業務案内書を整備し，患者給食業務に関して，病院に対して，契約を締結する前に提示するものとする。

Ⅱ 高齢者福祉施設給食

〈学習のポイント〉
●高齢化社会の現状とともに，高齢者福祉施設給食の目的と特徴を知る。
●老人福祉法ならびに基準で定められた養護老人ホームの運営規定を学ぶ。
●高齢者福祉施設における栄養・食事計画などについて理解を深める。

1980（昭和50）年代以降のわが国では，高齢者と年齢区分される65歳以上人口の著しい増加が続き，2020（令和2）年には3,619万人となっている[*1]。また，高齢者の増加は，2040年代まで続くことが推計されている（**表9-5**）。2019（令和元）年の国民生活基礎調査によれば，全世帯約5,200万世帯のほぼ半数の約2,600万世帯に高齢者がおり，高齢者のいる世帯の約60％が夫婦2人または1人暮らしという状況にある。

一方，同調査で「傷病で通院している者」がもっとも少ないのは，男性では20～29歳で約13％，女性では10～19歳の約13％である。これに対して65歳以上の高齢者では，男女ともに約69％と5倍以上になっている。このように増加する高齢者は，治療と治療に伴う介護を必要とする割合は高いが，独居や高齢者だけの世帯など家庭に期待できる介護力は脆弱で，高齢者福祉施設の利用を増大させている状況がうかがわれる。

高齢の利用者を対象とした福祉施設における給食を，本書では「高齢者福祉施設給食」と表記している。高齢者福祉施設に係る根拠法令は，老人福祉法である。老人福祉法では，高齢の利用者を対象とした福祉施設を「老人福祉施設」と規定しているが，現在の国民の生活実態からして65歳以上を「老人」と冠して呼ぶことには抵抗があるので，「高齢者福祉施設」としたところである。ただ

*1 2021年10月1日現在。内閣府「令和3年版高齢社会白書」2021より

表9-5 高齢化の進行と平均寿命の推移

（年）	総人口（千人）	65歳以上人口（千人）	高齢化率（%）	平均寿命（歳）	
				男性	女性
1950（昭和25）	83,200	4,109	4.9	59.57	62.97
1960（昭和35）	93,419	5,350	5.7	65.32	70.19
1970（昭和45）	103,720	7,331	7.1	69.31	74.66
1980（昭和55）	117,060	10,647	9.1	73.35	78.76
1990（平成2）	123,611	14,895	12.1	75.92	81.90
2000（平成12）	126,926	22,005	17.4	77.72	84.60
2010（平成22）	128,057	29,246	23.0	79.55	86.30
2020（令和2）	125,325	36,192	28.9	81.34	87.64
2030	119,125	37,160	31.2	82.39	88.72
2040	110,919	39,206	35.3	83.27	89.63
2050	101,923	38,406	37.7	84.02	90.40

※昭和25年～平成22年の総人口，65歳以上人口。高齢化率は総務省統計局「国勢調査」，平均寿命は厚生労働省「完全生命表」による。2020年以降は国立社会保障・人口問題研究所「日本の将来推計人口（平成29年推計）」による。
資料）厚生労働統計協会『国民の福祉と介護の動向2021/2022』2021

し，実態的には何ら変わるものではない。

　老人福祉法に規定する老人福祉施設には，次の種類がある。

入所型

　養護老人ホーム，特別養護老人ホーム，軽費老人ホーム

通所型

　老人デイサービスセンター，老人福祉センター，老人介護支援センター

　このうち特別養護老人ホームを介護保険法では，介護老人福祉施設と規定し，介護老人保健施設および介護療養型医療施設とともに介護保険施設と位置づけている。一方，医療法関係法令では，介護老人保健施設を病院と同様の医療施設と規定している。これを受け介護老人福祉施設（特別養護老人ホーム）等介護保険施設における栄養管理は，病院等保険医療機関における入院時食事療養と同様あるいは準拠した内容で施行されている。

　そこで，本節では，高齢者福祉施設を代表する施設として，養護老人ホームを取り上げている。介護老人保健施設や介護老人福祉施設（特別養護老人ホーム）における給食の運営管理は，入院時食事療養における取扱いを参照されたい。

1　高齢者福祉施設給食の目的と特徴

1）高齢者福祉施設給食の目的

　高齢者福祉施設は，身体的，精神的および社会的なハンディキャップを有する高齢の利用者を対象に，生活に関わる援助を目的として設置されており，病院などとは異なり，施設が利用者の生活の場となっている。

　高齢者福祉施設給食は，朝食，昼食および夕食を毎日3回，場合によっては午前と午後のおやつを休みなく提供して，利用者の生活を支えている。食事サービスに対する利用者の期待は大きく，寄せられる期待に応えるため各施設では，利用者の長年にわたる生活歴（食歴を含む）を反映させた家庭的で，嗜好性に富み，温もりが感じられる，かつ，適切な栄養管理が行き届いた食事の提供に努めることで，利用者のQOLの尊重・向上に貢献することを目的としている。

2）高齢者福祉施設給食の特徴

　わが国の平均寿命をみると，世界でも有数の長寿国となっている。このような状況の下で高齢者福祉施設が担う役割の一つに，高齢者が「長期化する老後の生活を安心して，健康で有意義に暮らすこと」への貢献がある。

　しかし，高齢者福祉施設を利用している高齢者には，加齢に伴う老化の進行とともに多くが生活習慣病や認知症あるいはそのハイリスクに陥っていて，平均寿命と健康寿命[*1]との間に相当程度の乖離が認められている。高齢者のフレイル[*2]や慢性の疾病とそのハイリスクは，日常生活動作能力（ADL[*3]）低下の大きな要因となっており，食事サービスに顕著な影響を及ぼしている。高齢者福祉

[*1] **健康寿命**：病気や寝たきり，虚弱など，健康上の問題で日常生活が制限されることなく生活できる期間。厚生労働省の2019（令和元）年の健康寿命は男性72.68歳，女性75.38歳。同年の平均寿命は男性81.41歳，女性87.45歳であった。

[*2] **フレイル**：虚弱とも称される。老化に伴う身体的な機能の低下を基盤として，様々な健康障害に対する虚弱性が蓄積している状態。

[*3] **ADL**：Activities of Daily Living の略。日常動作がどの程度，自身の力で遂行できるかを図るための個人の能力障害の指標。障害者や高齢者の生活の自立度の判定に用いられる。

施設給食には，摂食障害や咀嚼力の低下に対応する再加工調理，また，スムーズな嚥下による誤嚥性肺炎の防止等，嚥下を支援する形態の食事の調製などが求められている。

このため高齢者福祉施設では，健康な高齢者に適応する健康の保持・増進を目指した食事サービスとともに，フレイルあるいは慢性疾患とそのハイリスクの状態にある高齢者に適応する，発症予防と重症化予防を目指した食事サービスを提供するために，多くの労力を傾注している。

また，養護老人ホームと特別養護老人ホームを併設する都内の高齢者医療専門病院において，入院患者の約70％が低栄養状態であったことを確認している。高齢者の低栄養は，病状の回復を遅延させるとともに，必要な手術の障害となることも知られており，高齢者の低栄養の改善が重要な課題となっていた。

高齢者福祉施設における給食（食事サービス）の特徴としては，利用者の健康寿命の延伸，フレイル予防と改善，疾病の発症予防と重症化予防，ADLの維持・改善さらには低栄養状態の改善など多様な効果を期待するとともに，生活の場である施設における利用者のより良いQOLの向上を目指していることを挙げることができる。

2 老人福祉施設の基準等

高齢者福祉施設給食の法的根拠は，老人福祉法である。老人福祉法第5条の3に規定される老人福祉施設は，養護老人ホーム，特別養護老人ホーム，軽費老人ホーム，老人福祉センター，老人介護支援センター，老人デイサービスセンターおよび老人短期入所施設である。

1）都道府県条例で定める施設の基準

老人福祉施設の基準は，老人福祉法第17条に規定されている。

老人福祉法　第17条

都道府県知事は，養護老人ホームおよび特別養護老人ホームの設備および運営について，条例で基準を定めなければならない。

条例は，老人福祉法施行規則が定める次の基準に従うこととしている。
①養護老人ホームおよび特別養護老人ホームに配置する職員およびその員数
②養護老人ホームおよび特別養護老人ホームに係る居室の床面積
③養護老人ホームおよび特別養護老人ホームの運営に関する事項であって，入所する老人の適切な処遇および安全の確保ならびに秘密の保持に密接に関連するものとして老人福祉法施行規則で定めるもの
④養護老人ホームの入所定員

表9-6　老人福祉施設の種別と栄養士の配置

施設種別	タイプ	利用対象者	サービス内容	栄養士の設置
養護老人ホーム	入所	65歳以上で環境上の理由および経済的理由により居宅において養護を受けることが困難な者	自立した日常生活を営み社会的活動に参加するために必要な指導および訓練，その他の援助	1名以上
特別養護老人ホーム		65歳以上で身体上又は精神上著しい障害のため常時の介護を必要とし，かつ居宅での介護が困難な者	養護の提供	1名以上
軽費老人ホーム		60歳以上で，自立して生活することに不安がある身寄りのない人，家族による援助を受けることが困難な人など	無料または低額で老人を入所させ，食事の提供その他日常生活上必要な便宜の提供	1名以上
老人福祉センター	通所	地域に住む高齢者	無料または低額で老人に関する相談に応じ，健康増進，教養の向上，レクリエーションを提供	規定なし
老人介護支援センター		居宅において介護を受ける高齢者，擁護従事者，地域住民その他	地域の福祉サービス事業者との連絡調整，その他老人福祉法施行規則で定める援助	規定なし
老人デイサービスセンター		65歳以上で身体または精神上の障害のため日常生活に支障がある者など。	通いで入浴，排せつ，食事などの便宜を提供	規定なし
老人短期入所施設	入所	65歳以上で擁護者の疾病等により居宅にて介護を受けることが一時的に困難な者	短期入所における養護の提供	規定なし

2）施設種別と栄養士の配置

　老人福祉施設種別の入所・通所の別，利用対象者，サービスの内容および栄養士の設置については，表9-6の通りである。

3）養護老人ホームの設備および運営に関する基準

　老人福祉法第17条に基づき，厚生労働省令*1で定める養護老人ホームにおける給食関連の規定の内容は次のとおりである。

（1）基本方針

養護老人ホームの設備及び運営に関する基準　第2条

1　養護老人ホームは，入所者の処遇計画に基づき，社会復帰の促進および自立のために必要な指導および訓練その他の援助を行うことにより，入所者が有する能力に応じて，自立した日常生活を営むことができるようにすることを目指すものでなければならない。

2　養護老人ホームは，入所者の意思および人格を尊重し，常にその者の立場に立って処遇を行うように努めなければならない。

3　養護老人ホームは，明るく家庭的な雰囲気を有し，地域や家庭との結びつきを重視した運営を行い，社会福祉事業に関する熱意および能力を有する職員による適切な処遇に努めるとともに，市町村，老人の福祉を増進することを目的とする事業を行う者，その他の保健医療サービスまたは福祉サービスを提供する者との密接な連携に努めなければならない。

*1　昭和41年厚生省令第19号「養護老人ホームの設備及び運営に関する基準」（最終改正2018〈平成30〉年10月1日）

(2) 職員の配置の基準

養護老人ホームの設備及び運営に関する基準　第12条

　養護老人ホームには，次の職員を置かなければならない。ただし，特別養護老人ホームに併設する入所定員50人未満の養護老人ホーム（併設する特別養護老人ホームの栄養士との連携を図ることにより，当該養護老人ホームの効果的な運営を期待することができ，かつ，入所者の処遇に支障がないものに限る。）にあっては⑥の栄養士を，調理業務の全部を委託する養護老人ホームにあっては⑦の調理員を置かないことができる。

①施設長

②医師

③生活相談員

④支援員

⑤看護師または准看護師

⑥栄養士

⑦調理員，事務員その他の職員

(3) 食事

養護老人ホームの設備及び運営に関する基準　第17条

　養護老人ホームは，栄養ならびに入所者の心身の状況および嗜好を考慮した食事を，適切な時間に提供しなければならない。

(4) 健康管理

養護老人ホームの設備及び運営に関する基準　第20条

　養護老人ホームは，入所者について，入所時および毎年定期に2回以上健康診断を行われなければならない。

(5) 衛生管理等

養護老人ホームの設備及び運営に関する基準　第24条

　養護老人ホームは，入所者の使用する食器その他の設備または飲用に供する水について，衛生的な管理に努め，または衛生上必要な措置を講ずるとともに，医薬品および医療機器の管理を適正に行われなければならない。

　2　養護老人ホームは，当該養護老人ホームにおいて感染症または食中毒が発生し，またはまん延しないように，次の措置を講じなければならない。

　　ⅰ　当該養護老人ホームにおける感染症や食中毒の予防および，まん延の防止のための対策を検討する委員会をおおむね3カ月に1回以上開催するとともにその結果について，支援員その他の職員に周知徹底を図ること。

　　ⅱ　当該養護老人ホームにおける感染症および食中毒の予防およびまん延の防止のための指針を整備すること。

　　ⅲ　当該養護老人ホームにおいて，支援員その他の職員に対し，感染症および食中毒の予防およびまん延防止のための研修を定期的に実施すること。

　　ⅳ　ⅰ～ⅲに掲げるものの他，別に厚生労働大臣が定める感染症または食中

毒の発生が疑われる際の対処等に関する手順に沿った対応を行うこと。

3 高齢者福祉施設給食における給食管理

1）栄養計画

　高齢者が必要とするエネルギーや栄養素の量は，他の成人の年齢階級に比べ個人差が大きい。個人差が著しくなる原因は，年齢や体格に加えて個々の老化の進捗状況，フレイルや慢性疾患の有無，および身体活動量の格差が著しく，栄養素などの必要量に大きな影響を与えている。個々の高齢者の栄養管理を適切に行うためには，個人対応による栄養管理が望ましい。しかし，入所者個々が必要としている栄養素等の量を算定し，その結果に基づいて個人ごとに給与栄養目標量を設定している施設は少なく，病院以外の給食施設と同様に集団を対象とした栄養管理の施行が多く認められている。

（1）給与栄養目標量（栄養基準量）

　高齢者福祉施設における給与栄養目標量の設定に当たっては，性別・年齢階級別に重きを置く栄養計画にとどまらず，高齢者個々の身体状況や身体活動の状況を重視した栄養管理が求められる。具体的には，施設としての栄養管理計画は集団対応とし，設定した給与栄養目標量からの乖離が認められる入所者には，個人対応の給与栄養目標量を活用することが考えられる。

　集団対応の給与栄養目標量の算出方法は，事業所給食などにおける算定方法と同様「日本人の食事摂取基準」に示される，性別・年齢別（「日本人の食事摂取基準（2020 年版）」では，高齢者を 65〜74 歳と 75 歳以上に年齢階級分けをしている），および身体活動レベル別のエネルギーおよび各栄養素の食事摂取基準値を用いて，個々の入所者が該当する性別・年齢階級別および身体活動別レベル別の人数を乗じ，積算した総計値を総入所者数で除して 1 人 1 日当たり荷重平均食事摂取基準量を求め，端数処理などを行って「給与栄養目標量」としている。

（2）食品構成表

　比較的 ADL が良好な高齢者を対象としている養護老人ホームなどにおける食品構成表の取り扱いは，基本的には事業所給食で行われている取扱いと変わらない。一方，入院時食事療養に準拠した給与栄養目標量を設定し，これに基づいた栄養管理を行っている特別養護老人ホームなどでは，入院時食事療養並みの食品構成を設定することが望ましい。

　養護老人ホームなどにおける食品構成表作成時の留意事項には，**表 9 − 7** のようなものがある。

表9－7　食品構成表作成時の留意事項

・比較的にADLの良好な高齢者が多く入所している養護老人ホームでは，施設単位の「食品類別加重平均成分表」を作成・活用する。

・比較的にADLの低下した高齢者が多く入所している特別養護老人ホームなどでは，個々の入所者の給与栄養目標量に対応する複数の「食品類別加重平均成分表」を作成することが望ましい。

・献立作成時に，各食品群からまんべんなく食材が使用できるものとする。

・食品構成表は，給与栄養目標量が充足できる内容とする。特に，ビタミンB1，カルシウムおよび鉄など充足が難しい栄養素では，栄養機能食品や医療用特殊食品などの活用を考慮する。

・居宅で生活している一般的な高齢者が，日常的に摂取している食事の内容に準拠した，食事の提供を可能にするための食品構成表とする。

2）献立管理

高齢者福祉施設給食における献立管理は，入所者にとって福祉施設が「生活の場」となっていることや，高齢者特有の生理特性・栄養特性などがあることを考慮して，入所者の嗜好や食事に対する要望に対応するとともに，日々楽しみや温もりが感じられる食事の提供を目指して取り組むことが大切である。

（1）献立作成

高齢者福祉施設給食における献立作成で特に配慮が必要な事項には，**表9－8**のようなものがある。

表9－8　献立作成で特に配慮が必要な事項

○朝・昼・夕3回の食事への栄養量の配分は，入所者の状況に見合った配分とする。

○献立に，家庭的な雰囲気を盛り込むように配慮する。

○入所者の嗜好性に配慮した献立構成とする。

○外出の機会が少ない入所者に配慮した料理の組み合わせとする。

○「五色」「五味」「五法」*を活用して，献立のマンネリ化を防止する。

○献立には，行事や歳時などを考慮したイベントメニューを組み込む。

○生活習慣病の発症予防に配慮した献立とする。また，利用者によっては重症化予防のための個人対応献立を考慮する。

○咀嚼力や嚥下機能が低下した入所者が多いので，低栄養や誤嚥を防止するための再加工調理を考慮した献立とする。

○上肢の障害などによる摂食障害を考慮した献立とする。

*　和食で重要とされる要素。五味は「甘味，酸味，塩味，苦味，うま味」の5つの味。ほかに辛味，渋味，えぐ味などがある。五色は，「白・黒・黄・赤・青（緑）」の5色。五法は「生（切る）・煮る・焼く・蒸す・揚げる」の5つの基本的な調理法を指す。ただし給食施設では，「生（切る）」の替わりに「炒める」を加えることが多い。

表9－9　年間のイベントメニュー（例）

月別	イベントと献立	食別	主な料理など
4月	お花見（弁当）	昼食	桜ごはん，菜の花椀，有頭エビ酒蒸し，厚焼き卵，春野菜の煮物
5月	端午の節句	夕食	そら豆ごはん，若竹汁，初鰹土佐造り，初夏の五色和え，柏餅
6月	梅雨の季節献立	夕食	紫陽花ごはん，茶碗蒸し，若鮎姿焼き，炊き合わせ，胡瓜もみ
7月	七夕	昼食	そうめん，卵豆腐，夏野菜の天ぷら，うざく，白瓜の浅漬け
8月	盛夏の季節献立	昼食	ごはん，清汁，鱧と豆腐冷し鉢，さやいんげんごま和え，冷西瓜
9月	敬老の日（祝い膳）	夕食	赤飯，菊花お吸い物，焼き鯛，飛龍頭と野菜炊合せ，月見団子
10月	仲秋の季節献立	夕食	栗ご飯，松茸お吸い物，アナゴとキスの天ぷら，季節野菜煮物
11月	収穫祭	夕食	いもごはん，もみじ麩清汁，焼き秋刀魚，白和え，菊花なます
12月	クリスマス	昼食	サフランライス，クリームシチュー，鶏肉ムニエル，トマトサラダ，フルーツポンチ
1月	七草がゆ	朝食	七草がゆ，焼き鮭，変わりきんぴら，青菜とえのき茸の和え物
2月	厳冬の季節献立	夕食	菜飯，みぞれ椀，鱈ちり，鱈子和え，冬菜の浸し，みぞれ羊羹
3月	桃の節句	昼食	五目ずし，ハマグリの潮汁，菜の花辛し和え，雛あられ，甘酒

（2）イベントメニュー

　食事を通して地域の行事や歳時，また，季節の移ろいなどの演出を目指して，様々なイベントメニューが提供されている。イベントメニューには，工夫を凝らしたメッセージカードが添えられる。

　表9－9に年間のイベントメニューの例を示す。

4　管理栄養士・栄養士職務の特徴

　高齢者福祉施設には，入所型の養護老人ホーム，特別養護老人ホーム，軽費老人ホームおよび老人短期入所施設と，通所型の老人福祉センター，老人介護支援センターおよび老人デイサービスセンターがある。「給食の運営管理」における学びの対象となる施設は，福祉施設としては比較的規模が大きく1日3回の食事を提供している養護老人ホーム，特別養護老人ホームおよび軽費老人ホームである。前述したように特別養護老人ホームは，介護保険法で老人介護福祉施設として介護保険施設に組み入れられている。介護保険施設における給食の運営管理は，病院等保険医療機関における入院時食事療養の取り扱いに準拠している。また，軽費老人ホームにおける給食の運営管理は，養護老人ホームに準拠した取り扱いが多い。そこで，養護老人ホームにおける給食の運営管理に従事する管理栄養士・栄養士の職務を取り上げる。

　養護老人ホームに入所している高齢者にとって施設は，「生活の場」であり，「わが家」となっている。ここのところが他の給食施設にはない特徴である。管理栄養士・栄養士が「生活の場」を演出するためには，午後のおやつを喫茶店仕様にしつらえた食堂でコーヒー・紅茶などの飲み物と，ケーキなどが楽しめる温もり漂う場を設定する。そして，学習会や趣味の会などに健康・栄養の講話と相

談コースの設定し，ケーキ作りや料理講習会などを開催して，職員と入所者また入所者同士のふれ合いの場づくりも大切な職務である。

入所前の「わが家」を演出するためには，地域の祭りや行事・歳時に寄せてお花見弁当，夏祭り（納涼祭）のそうめん流し，月見の団子，正月の雑煮とおせち料理およびひな祭りの節供料理などを献立に取り入れる。また，団体生活を維持するためのルールに入所者個々の要望を可能な範囲で取り入れる。食事サービスでは，入所者の嗜好を尊重して料理の選択ができる，また，「料理の硬さ・軟らかさ」の選択ができるなど，自分の家にいたときと変わらない生活ができるよう支援に努める。

高齢者福祉施設入所者には，全身症状としてのフレイルや低栄養，認知症による少食や過食，料理の摂り込みや咀嚼・嚥下の困難および消化器系の疾患や機能低下など，栄養管理上の多様な障害が認められる。臨床検査では，エネルギー欠乏，低たんぱく質血症，貧血，慢性腎臓病，肥満，糖尿病，高血圧および脂質異常などが高率に確認されている。これらの疾病またはハイリスク入所者の発症予防と重症化予防のためには，入院時食事療養に準拠した栄養アセスメントの実施と評価，確認された問題を解決するための栄養管理計画の作成と施行など，個人対応の栄養管理が管理栄養士・栄養士に求められている。

Ⅲ　児童福祉施設給食

〈学習のポイント〉
●児童福祉法に定められた児童福祉施設給食の目的と対象施設を押さえる。
●児童福祉施設の施設種と栄養士の配置基準を理解する。
●保育所給食における栄養管理と食事計画について学ぶ。

　1951（昭和26）年5月5日に制定された児童憲章は，3原則と12条文によって構成されている*1。この中で，食を含む環境と保健について，「すべての児童は，適当な栄養と住居と被服が与えられ，また，疾病と災害から守られる。」と規定され，「児童は，社会の中で人権が守られ，育てられなければならない。」と宣言されている*2。児童福祉施設は，児童憲章の精神を理念として設立・運営されている施設である。

　児童福祉法*3においては，関連用語を表9－10のように定義している。

*1　第二次世界大戦後の悪質な環境から児童を守る目的で，児童の人権，保健，衛生等，日本の児童福祉の根本理念を記した権利宣言。子どもの日に制定された。
*2　3原則で以下が示されている。
・児童は，人として尊ばれる。
・児童は，社会の一員として重んぜられる。
・児童は，よい環境の中で育てられる。
*3　児童憲章に先立つ1947（昭和22）年に制定された法律第164号。児童福祉の原理の実現に向けて，施設・設備，実施体系等の諸制度が定められ，社会の変化に伴って改正が繰り返されている。

表9－10　児童福祉法による母子関連の定義

・児童とは，満18歳に満たない者（第4条）
・乳児とは，満1歳に満たない者（第4条の1）
・幼児とは，満1歳から小学校就学の始期に達するまでの者（第4条の2）
・少年とは，小学校就学の始期から満18歳に達するまでの者（第4条の3）
・妊産婦とは，妊娠中または出産後1年以内の女子（第5条）
・保護者とは，親権を行う者，未成年後見人その他の者で，児童を現に監護する者（第6条）

1　児童福祉施設給食の目的と特徴

1）児童福祉施設給食の目的

　児童福祉法の総則において，児童福祉の原則は次のように記されている。

児童福祉法　第1条

　全て児童は，児童の権利に関する条約の精神にのっとり，適切に養育されること，その生活を保障されること，愛され，保護されること，その心身の健やかな成長及び発達ならびにその自立が図られること，その他の福祉を等しく保障される権利を有する。

第2条

　全て国民は，児童が良好な環境において生まれ，かつ，社会のあらゆる分野において，児童の年齢及び発達の程度に応じて，その意見が尊重され，その最善の利益が優先して考慮され，心身ともに健やかに育成されるよう努めなければなら

ない。（以下省略）

第3条

　前2条に規定するところは，児童の福祉を保障するための原理であり，この原理は，すべて児童に関する法令の施行にあたって，常に尊重されなければならない。

　現在，児童福祉法に規定される児童福祉施設は，**表9－11**にあげた12種類である[*1]。

*1　各施設のサービス内容や栄養士の配置はp.196の表9－13を参照。

表9－11　児童福祉施設の種類

○助産施設　○乳児院　○母子生活支援施設　○保育所
○幼保連携型認定こども園　○児童厚生施設　○児童養護施設
○障害児入所施設　○児童発達支援センター　○児童心理治療施設
○児童自立支援施設　○児童家庭支援センター

　このうち児童福祉施設給食として管理栄養士・栄養士が対象とすべき施設は，規模，給食回数および施設数などから児童養護施設と保育所を上げることができる。

　児童養護施設は，保護者のない児童，虐待されている児童，その他環境上養護を要する児童を入所させてこれを養護し，併せて退所した者に対する相談その他自立するための援助を行う施設である。児童福祉施設の役割は，家庭に代わっての養護であるので児童養護施設給食は，可能な限り家庭における食事・食生活と変わることのないサービスの提供が目的となる。

　近年，児童養護施設では，入所児童をできるだけ家庭的な生活環境の下で，保護者の代わりとなる施設職員との良好な人間関係に配慮した養育を構築するための方策として，施設内養護単位の小規模化（小規模グループケア）やグループホーム化などが推進され，結果として給食施設としての取り扱いの範囲外となる食事サービスが増加している。

　保育所は，保育を必要とする乳児または幼児を保護者から委託を受けて，家庭における保護者に代わって保育を行う施設である。また，特に必要があるときは，日々保護者からの委託を受けて保育を必要とするその他の児童の保育を行っている。乳幼児期は，生涯にわたる人間形成の基礎を培う極めて重要な時期である。保育所は，この時期の児童が平日における生活活動の大半を過ごすところである。

　保育所保育の基本は，「家庭や地域社会との連携を図り，保護者の協力の下に家庭教育の補完を行い，乳幼児が健康・安全で情緒の安定した生活ができる環境を整備し，自己を十分に発揮しながら活動できるようにすることで，健全な心身の発達を図る」ところにある[*2]。

*2　厚生労働省「保育所保育指針」2017，ならびに厚生労働省「保育所保育指針解説」2018等を参照。

保育所で乳児は，主としてミルクの授乳により体内に栄養素を取り込み，離乳食では初めて乳汁以外の食べ物を口に含み，味覚や感触，香りなどを体験する。幼児に対しては，給食を通して食器やはし，スプーン等食具の使い方や食事マナーなどを経験させる保育など，多様な体験や経験を通して成長に即した生活リズムの確立を支援している。保育所給食の目的は，食事の提供を通して児童の健全な成長・発達を支援することである。

幼児を対象とした児童福祉施設に幼保連携型認定こども園がある。幼保連携型認定こども園に入所できる幼児は，幼稚園として満3歳以上とされている。一方，保育所としては満3歳未満の乳幼児も受け入れているので，給食の運営管理は多くの施設で保育所給食と同様の取り扱いが行われている。

2）児童福祉施設給食の特徴

児童福祉施設には，12種類あることは前述した。12種類の児童福祉施設は，それぞれ特有の条件の下で運営されており，一括してその特徴を取りまとめることは難しい。現在，児童福祉施設のなかで施設数や対象児童数がもっとも多いのは保育所である。ここでは，保育所給食を児童福祉施設における代表的な給食施設として取り上げ，その特徴を取りまとめた。

保育所給食は，乳幼児の発達段階や健康状態に応じた授乳，離乳食，幼児食を，食物アレルギーやアトピー性皮膚炎などに適切な配慮を行い，健康管理の観点からも，栄養確保の観点からも，また，衛生管理の観点からも安全・安心であって，乳幼児の心身の成長に適切に対応可能な質の高い食事の提供に努めている。

国は，1994（平成6）年，少子化の進展に対応する施策として，社会全体が協力し，子どもを安心して産み育てることができる『子育て支援社会』の構築を目指して，「今後の子育て支援のための施策の基本方向について（エンゼルプラン）」を策定した[*1]。

エンゼルプランには，管理栄養士・栄養士に関わる施策として，市町村の保育課や各保育所への栄養士の配置を促進することで，保育所給食の食事内容の改善，調理保育による健全な食習慣の育成および乳幼児と保育者への食教育の実施などが盛り込まれ，この方針は新エンゼルプランに引き継がれている。

保育所給食の役割を取りまとめると，表9－12ようになる[*2]。

*1 文部省（現・文部科学省），厚生省（現・厚生労働省），労働省（現・厚生労働省），建設省（現・国土交通省）の連名で公表。

*2 厚生労働省「保育所における食事の提供ガイドライン」2012などより

表9－12　保育所給食の役割

・児童の健全な発育・発達および健康の維持・増進を図る。
・食事がおいしい，楽しいと思う情緒的機能を養成する。
・食事を大切にする考え方など教育的機能を育成する。
・生活習慣病を予防するための食習慣を涵養する。

2 児童福祉施設における給食の運営

児童福祉施設における給食は，厚生労働省による通知「児童福祉施設における食事の提供に関する援助及び指導について[*1]」，ならびに「児童福祉施設における『食事摂取基準』を活用した食事計画について[*2]」を参照して運営されている。

1）児童福祉施設における食事の提供に関する援助および指導

（1）児童福祉施設における食事の提供に関する留意事項

①入所施設における栄養素の量の目標（給与栄養目標量）は，2020（令和2）年度から適用される「日本人の食事摂取基準（2020年版）」によることとするので参考とする。なお，通所施設において昼食など1日のうち特定の食事を提供する場合には，対象となる児童の生活状況や栄養摂取状況を把握・評価した上で，1日全体の食事に占める特定の食事からの摂取が適当とされる給与栄養量の割合を勘案して，給与栄養目標量を設定するよう努める。

②給食として提供する食事の量と質についての計画（食事計画）について，「日本人の食事摂取基準」を活用する場合には，施設や子どもの特性に応じた適切な活用を図る。障害や疾患を有するなど身体状況や生活状況などが他の児童に比べ著しく異なる場合には，一律に適用することが困難であることから，個々の児童の発育・発達状況，栄養状態，生活状況などに基づき給与栄養目標量を設定し，食事計画を立てる。

③食事計画の実施に当たっては，子どもの発育・発達状況，栄養状態，生活状況などについて把握・評価するとともに，計画通りに調理および提供が行われたか評価を行う。この際，施設における集団の長期的評価を行う観点から，特に幼児について，定期的に子どもの身長および体重を測定するとともに，「幼児身長体重曲線（性別・身長別標準体重）」や発育指数などによる肥満度に基づき，幼児の肥満およびやせに該当する児の割合が増加していないかどうか評価し[*3]，食事計画の改善を図る。

④日々提供される食事について，食事内容や食事環境に十分配慮する。また，子どもや保護者などに対する献立の提示等食に関する情報の提供や，食事づくりなど食に関する体験の機会の提供を行うとともに，将来を見据えた食を通じた自立支援につながる「食育」の実践に努める。

⑤食事の提供に係る業務が衛生的かつ安全に行われるよう，食中毒や感染症の発生防止に努める。

⑥子どもの健康と安全の向上に資する観点から，子どもの食物アレルギーなどに配慮した食事の提供を行うとともに，児童福祉施設における食物アレルギーなどに配慮した食事の提供を行うとともに，児童福祉施設における食物アレルギー対策に取り組み，食物アレルギーを有する子どもの生活がより一層，安心・安全にものとなるよう誤配膳および誤飲食などの発生予防に努める。

*1 令和2年3月31日付け厚生労働省雇用均等・児童家庭局長ならびに社会・援護局障害保健福祉部長連名通知「児童福祉施設における食事の提供に関する援助及び指導について」

*2 令和2年3月31日付け厚生労働省雇用均等・児童家庭局母子保健課長通知「児童福祉施設における『食事摂取基準』を活用した食事計画について」

*3 生後3カ月以降の乳児期と幼児期の体格や発育を評価する指数として，日本ではカウプ指数がよく用いられる。

なお，多くの児童福祉施設では，食物アレルギーなどへの対応を行っている*1。また，子ども自身が自分の食物アレルギーの状況を自覚し，食物アレルギーを有していることを自身の言葉で伝えることが困難でる場合なども踏まえ，施設内の職員は，生活管理指導票などを活用して，状況を把握するよう留意するとともに，子どもの異変時の対応などに備え，平素より危機管理体制を構築しておく。

⑦災害などの発生に備えて，平常時から食料などを備蓄するとともに，災害時などの連絡・協力体制を事前に確認するなど体制を構築しておくよう努める。

(2) 食事の提供における援助および指導に関する留意事項

①児童福祉施設における食事の提供に関する援助および指導に当たっては，児童福祉施設の所管部（局）が主体となり，栄養改善および衛生管理などに関し，衛生主管部（局）と連携を図り，必要に応じて助言を得ながら実施すること。なお，認定こども園について，教育委員会が所管している場合には，教育委員会とも連携を図る。

②子どもの特性に応じて提供することが適当な，エネルギーおよび給与栄養量が確保できる食事の提供について，必要な援助および指導を行う。

③食事の提供に当たっては，子どもの発育・発達状況，栄養状態，生活状況などについて把握し，提供する食事の量と質について食事計画を立てるとともに，摂食機能や食行動の発達を促すよう食品や調理方法に配慮した献立作成を行い，それに基づいた食事の提供が行われるよう援助および指導を行う。特に，小規模グループケアまたはグループホーム化を導入している児童養護施設や乳児院においては留意する。

④食事を適正に提供するため，定期的に施設長を含む関係職員による情報の共有を図るとともに，常に施設全体で食事計画・評価を通して，食事の提供に係る業務の改善に努めるよう，援助および指導を行うこと。また，家庭的養護の観点から，小規模グループケアやグループホーム化を推進する施設においては，調理をすることにより食を通じた関わりが豊かに持てることの意義を踏まえ，施設の栄養士などが施設内での調理に，積極的に関わることができるよう支援を行う。

⑤施設職員，特に施設長に対して，食事の提供に関する業務の重要性について認識の向上を図るとともに，食事の提供に関係する職員に対しては，適時，講習会や研修会などにより，知識および技能の向上を図るよう，援助および指導を行う。

⑥適切な食事のとり方や望ましい食習慣の定着，食を通じた豊かな人間性の育成など，心身の健全な育成を図る観点から，食事の提供やその他の活動を通して「食育」の実践に努めるよう，援助および指導を行う。

⑦食物アレルギー対策の観点から，児童福祉施設に適切な情報を提供するとともに，施設が的確に対応できるよう，施設や関係機関等と調整を行い，必要な支

*1 対応の指針として厚生労働省「保育所におけるアレルギー対応ガイドライン（2019年改訂版）」が用いられる。

援体制を構築するよう努める。

⑧災害などの発生に備えて，地域防災計画に栄養・食生活支援の具体的な内容を
　位置づけるよう，関係部局と調整を行う。

2）児童福祉施設における「食事摂取基準」を活用した食事計画
（1）食事摂取基準を活用した食事計画の基本的考え方

①食事摂取基準は，エネルギーについて，成人においては「ボディ・マス・イン
　デックス（BMI）*1」，参考として「推定エネルギー必要量」，栄養素について
　は「推定平均必要量」「推奨量」「目安量」「耐容上限量」および「目標量」と
　いった複数の設定指標により構成されていることから，各栄養素および指標の
　特徴を十分理解して活用する。

②食事摂取基準は，健康な個人および集団を対象とし，国民の健康の保持・増進
　ならびに生活習慣病の予防を目的とし，エネルギーおよび各栄養素の摂取量の
　基準を示すものである。よって児童福祉施設において，障害や疾患を有するな
　ど身体状況や生活状況が個人によって著しく異なる場合には，一律の適用が困
　難であることから，個々人の発育・発達状況，栄養状態および生活状況などに
　基づいた食事計画を立てる。

③子どもの健康状態および栄養状態に応じて，必要な栄養素について考慮する。
　子どもの健康状態および栄養状態に特に問題がないと判断される場合であって
　も，基本的にエネルギー，たんぱく質，脂質，ビタミンA，ビタミンB₁，ビ
　タミンB₂，ビタミンC，カルシウム，鉄，ナトリウム（食塩），カリウムおよ
　び食物繊維について考慮するのが望ましい。

④食事計画を目的として「食事摂取基準」を活用する場合には，集団特性を把握
　し，それに見合った食事計画を決定した上で，献立の作成および品質管理を行
　った食事の提供を行い，一定期間ごとに摂取量調査や対象者特性の再調査を行
　い，得られた情報などを活かして食事計画の見直しに努める。その際，管理栄
　養士・栄養士による適切な活用を図る。

（2）食事摂取基準を活用した食事計画の策定に当たっての留意点

①子どもの性，年齢，発育・発達状況，栄養状態，生活状況などを把握・評価
　し，提供することが適当なエネルギーおよび栄養素の量（給与栄養量）の目標
　を設定するように努める。なお，給与栄養量の目標は，児童の発育・発達状
　況，栄養状態などの状況を踏まえ，定期的に見直すよう努める。

②エネルギー摂取量の計画に当たっては，参考として示される推定エネルギー必
　要量を用いても差し支えない。健全な発育・発達を促すために必要なエネルギ
　ー量を摂取することが基本となることから，定期的に身長および体重を計測
　し，成長曲線に照らし合わせるなど個々人の成長の程度を観察し評価する。

③たんぱく質，脂質および炭水化物が総エネルギーに占める割合（エネルギー産
　生栄養素バランス）については，三大栄養素が適正な割合によって構成される

*1 成人の肥満度を表す国際的な体格指数。次の式で算出する。
BMI（kg/m²）＝体重（kg）÷身長（m）²
なお乳児・小児について，食事摂取基準では，日本小児内分泌学会・日本成長学会合同標準値委員会による小児の体格評価に用いる身長，体重の標準値を参照体位としている。

ことが求められることから，たんぱく質は13〜20％，脂質は20〜30％および炭水化物は50〜65％の範囲を目安とする。

④1日のうち特定の食事（例えば昼食）を提供する場合は，対象となる子どもの生活状況や栄養摂取状況を把握・評価した上で，1日全体の食事に占める特定の食事から摂取することが適当される給与栄養量の割合を勘案し，その目標を設定するよう努める。

⑤給与栄養量が確保できるように，献立作成を行う。

⑥献立作成に当たっては，季節感や地域性などを考慮し，品質が良く，幅広い種類の食品を取り入れるように努めること。また，児童の咀嚼や嚥下機能，食具使用の発達状況などを観察し，その発達を促すことができるよう，食品の種類や調理方法に配慮するとともに，子どもの食に関する嗜好や体験が広がりかつ深まるよう，多様な食品や料理の組み合わせにも配慮すること。また，特に，小規模グループケアやグループホーム化を実施している児童養護施設や乳児院においては留意する。

（3）児童福祉施設における食事計画実施上の留意点

①子どもの健全な発育・発達を目指し，身体活動などを含めた生活状況や，子どもの栄養状態，食事の摂食量，残食量などの把握により，給与栄養量の目標の達成度を評価し，その後の食事計画の改善に努める。

②献立作成，調理，盛り付け・配膳，喫食などの各場面を通して関係する職員が多岐にわたることから，定期的に施設長を含む関係職員間による情報の共有を図り，食事の計画・評価を行う。

③日々提供される食事が子どもの心身の健全育成にとって重要であることに鑑み，施設や子どもの特性に応じて，将来を見据えた食を通じた自立支援にもつながる「食育」の実践に努めること。

　④食事の提供に係る業務が，衛生的かつ安全に行われるよう，食事の提供に関係する職員の健康診断および定期検便，食品の衛生的取扱いならびに消毒など保健衛生に万全を期し，食中毒や感染症の発生予防に努める。

3　児童福祉施設の基準等

（1）児童福祉法が規定する基準（給食関係を抜粋）

　児童福祉施設給食の法的根拠は，児童福祉法である。児童福祉法第45条（施設等の最低基準）では，次のように規定している。

児童福祉法　第45条

①都道府県は，児童福祉施設の設備および運営について，条例で基準を定めなければならない。この場合においてその基準は，児童の身体的，精神的および社会的な発達のために必要な生活水準を，確保するものでなければならない。

②都道府県が前項の条例を定めるに当たっては，次に掲げる事項については厚生

労働省令*1 で定める基準に従い定めるものとし，その他の事項については児童福祉法施行規則で定める基準を参酌するものとする。

　　i 　児童福祉施設に配置する従業者およびその員数

　　ii 　児童福祉施設に係る居室および病室の床面積，その他児童福祉施設の設備に関する事項であって，児童の健全な発達に密接に関連するものとして児童福祉法施行規則で定めるもの

　　iii 　児童福祉施設の運営に関する事項であって，保育所における保育の内容その他児童（助産施設にあっては妊産婦）の適切な処遇の確保および秘密の保持，妊産婦の安全の確保ならびに児童の健全な発達に密接に関連するものとして児童福祉法施行規則で定めるもの

③児童福祉施設の設置者は，第1項（①）の基準を遵守しなければならない。

④児童福祉施設の設置者は，児童福祉施設の設備および運営についての水準の向上を図ることに努めるものとする。

*1 　昭和23年厚生省令第63号「児童福祉施設の設備及び運営に関する基準」（最終改正2020〈令和2〉年4月1日）
（2）を参照。

（2）児童福祉施設の設備及び運営に関する基準が規定する基準（給食関係を抜粋）

①趣旨

第1条 　児童福祉法第45条第2項の厚生労働省令（児童福祉法施行規則）で定める基準は，次の各号に掲げる基準に応じ，それぞれ当該各号に定める規定による基準とする。

②衛生管理等

第10条

1 　児童福祉施設に入所している者の使用する設備，食器等または飲用に供する水については，衛生的な管理に努め，または衛生上必要な措置を講じなければならない。

2 　児童福祉施設は，当該児童福祉施設において感染症または食中毒が発生し，まん延しないように措置を講ずるよう努めなければならない。

3 　児童福祉施設（助産施設，保育所および児童厚生施設を除く。）においては，入所している児童の希望などを勘案し，清潔を維持することができるよう適切に入浴させ，または清拭しなければならない。

4 　児童福祉施設には，必要な医薬品その他の医療品を備えるとともに，それらの管理を適正に行われなければならない。

③食事

第11条

1 　児童福祉施設（助産施設を除く。）において，入所している児童に食事を提供するときは，当該児童福祉施設内で調理する方法（調理を兼ねて行う他の社会福祉施設の調理室で調理する方法を含む。）により行われなければならない。

2 　児童福祉施設において，入所している児童に食事を提供するときは，その献立はできる限り変化に富み，児童の健全な発達に必要な栄養量を含有するもの

表 9 - 13　児童福祉施設の施設種別と栄養士の配置

施設種別	利用対象者	サービス内容	栄養士の配置
助産施設	経済的理由から入院助産を受けられない妊産婦	入所させて助産を受けさせる	100床以上の施設に配置（医療法）
乳児院	乳児（または幼児）	養育と退院後の乳児についての相談その他の援助	10名以上の乳幼児入所施設には配置
母子生活支援施設	配偶者のいない女子やこれに準じる事情のある女子，およびそのものの監護すべき児童	保護と相談その他の援助	規定なし
保育所	日々の保育を必要とする乳児・幼児	家庭の保護者にかわって保育サービスを提供する	規定なし
幼保連携型認定こども園	小学校の始期に達しない満3歳以上の児童	満3歳以上の児童に対する教育と保育を必要とする児童に対する保育を一体的に行い，健やかな成長が図られるよう適当な環境を与えて心身の発達を助長する	規定なし
児童厚生施設	児童館：0～18歳未満 児童遊園：地域の児童	児童に健全な遊びを与えてその健康を増進し，または情操を豊かにする	規定なし
児童養護施設	保護者のない児童，被虐待児童，環境上養護を要する児童	入所児童への養護と，退所者に対する相談，その他自立のための援助	入所定員41人以上の施設は栄養士を配置
障害児入所施設	i 福祉型：身体に障害のある児童，知的障害のある児童又は精神に障害のある児童	保護，日常生活の指導，知識技能の付与	入所定員41人以上の施設は栄養士を配置
	ii 医療型：入所等する障害児のうち知的障害児，肢体不自由児，重症心身障害児	児童を入所させて保護し，日常生活の指導および独立自活に必要な知識・技能の付与および医療の提供	許可病床数100床以上の施設は1名以上配置
児童発達支援センター	i 福祉型：身体，知的または精神に障害を持つ未就学の児童	日常生活における基本的動作の指導，独立自活に必要な知識・技能の付与，集団生活への適応のための訓練	入所定員41人以上の施設は栄養士を配置
	ii 医療型：上肢，下肢または体幹の機能の障害がある就学前の児童	日常生活における基本的動作の指導，独立自活に必要な知識・技能の付与，集団生活への適応のための訓練および治療	許可病床数100床以上の施設は1名以上配置
児童心理治療施設	家庭環境，交友関係その他環境上の理由により，社会生活への適応が困難となった児童	短期入所または保護者の下から通わせて，社会生活適応のために必要な心理に関する治療および生活指導を主として行い，併せて対処した者について相談その他の援助を行う	配置が規定されている
児童自立支援施設	不良行為を行った児童もしくは行う恐れのある児童，および家庭環境その他環境上の理由により生活指導などを要する児童	入所または保護者の下から通わせて，個々の児童の状況に応じて必要な指導を行ってその自立を支援し，併せて対処した児童に対して相談その他の援助を行う	41人以上の施設は栄養士を設置
児童家庭支援センター	18歳未満の児童や子育て家庭	子育てのあらゆる相談に応じるほか，ショートステイや一時預かりなど在宅サービスの提供やケース援助，サークル支援やボランティア育成	規定なし

でなければならない。

3　食事は，食品の種類および調理方法について，栄養ならびに入所している児童の身体的状況および嗜好を考慮したものでなければならない。

4　調理は，あらかじめ作成された献立に従って行われなければならない。ただし，少数の児童を対象として家庭的な環境の下で調理するとき（小規模グループケアやグループホーム化した施設など）は，この限りでない。

5　児童福祉施設は，児童の健康な生活の基本としての食を営む力の育成に努めなければならない。

（3）　施設種別と栄養士の配置

各施設の種別，サービス内容や栄養士の配置を**表9－13**に示す。

4　保育所給食

保育所に通所する乳幼児は，人間形成の基礎を培う大切な時期に，目覚めている生活時間の多くを保護者と離れて保育所で過ごしている。保育所における保育は，家庭や地域社会との連携を図りつつ保護者と協力して，家庭における養育を補完し，乳幼児が健康で安全に生活できる環境を整え，自己を十分に発揮しながら活動できる場を提供することで，健全な心身の発達に寄与することを目指して運営されている。

保育所は，基本的には健康な乳幼児を対象とした児童福祉施設である。しかし，近年では，心身に軽度の障害を有する乳児や幼児の入所が増加している。

1）保育所給食の役割

保育所に通所している乳幼児のなかには，保護者の就労などのため朝食の準備や喫食の時間が取れないため，朝食を欠食した状態で保育所にやってくる幼児が見受けられるという。また，勤務終了後の保護者は，乳幼児のお迎え，食材などの買い物および食事の準備など多忙であり，どうしても夕食の時刻が遅くなりやすい。このため，夕食を食べずに寝てしまう幼児の存在を指摘する声もある。このような状況から，保育所に通所している乳幼児には，家庭の食事から摂取すべき栄養素などが量的，質的に問題になる可能性が考えられ，家庭での食事を補完する保育所給食への期待は大きい。

情緒など精神的な発達が旺盛な幼児期には，食材の切り方や仕上がった料理の色彩など視覚的な要素，食品や料理の臭いなど嗅覚的な要素，食品や料理の歯ざわりや舌ざわりなど触覚的な要素，う歯や肥満・異常なやせなど身体的な要素等の影響を強く受け，偏食や少食および食欲の激しいムラが頻繁に認められる。

保育所給食で提供する食品や料理は，使用する食材の種類，使用量，調理法および盛りつけ・配食方法などを，幼児の発達状況に配慮して選択するとともに，学齢児の食生活に向けて段階的に推進させていくことが大切である。このとき，

幼児の栄養教育・指導に当たる管理栄養士・栄養士は，幼児の自主性の芽生えを尊重し，過度な強制や放任，甘やかしが食欲不振および偏食などの問題行動を憎悪させる要因となることを理解し，保育士や保護者との連携を密にして計画的に展開する必要がある。また，この時期の児童には，成長・発達状況に著しい個人差が認められるので，集団を対象とした栄養教育・指導と並行して，個別の栄養相談・指導を組み合わせるようにする。いずれの教育，指導および相談においても管理栄養士・栄養士よって栄養管理された給食は，もっとも優れた教材であることを理解し活用することが大切である。

　近年の傾向として都市部を中心に，社会で活躍する女性の増加や保護者の通勤に要する時間の延長などを反映して，延長保育（給食では，「夕のおやつ」や「夕食」の提供などの業務を伴う。）が増加している。今後，延長保育の増加に対応するために保育所給食が担う役割は，保育所を利用する乳幼児の健全な成長・発達のために重要性を増すことになる。

2）栄養管理・食事計画

（1）栄養管理の年齢区分

　保育所給食の対象者は，乳児と幼児である。乳幼児期は，生涯を通じて心身の成長・発達がもっとも旺盛な時期である。保育所給食で提供する食事の栄養管理は，乳児用調製粉乳（粉ミルク）による授乳に始まり，小学校入学前の幼児食までを対象としている。

　乳児の月齢や幼児の年齢，身体の成長・発達状況などに対応するため，何段階かの栄養管理区分の設定が必要である。一般的な栄養管理区分は，乳児に対応する「調乳」と「離乳食」，また，幼児に対応する「1～2歳児食」および「3～5歳児食」とされることが多い。

　離乳期の乳児には，児の成長・発達の程度（段階）に適切に対応するため，離乳食を「離乳初期」「離乳中期」「離乳後期」および「離乳完了期」に相当する食事として調製・提供し，幼児食への円滑な移行を支援している（図9－1）。

（2）栄養管理・食事計画

　保育所給食における給与栄養目標量の設定など栄養管理・食事計画には，「日本人の食事摂取基準」を活用する。具体的な取り扱いは，前述の厚生労働省連名局長通知「児童福祉施設における食事の提供に関する援助及び指導について」ならびに，母子保健課長通知「児童福祉施設における『食事摂取基準』を活用した食事計画について」を参照する。

❶栄養管理・食事計画の捉え方

　i　保育所で「日本人の食事摂取基準」を活用するときには，食事摂取基準が健康な個人または集団を対象に，性別および年齢階級別の平均的な身長と体重を基準として，エネルギーおよび各栄養素摂取量の基準が示されたものであることの理解が必要である。

		離乳の開始 ━━━━━━━━━━▶ 離乳の完了			
		以下に示す事項は、あくまでも目安であり、子どもの食欲や成長・発達の状況に応じて調整する。			
		離乳初期 生後5〜6か月頃	離乳中期 生後7〜8か月頃	離乳後期 生後9〜11か月頃	離乳完了期 生後12〜18か月頃
食べ方の目安		○子どもの様子をみながら1日1回1さじずつ始める。 ○母乳や育児用ミルクは飲みたいだけ与える。	○1日2回食で食事のリズムをつけていく。 ○いろいろな味や舌ざわりを楽しめるように食品の種類を増やしていく。	○食事リズムを大切に、1日3回食に進めていく。 ○共食を通じて食の楽しい体験を積み重ねる。	○1日3回の食事リズムを大切に、生活リズムを整える。 ○手づかみ食べにより、自分で食べる楽しみを増やす。
調理形態		なめらかにすりつぶした状態	舌でつぶせる固さ	歯ぐきでつぶせる固さ	歯ぐきで噛める固さ
1回当たりの目安量					
Ⅰ	穀類（g）	つぶしがゆから始める。すりつぶした野菜等も試してみる。 慣れてきたら、つぶした豆腐・白身魚・卵黄等を試してみる。	全がゆ 50〜80	全がゆ 90〜軟飯80	軟飯90〜 ご飯80
Ⅱ	野菜・果物（g）		20〜30	30〜40	40〜50
Ⅲ	魚（g）		10〜15	15	15〜20
	又は肉（g）		10〜15	15	15〜20
	又は豆腐（g）		30〜40	45	50〜55
	又は卵（個）		卵黄1〜 全卵1／3	全卵1／2	全卵1／2〜2／3
	又は乳製品（g）		50〜70	80	100
歯の萌出の目安			乳歯が生え始める。	1歳前後で前歯が8本生えそろう。 離乳完了期の後半頃に奥歯（第一乳臼歯）が生え始める。	
摂食機能の目安		口を閉じて取り込みや飲み込みが出来るようになる。 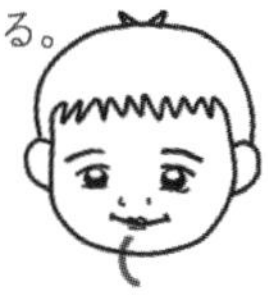	舌と上あごで潰していくことが出来るようになる。 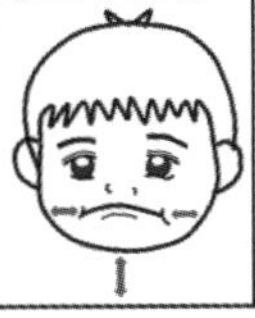	歯ぐきで潰すことが出来るようになる。 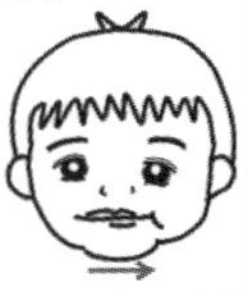	歯を使うようになる。

※衛生面に十分に配慮して食べやすく調理したものを与える

図9−1　離乳の進め方の目安

資料）厚生労働省「授乳・離乳の支援ガイド」2019, p.34

ii　栄養管理・食事計画の設定には，乳幼児の健康状態および生活状況などの特徴に照らし，対象とする栄養素等についての検討が必要である。特別な配慮を要する栄養素等がない場合には，エネルギー，たんぱく質，脂質，ビタミン A，ビタミン B₁，ビタミン B₂，ビタミン C，カルシウム，鉄，ナトリウム（食塩相当量），カリウムおよび食物繊維を栄養管理・食事計画の対象とする。

iii　設定した栄養管理・食事計画に基づいて献立を作成する。次に，献立表で設計した通りの食事を，適切な品質管理と衛生管理の下で調製する。そして，明るく，楽しい雰囲気の下で食事の提供を行う。さらに，定期的に食事の喫食量調査や身体計測などを実施し，把握した情報の評価および判定に基づき，栄養管理・食事計画や献立の見直しを行う。

❷食事計画の設定

i　乳幼児の性別，年齢，発育・発達状況，栄養状態および生活状況などのアセスメントを行い，適応する給与栄養目標量を設定する。

ii　「日本人の食事摂取基準（2020 年版）」には，5 歳まで身体活動レベルの区分がない。保育所給食では，身体活動レベルを考慮する必要性が低い。

iii　PFC エネルギー比*1 は，たんぱく質 15％，脂質 25％，炭水化物 60％程度を目安とする。

iv　保育所が昼食として提供するエネルギーおよび各栄養素等の給与栄養目標量は，1 日量のおおむね 30％程度を目安とする。

v　おやつとしての給与栄養目標量は，発育・発達状況に応じて 1 日量の 10～20％程度を目安とする。

vi　献立は，おやつを含めエネルギーおよび各栄養素の給与栄養目標量を充足する内容で作成する

vii　献立には，季節感や地域の特性（地産地消など）を取り入れる。

viii　乳幼児の咀嚼・嚥下機能および使用する食具の発達状況などへの適応に注意する。

❸食事計画実施上の注意

i　給食の喫食量や残食量などを活用して給与栄養目標量の充足状況を評価し，食事計画や献立の改善に活用する。

ii　栄養管理・食事計画および献立の改善には，施設長を含む保育士等関係職員の参加による協議が大切である。給食会議などを定期的に開催し，情報の共有とともに給食運営全般についての評価・判定を行い，より良い給食の実現に向けた改善活動の活用化を図る。

iii　乳幼児の健全な成長・発達を目指して家庭との連携を密にし，乳幼児とともに保護者を含めた「食育」を推進する。

iv　保育所での食事を衛生的かつ安全に提供するため，給食に関係する職員に対する衛生教育を充実させ，衛生教育の内容が日常業務のなかで実践できる

*1　PFC エネルギー比：健康維持に必要な 3 大栄養素である，たんぱく質（Protein），脂質（Fat），炭水化物（Carbohydrate）の摂取量（熱量）の構成比率を指す。

よう徹底を図る。

5 管理栄養士・栄養士職務の特徴

　基本的に成長期の児童は，保護者の下で大切に養育される必要があるが，何ら
かの理由により家庭を離れ施設を生活の場としている。このような児童に対応す
る管理栄養士・栄養士には，他の給食施設以上に福祉マインドが求められてい
る。

　児童福祉施設は，保護者のない児童，虐待を受けている児童，その他環境上養
護を要する児童を入所させて養護を行うことを主たる目的としている。児童福祉
施設給食は，家庭に代わって日々食事の提供を行っているので，可能な限り家庭
における食事・食生活に準拠した内容での実施を目指し，また，食器やはし，ス
プーン等の食具の使い方や食事マナーなど，多様な体験と経験を通して児童の成
長を支援している。児童福祉施設の給食管理を担う管理栄養士・栄養士には，児
童の食に関する指導・教育に深く関わっている。

　児童の食事・食生活は，健康管理の観点，栄養確保の観点および衛生管理の観
点から，安全・安心であって，児童の心身の健全な成長・発達に適応する質の高
いものでなければならない。特に，特別な配慮を要する食物アレルギーなど食事
との関連が深い疾患には，その発症予防や重症化予防に専門職としての関わりが
管理栄養士・栄養士に期待されている。

　児童福祉施設に勤務する管理栄養士・栄養士には，児童の咀嚼・嚥下機能，成
長に見合った食物の選択，また，その発達を促す食品の種類の増加や調理方法の
拡大などを通して，児童の食に関する嗜好や体験が広まるよう施設種別や入所児
童の特性に応じて，成長後の将来を見据え，食事・食生活の自立支援につながる
「食育」の積極的な実践に努めている。

　保育所は，基本的には健康な乳幼児を対象とした児童福祉施設である。しか
し，近年では，心身に軽度の障害を有する乳幼児が増加している。保育所で栄養
教育・指導に当たる管理栄養士・栄養士は，児童の自主性の芽生えを尊重し，過
度な強制や甘やかしが食欲不振や偏食など問題行動の憎悪要因となることを理解
し，保育士や保護者との連携を図り，計画的に展開する必要がある。この時期に
は，成長発達に著しい個人差が認められること，また，軽度の障害を有する児童
に適切に対応するため，集団を対象とした教育・指導と並行して，個別の栄養相
談・指導を組み合わせることが大切である。

Ⅳ　障害者福祉施設給食

〈学習のポイント〉
●国際的な分類や障害者基本法が定める障害ならびに障害者の定義を知る。
●障害者総合支援法における「食事の介護」のポイントを理解する。
●障害者の身体状況や摂食状況に適った食事介護の方法を学ぶ。

　一般的に障害とは，「何らかの行動を行うときに妨げとなるもの」と捉えられている。一方，障害者福祉領域では，「人の心身機能の低下・構造の変化，異常および喪失などを示すもの」と取り扱われている。これを生物学的・医学的観点からは，手足の麻痺や欠損，視力の喪失，認知機能の低下および統合失調等精神疾患などを障害と捉えている。加えて社会福祉的観点からは，「社会生活を営むときの困難」も障害に含めて取り扱っている。

　国際的な障害の概念や分類としては，世界保健機関（WHO）の国際障害分類（ICIDH）において「疾病から機能障害が発生し，機能障害により生活活動が制約を受け，生活活動の制約が能力の低下を引き起こし，能力の低下が社会的不利をもたらす」としている。また，国際生活機能分類（ICF）では，機能障害を「心身機能・身体構造」，能力障害を「活動」，社会的不利を「参加」と，各障害を肯定的に捉えた分類を行っている。

　障害者基本法において障害者は次のように定義される。

障害者基本法　第2条

　この法律において，次の各号に掲げる用語の意義は，それぞれ当該各号に定めるところによる。

1　障害者　身体障害，知的障害，精神障害（発達障害を含む。）その他の心身の機能の障害（以下「障害」と総称する。）がある者であつて，障害及び社会的障壁により継続的に日常生活又は社会生活に相当な制限を受ける状態にあるものをいう。

2　社会的障壁　障害がある者にとつて日常生活又は社会生活を営む上で障壁となるような社会における事物，制度，慣行，観念その他一切のものをいう。

　障害者総合支援法*1 では障害者を満18歳以上とし，児童福祉法では障害児を満18歳未満と，それぞれ年齢に基づいて規定している。

> ＊1　**障害者総合支援法**：正式名称は「障害者の日常生活及び社会生活を総合的に支援するための法律」。「障害者自立支援法」改正に伴い，名称を改めて2013（平成25）年より施行。

1　障害者福祉施設給食の目的と特徴

1）障害者福祉施設給食の目的

　障害者福祉施設が提供している福祉サービスには，市町村が実施主体となって実施する障害者総合支援法規定の「自立支援給付」がある。自立支援給付において「食事の介護」が認められているのは，居宅介護（ホームヘルプ），重度訪問

介護，短期入所（ショートステイ），生活介護（障害者支援施設の昼間ケア），施設入所支援（障害者支援施設の夜間ケア）などである。

　このうち，居宅介護や重度訪問介護は，特定多数人を対象とした食事の提供を行っていない。また，ショートステイは，食事の提供が継続的に行われている施設とは言えず，いずれも特定給食施設には含まれない。また，自立支援医療とされている更生医療および育成医療は，いずれも医療法規定の病院等医療施設で治療が行われているので，食事の介護は入院時食事療養または入院時生活療養として取り扱われている。精神通院医療は，入院患者対応の入院時食事療養の対象にならない。以上のことから障害者福祉施設給食の対象と考えられるのは，障害者支援施設（昼間の生活介護＋夜間ケア）ということになる（**図9－2**）。

　以上のような状況の下で，障害者福祉施設給食の目的は，障害者支援施設に代表される福祉施設において施行される「食事の介護」を通して，障害者福祉の増進に貢献することである。管理栄養士・栄養士養成カリキュラムに障害者福祉施設給食が項目として入れられたのは最近のことであり，現状では教育内容の整備が十分に整えられているとは言えない。

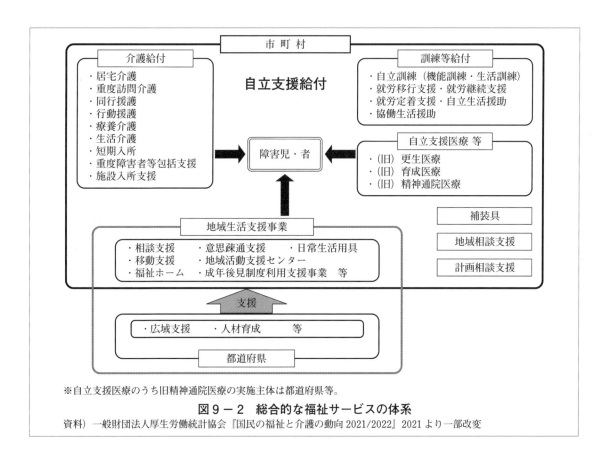

※自立支援医療のうち旧精神通院医療の実施主体は都道府県等。

図9－2　総合的な福祉サービスの体系

資料）一般財団法人厚生労働統計協会『国民の福祉と介護の動向 2021/2022』2021 より一部改変

2) 障害者福祉施設給食の特徴

　障害者福祉施設給食を代表するものとして，「障害者支援施設（昼間の生活介護＋夜間ケア）」を例示し前述した。生活介護における食事の介護は，障害者支援施設に昼間だけ障害者を受け入れ，食事の提供を含む介護を行うことが建前となっている。一方，夜間ケアは，障害者支援施設の入所者に対して夜間や休日に，食事の提供などの介護を行っている。障害者支援施設には，昼間の生活介護と夜間の施設入所支援を一体的に運営することが認められており，特定給食施設の対象規模となり得ることが考えられる。しかし，実情は，特定給食施設の規模（食数が1回100食以上または1日250食以上）に満たない障害者福祉施設が多く，行政上特定給食施設指導の対象となりにくいことを特徴として挙げることができる。

　なお，完治が困難な難病を抱え治療中の障害者は，病院等医療施設に在院することが多く，食事の提供は医療法の適用を受ける入院時食事療養（主に急性期の患者に対応）または入院時生活療養（慢性期の患者に対応）の対象となっている。また，統合失調症等の精神障害者などが入所する施設は，その多くが医療法の適用を受ける病院等医療施設となっている。これら病院等医療施設における食事サービスは，医療の一環としての治療食の提供となり，障害者福祉施設における介護給付ではなく，入院時食事療養または入院時生活療養に基づく診療報酬による取り扱いとなっている。

2　障害者福祉施設における給食の運営管理

　障害者福祉施設給食の特徴で記述したように，他の給食施設に比べ法令等に基づく給食の運営は，未だ十分に確立した状態にはなっていない。その原因としては，管理栄養士・栄養士の養成カリキュラムにおいて主要項目に取り上げられてから間がないこと，入院時食事療養や学校給食のように法令で運営基準などが定められていないこと，食数が特定給食施設の規模に満たない施設が多いこと，食事の介護対象者は障害の重症化により病院等医療施設への入院となり，入院時食事療養等の対象となっていることなどを挙げることができる。

　このような状況の下での給食の運営管理は，入院を要さない軽度の障害者については高齢者福祉施設給食に準拠した取り扱いを検討する。一方，入院を要するレベルの重度の障害者には，入院時食事療養に準拠した取り扱いを検討することになる。

3　管理栄養士・栄養士職務の特徴

　障害者に施行される食事の介護は，障害の軽度化・重症化予防とQOLの維持・向上を目指して取り組まれている。障害者に寄り添った食事介護の質的向上

を図るためには，障害者一人ひとりについて身体状況や摂食状況の把握が不可欠である。状況の把握は，従来の集団的栄養管理から，障害者個々の状況に適応する個別栄養管理への移行を可能にする。栄養・食生活に関する状況を把握する手法が「栄養アセスメント」である。栄養アセスメントは，身体計測，生化学検査，医学的診査および食事摂取状況調査などを組み合わせて実施される。具体的には，病院等医療機関で行われている栄養アセスメントに準拠した内容での施行を検討する。障害者福祉施設給食の運営管理を担う管理栄養士・栄養士は，入院時食事療養や高齢者福祉施設給食に共通して，個別栄養管理の知識と技術の活用'により，質の高い食事提供サービスにつなげている。

　身体状況として把握される異常には，全身的な低栄養（マラスムス*1，クワシオルコル*2），身体活動量の不足（運動，生活活動）および過度な老化の進行などがある。また，症候としては，エネルギー欠乏，低たんぱく質，尿糖高値，高血圧，脂質異常，貧血および肥満など，生活習慣病等慢性疾患につながるものがある。これらの症候を有する障害者には，疾病の発症予防と重症化予防が重要である。障害者福祉施設勤務の管理栄養士・栄養士は，病院等医療機関で施行される栄養管理と栄養食事指導に準拠した取り組みを行っている。

　摂食状況として把握される異常には，喫食姿勢の維持困難，手指などの障害による食物の口腔への取り込み困難，咀嚼力の低下，食塊*3の形成困難，嚥下困難および誤嚥などがある。摂食姿勢の維持を可能にするベッドやテーブルの改良，食物の口腔への取り込みを支援する食具の選択と料理の再加工調理，咀嚼力の低下にはソフトに仕上げた料理の提供，食塊の形成を支援するパサつく料理や食品の禁忌ととろみ付け，障害者がのど越しの良い状態に調製した食事の提供等によって誤嚥の防止に努めるなど，高齢者福祉施設で施行されている喫食支援に準拠した取り組みが行われている。

*1　**マラスムス**：栄養失調の一種で主に小児に見られる。エネルギーとたんぱく質の極度の欠乏から虚弱状態を呈する。
*2　**クワシオルコル**：エネルギーよりもたんぱく質が重度に欠乏している栄養失調状態。浮腫や腹部の膨張などを呈する。

*3　**食塊**：摂取した食べ物を口腔内で嚥下を容易にするための塊。口腔内で食塊が形成できないと嚥下反射に支障をきたし，誤嚥の原因となる。食塊を形成しにくい食べ物には，口腔内でバラバラになりやすいもの（練りようかん，きざみ食など），パサパサなもの（クラッカーなど），液状のもの（汁物や牛乳など），べたついて咽頭粘膜に付着するもの（もちやミキサー食など）がある。

V　学校給食

<学習のポイント>
●学校給食法が定める学校給食の目的と目標ならびに主要事項を知る。
●学校給食摂取基準が規定する児童・生徒の栄養量を理解する。
●学校給食衛生管理の基準や食事内容，栄養管理者などについて学ぶ。

　学校給食には，根拠となる法令と対象児童・生徒によって**表9－14**に示す3種類がある。一般に学校給食と言われるのは，学校給食法に基づく小・中学生を対象とした給食である。ここでは，学校給食法に基づく給食を取り上げる。

1　学校給食の目的と特徴

1) 学校給食の目的および目標

　学校給食の目的と目標は，学校給食法から理解することができる。

　学校給食法には次のように目的が定められている。

学校給食法　第1条

　この法律は，学校給食が児童および生徒の心身の健全な発達に資するものであり，かつ，児童および生徒の食に関する正しい理解と適切な判断力を養う上で重要な役割を果たすものであることにかんがみ，学校給食および学校給食を活用した食に関する指導の実施に関し必要な事項を定め，もって学校給食の普及充実および学校における食育の推進を図ることを目的とする。

　また，学校給食法第2条には，7項目の学校給食の目標が掲げられている。

第2条

　学校給食を実施するに当たっては，義務教育諸学校における教育の目的を実現するために，次に掲げる目標が達成されるよう努めなければならない。

1　適切な栄養の摂取による健康の保持増進を図ること。

2　日常生活における食事について正しい理解を深め，健全な食生活を営むことができる判断力を培い，および望ましい食習慣を養うこと。

3　学校生活を豊かにし，明るい社交性及び協同の精神を養うこと。

4　食生活が自然の恩恵の上に成り立つものであることについての理解を深め，

表9－14　学校給食の種類

根拠法	対象となる児童・生徒
学校給食法	小学校・中学校の児童・生徒
特別支援学校の幼稚部および高等部における学校給食に関する法律	幼稚部の幼児と高等部の生徒
夜間課程を置く高等学校における学校給食に関する法律	夜間高等学校生徒

生命および自然を尊重する精神ならびに環境の保全に寄与する態度を養うこと。

5　食生活が食にかかわる人々の様々な活動に支えられていることについての理解を深め，勤労を重んずる態度を養うこと。

6　我が国や各地域の優れた伝統的な食文化についての理解を深めること。

7　食料の生産，流通および消費について，正しい理解に導くこと。

2）学校給食の特徴

現在の学校給食は，学校教育法などの規定に基づき教育活動の一環としての取り扱いが明確にされている。小学校・中学校では，児童・生徒の「生きる力」の育成を目指す健康教育が重要視され，学校給食が生命に直接関わる大切な教育内容として，学校全体を通した「食に関する指導」の中心をなすものと位置づけられている。

学校給食の対象となる児童・生徒は，身体的な成長・発育が著しい成長期にある。また，精神的な成長・発達が旺盛な年代でもあり，望ましい食習慣を身に付ける大切な時期でもある。学校給食は，児童・生徒が生涯を通じた健康的な食生活のあり方を体験・習得するために，実際の食事を教材として導く重要な役割を担っている。

2　学校給食法

学校給食法第1条の法目的および第2条の学校給食の目標は，前述したので，ここではそれ以外の主要事項について，条文の主要部以外を一部削除するなどしつつ概説する。

栄養教諭または栄養教諭以外の学校給食栄養管理者は，学校給食法，学校給食法施行令および学校給食法施行規則の定めるところに従って，学校給食の運営と食に関する指導などを行う。

定義（第3条）
1　この法律で学校給食とは，学校給食の目標を達成するために義務教育諸学校において，児童・生徒に対し実施される給食のことである。

2　義務教育諸学校とは，学校教育法に規定する小学校，中学校，義務教育学校，中等教育学校の前期課程または特別支援学校の小学部・中学部のことである。

義務教育諸学校の設置者の任務（第4条）
義務教育諸学校の設置者は，当該義務教育諸学校において学校給食が実施されるように努めなければならない。

国および地方公共団体の任務（第5条）
国および地方公共団体は，学校給食の普及と健全な発達を図るように努めなければならない。

二つ以上の義務教育諸学校の学校給食の実施に必要な施設（第6条）

義務教育諸学校の設置者は，学校給食を実施するための施設として，複数の学校給食の実施に必要な施設（共同調理場）を設けることができる。

学校給食栄養管理者（第7条）

義務教育諸学校または共同調理場において，学校給食の栄養に関する専門的事項をつかさどる職員は，教育職員免許法に規定する栄養教諭の免許状を有する者，または栄養士法の規定による栄養士の免許を有する者で，学校給食の実施に必要な知識もしくは経験を有するものでなければならない。

学校給食実施基準（第8条）

1 文部科学大臣は，児童または生徒に必要な栄養量その他の学校給食の内容，および学校給食を適切に実施するために必要な事項について，維持されることが望ましい基準（学校給食実施基準）を定める。

2 学校給食を実施する義務教育諸学校の設置者は，学校給食実施基準に照らして適切な学校給食の実施に努める。

学校給食衛生管理基準（第9条）

1 文部科学大臣は，学校給食の実施に必要な施設および設備の整備および管理，調理の過程における衛生管理その他の学校給食の適切な衛生管理を図る上で，必要な事項について維持されることが望ましい基準（学校給食衛生管理基準）を定める。

2 学校給食を実施する義務教育諸学校の設置者は，学校給食衛生管理基準に照らして適切な衛生管理に努める。

3 義務教育諸学校の校長または共同調理場の長は，学校給食衛生管理基準に照らし，衛生管理上適性を欠く事項があると認めた場合には，遅滞なく，その改善のために必要な措置を講じ，または当該措置を講ずることができないときは，当該義務教育諸学校もしくは共同調理場の設置者に対し，その旨を申し出るものとする。

学校給食を活用した食に関する指導（第10条）

1 栄養教諭は，児童または生徒が健全な食生活を自ら営むことができる知識および態度を養うため，学校給食において摂取する食品と健康の保持増進との関連性についての指導，食に関して特別の配慮を必要とする児童または生徒に対する個別的な指導，その他学校給食を活用した食に関する実践的な指導を行う。この場合において校長は，当該指導が効果的に行われるよう，学校給食と関連付けつつ食に関する指導の全体的な計画を作成すること，その他の必要な措置を講ずる。

2 栄養教諭が1の前段の指導を行うに当たっては，学校が所在する地域の産物を学校給食に活用すること，その他の創意工夫を地域の実情に応じて行い，地域の食文化，食に係る産業または自然環境の恵沢に対する児童または生徒の理解の増進を図るよう努める。

3　栄養教諭以外の学校給食栄養管理者は，栄養教諭に準じて，1の前段の指導
　　を行うよう努めること。この場合においては，1の後段および2の規定を準用
　　する。

経費の負担（第11条）

1　学校給食の実施に必要な施設および設備に要する経費，ならびに学校給食の
　　運営に要する経費のうち学校給食法施行令で定めるものは，義務教育諸学校の
　　設置者の負担とする。

2　1に規定する経費以外の学校給食に要する経費（学校給食費）は，学校給食
　　を受ける児童または生徒の保護者の負担とする。

3　学校給食実施基準

　学校給食実施基準[*1]は，上述の通り「児童または生徒に必要な栄養量その他
の学校給食の内容，および学校給食を適切に実施するために必要な事項につい
て，維持されることが望ましい基準」とされる。「学校給食実施基準」につい
て，条文の一部削除などにより概説する。

＊1　平成21年文部科学省告示第61号「学校給食実施基準」最終改正2021（令和3）年2月12日。

学校給食の実施の対象（第1条）

　学校給食を実施する学校に在学するすべての児童または生徒に対して実施され
るものとする。

学校給食の実施回数等（第2条）

　学校給食は，年間を通じ，原則として週5回，授業日の昼食時に実施される
ものとする。

児童・生徒の個別の健康状態への配慮（第3条）

　学校給食の実施に当たっては，児童または生徒の個々の健康および生活活動等
の実態，ならびに地域の実情などに配慮するものとする。

④学校給食に供する食物の栄養内容（第4条）

　学校給食に供する食物の栄養内容の基準は，別表に掲げる児童または生徒1
人1回当たりの学校給食摂取基準とする。

4　学校給食摂取基準と食品構成等

　学校給食摂取基準は，上記の学校給食実施基準第4条の規定に基づいて定め
られた，「児童または生徒1人1回当たりの学校給食摂取基準（学校給食摂取基
準)」のことである。厚生労働省が策定した「日本人の食事摂取基準」を参考と
して，各調査結果から算出した小学3年生，5年生，中学2年生が学校給食（昼
食）で摂取することが期待される栄養量を勘案し，児童・生徒の健康の増進およ
び食育の推進を図るために望ましい栄養量を算出したものである。

　「日本人の食事摂取基準（2020年版）」の公表に伴い，2021（令和3）年2月

12日付で学校給食摂取基準を改正するための学校給食実施基準の一部改正が告示され，同年4月1日から施行されている。

ここでは，2021（令和3）年2月12日付文部科学省初等中等教育局長通知「学校給食実施基準の一部改正について」を概説する。

1）学校給食摂取基準

学校給食摂取基準は，**表9－15**に掲げた基準による。

2）学校給食における食品構成

食品構成は，学校給食摂取基準を踏まえ，多様な食品を適切に組み合わせて，児童・生徒が各栄養素をバランスよく摂取しつつ，様々な食に触れることができるようにする。また，これを活用した食に関する指導や食事内容の充実を図る。なお，多様な食品とは，食品群であれば，穀類，野菜類，豆類，果実類，きのこ類，藻類，魚介類，肉類，卵類および乳類である。食品名であれば，精白米，食パン，コッペパン，うどんおよび中華めんなどである。また，各地域の実情や家庭における食生活の実態を把握の上，日本型食生活の実践[*1]，わが国の伝統的な食文化の継承について十分配慮する。さらに，「食事調査」の結果によれば，学校給食のない日にはカルシウムの不足が顕著であり，カルシウムの摂取に効果的

*1 わが国において主食とされることが多い米を中心とした食生活のこと。欧米の食生活と比較して栄養素等のバランスがよいとされている。

表9－15　児童または生徒1人1回当たりの学校給食摂取基準

区分	基準値			
	児童（6歳～7歳）の場合	児童（8歳～9歳）の場合	児童（10歳～11歳）の場合	生徒（12歳～14歳）の場合
エネルギー（kcal）	530	650	780	830
たんぱく質（%）	学校給食による摂取エネルギー全体の13～20%			
脂質（%）	学校給食による摂取エネルギー全体の20～30%			
ナトリウム（g）（食塩相当量）	1.5未満	2未満	2未満	2.5未満
カルシウム（mg）	290	350	360	450
マグネシウム（mg）	40	50	70	120
鉄（mg）	2	3	3.5	4.5
ビタミンA（μgRAE）	160	200	240	300
ビタミンB$_1$（mg）	0.3	0.4	0.5	0.5
ビタミンB$_2$（mg）	0.4	0.4	0.5	0.6
ビタミンC（mg）	20	25	30	35
食物繊維（g）	4以上	4.5以上	5以上	7以上

※1　表に掲げるもののほか，次に掲げるものについても示した摂取について配慮すること。
亜鉛…児童（6～7歳）2mg，児童（8～9歳）2mg，児童（10～11歳）2mg，児童（12～14歳）3mg
※2　この摂取基準は全国的な平均値を示したものであるから，適用に当たっては個々の健康及び生活活動等の実態ならびに地域の実情等に十分配慮し，弾力的に運用すること。
※3　献立の作成に当たっては，多様な食品を適切に組み合わせるよう配慮すること。
資料）文部科学省告示第10号（令和3年2月12日）

な牛乳などについての使用に配慮する。なお，家庭の食事においてカルシウムの摂取が不足している地域にあっては，積極的に牛乳，調理用牛乳，乳製品および小魚などの使用について配慮する。

3）学校給食の食事内容の充実など

（1）学校給食の食事内容

　学校給食の食事内容については，学校における食育の推進を図る観点から，学級担任や教科担任と栄養教諭等が連携しつつ，給食の時間はもとより各教科などにおいて，学校給食を活用した食に関する指導を効果的に行えるよう配慮する。また，食に関する指導の全体計画と各教科等の年間指導計画などとを関連付けながら指導が行われるよう，次の点に留意する。（※以下の③と④は今次「学校給食実施基準」改正の新規追加項目）

①献立に使用する食品や献立のねらいを明確にした献立計画を示す。

②各教科などの食に関する指導と意図的に関連させた献立を作成する。

③学校給食に地場産物を使用し，食に関する指導の「生きた教材」として使用することは，児童・生徒に地域の自然，文化，産業などに関する理解や生産者の努力，食に関する感謝の念を育む上で重要であるとともに，地産地消の有効な手段であり，食料の輸送に伴う環境負荷の低減などに資するものでもあることから，その積極的な使用に努め，農林漁業体験なども含め，地場産物に係る食に関する指導に資するよう配慮する。

④わが国の伝統的な食文化について興味・関心を持って学び，郷土に関心を寄せる心を育むとともに，地域の食文化の継承につながるよう，郷土に伝わる料理を積極的に取り入れ，児童・生徒がその歴史，ゆかり，食材などを学ぶ取り組みに資するよう配慮する。また，地域の食文化などを学ぶ中で，世界の多様な食文化などの理解も深めることができるよう配慮する。

⑤児童・生徒が学校給食を通して，日常または将来の食事作りにつなげることができるよう，献立名や食品名が明確な献立作成に努める。

⑥食物アレルギーなどのある児童・生徒に対しては，校内において校長，学級担任，栄養教諭，学校栄養職員，養護教諭および校医などによる指導体制を整備し，保護者や主治医との連携を図りつつ可能な限り，個々の児童・生徒の状況に応じた対応に努める。なお，実施に当たっては，公益財団法人日本学校保健会で取りまとめられた「学校生活管理指導表（アレルギー疾患用）[1]」および「学校のアレルギー疾患に対する取り組みガイドライン[2]」，ならびに文部科学省が作成した「学校給食における食物アレルギー対応指針[3]」を参考とする。

（2）献立作成

　献立の作成に当たっては，常に食品の組み合わせ，調理方法などの改善を図るとともに，児童・生徒の嗜好の偏りをなくすよう配慮する。（※以下の（6）は今回の改正で新たに追加された項目）

*1　公益財団法人日本学校保健会「学校生活管理指導表（アレルギー疾患用）令和元年度改訂」2020
*2　公益財団法人日本学校保健会「学校のアレルギー疾患に対する取り組みガイドライン（令和元年度改訂）」2020
*3　文部科学省「学校給食における食物アレルギー対応指針」2015

①魅力あるおいしい給食となるよう，調理技術の向上に努める。

②食事は，調理後できるだけ短時間に適温で提供する。調理に当たっては，衛生・安全に十分配慮する。

③家庭における日常の食生活の指標となるように配慮する。

（3）学校給食に使用する食品

学校給食に使用する食品は，食品衛生法第11条第1項に基づく食品中の放射性物質の規格基準に適合しているものとする。

（4）食器具

食器具は，安全性が確保されたものであること。また，児童・生徒の望ましい食習慣の形成に資するため，料理形態に即した食器具の使用に配慮するとともに，食文化の継承や地元で生産される食器具の使用に配慮する。

（5）喫食場所

喫食場所については，食事にふさわしいものとなるよう改善工夫を行う。

（6）給食の時間

給食の時間は，給食の準備から片づけを通して，計画的・軽軸的に指導することが重要であり，そのために必要となる適切な給食時間を確保する。

（7）望ましい食習慣の形成

望ましい食習慣を形成するため，適度な運動，調和のとれた食事，十分な休養・睡眠という，生活習慣全体を視野に入れた指導に配慮する。また，ナトリウム（食塩相当量）の摂取過剰や鉄の摂取不足など，学校給食における対応だけでは限界がある栄養素もあるため，望ましい栄養バランスについては児童・生徒への食に関する指導のみならず，家庭への情報発信を行うことにより，児童・生徒の食生活全体の改善を促すことが望まれる。

5　学校給食衛生管理基準

一般に特定給食施設の衛生管理の基準は，「大量調理施設衛生管理マニュアル」が用いられている。しかし，学校給食における衛生管理は，文部科学省告示「学校給食衛生管理基準」に基づいて実施されている*1。ここでは，学校給食衛生管理基準のうち，「学校給食施設および設備の整備および管理に係る衛生管理基準」と，「調理の過程等における衛生管理に係る衛生管理基準」を取り上げ，重要と思われる事項を概括する。

なお，文中の学校給食調理場とは，単独調理場と共同調理場を包含したものである。

1）総則

学校給食を実施する教育委員会等は，自らの責任において，必要に応じて保健所の協力，助言および援助を受けつつ，HACCP（危害分析・重要管理点方

*1　2009（平成21）年3月31日文部科学省告示第64号

式^{*1)}）の考え方に基づき，学校給食調理場ならびに共同調理場の受配校の施設・設備，食品の取扱い，調理作業および衛生管理体制などについて，実態把握に努め衛生管理上の問題がある場合には，学校医または学校薬剤師の協力を得て，速やかに改善措置を図る。

＊1　HACCP は Chapter4,
p.79 も参照。

2) 学校給食施設・設備の整備および管理に係る衛生管理基準

学校給食施設・設備の整備および管理に係る衛生管理基準は，次のとおりとする。

(1) 学校給食施設

❶共通事項

i　学校給食施設は，衛生的な場所に設置し，食数に応じた広さとする。また，随時施設の点検を行い，その実態の把握に努めるとともに，施設の新増築，改築，修理その他必要な措置を講じる。

ii　学校給食施設は，「学校給食の区分」に従い区分することとし調理場は，二次汚染防止の観点から汚染作業区域，非汚染作業区域およびその他の区域に部屋単位で区分する。ただし，洗浄室は，使用状況に応じて汚染作業区域または非汚染作業区域に区分する。また，検収，保管，下処理，調理および配膳の各作業区域，ならびに更衣・休憩にあてる区域および前室に区分するよう努める。

iii　ドライシステム^{*2}を導入するように努める。ドライシステムを導入していない調理場においても，ドライ運用を図る。

iv　作業区域の外部に開放される箇所には，エアカーテンを備えるよう努める。

v　学校給食施設は，設計段階において保健所および学校薬剤師等の助言を受けるとともに，栄養教諭または学校栄養職員その他関係者の意見を取り入れて整備する。

❷作業区域内の施設

i　食品を取り扱う場所（作業区域のうち洗浄室を除く部分）は，内部の温度および湿度管理が適切に行える空調などを備えた構造とするよう努める。

ii　食品の保管室は，専用であること。また，衛生面に配慮した構造とし，食品の搬入・搬出に当たって，調理室を経由しない構造および配置とする。

iii　外部からの汚染を受けないような構造の検収室を設ける。

iv　排水溝は，詰まりまたは逆流が起きにくく，排水が飛散しない構造および配置とする。

v　釜周りの排水が床面に流れない構造とする。

vi　配膳室は，外部からの異物の混入を防ぐため，廊下などと明確に区分する。また，その出入り口には，原則として施錠設備を設ける。

＊2　ドライシステム：調理場の床を乾燥状態に保ち，調理・洗浄等の作業を行うシステム。ドライ方式ともいう。床を乾燥状態に保つので調理場内の湿度を低く維持することが可能で，細菌の増殖を抑える効果がある。また，履き物や作業着が軽装になり，調理員の疲労の軽減効果もある。

❸その他の区域の施設

ⅰ 廃棄物（調理場内で生じた廃棄物および返却された残菜）の保管場所は，調理場外の適切な場所に設ける。

ⅱ 学校給食従事者専用の便所は，食品を取り扱う場所および洗浄室から直接出入りできない構造とする。また，食品を取り扱う場所および洗浄室から，3m以上離れた場所に設けるよう努める。さらに，便所の個室の前に調理衣を脱着できる場所を設けるよう努める。

（2）学校給食設備

❶共通事項

ⅰ 機械および機器は，可動式にするなど調理過程にあった作業動線となるよう配慮した設備とする。

ⅱ すべての移動性の器具および容器は，衛生的に保管するため，外部から汚染されない構造の保管設備を設ける。

ⅲ 給湯設備は，必要な数を使用に便利な位置に設置し，給水栓は，直接手指を触れることがないよう，肘等で操作できるレバー式などとする。

ⅳ 共同調理場においては，調理した食品を調理後2時間以内に給食できるようにするため，配送車を必要台数確保する。

❷調理用の機械，機器，器具および容器

ⅰ 食肉類，魚介類，卵，野菜類，果実類など食品の種類ごとに，それぞれ専用に調理用の器具および容器を備える。また，それぞれの調理用の器具および容器は，下処理用，調理用，加熱調理済食品用など調理の過程ごとに区別する。

ⅱ 調理用の機械，機器，器具および容器は，洗浄・消毒ができる材質，構造であり，衛生的に保管できるものであること。また，食数に応じた大きさと数量を備える。

ⅲ 献立および調理内容に応じて，調理作業の合理化により衛生管理を充実するため，焼き物機，揚げ物機，真空冷却機，中心温度管理機能付き調理機など調理用の機械および機器を備えるよう努める。

❸シンク

シンクは，食数に応じてゆとりのある大きさ，深さであること。また，下処理室における加熱調理用食品，非加熱用食品および器具の洗浄に用いるシンクは，別々に設置するとともに三槽式構造とする。さらに，調理室においては，食品用と器具などの洗浄用シンクとの共用はしない。併せて，その他の用途用シンクについても，相互汚染しないように努める。

❹冷蔵・冷凍設備

冷蔵・冷凍設備は，食数に応じた広さがあるものを原材料用および調理用などに整備し，共用を避ける。

❺温度計・湿度計

　調理場内の温度および湿度を適切に管理のため，適切な場所に正確な温度計および湿度計を備える。また，冷蔵庫・冷凍庫の内部および食器消毒庫その他のため，適切な場所に正確な温度計を備える。

❻廃棄物容器等

ⅰ　ふた付きの廃棄物専用の容器を廃棄物保管場所に備える。

ⅱ　調理場には，ふた付きの残菜入れを備える。

❼学校給食従事者専用手洗い設備等

ⅰ　学校給食従事者の専用手洗い設備は，前室，便所の個室に設置するとともに，作業区分ごとに使用しやすい位置に設置する。

ⅱ　肘まで洗える大きさの洗面台を設置するとともに，給水栓に直接手指を触れることがないよう，肘などで操作できるレバー式，足踏み式または自動式などの温水に対応した方式とする。

ⅲ　学校食堂などに，児童・生徒などの手洗い設備を設ける。

（3） 学校給食施設・設備の衛生管理

ⅰ　学校給食施設・設備は，清潔で衛生的なものとする。

ⅱ　冷蔵庫・冷凍庫および食品保管室は，整理整頓すること。また，調理室には，調理作業に不必要な物品などを置かない。

ⅲ　調理場は，換気を行い温度は25℃以下，湿度は80％以下に保つよう努める。

　　また，調理室と食品保管室の温度および湿度，ならびに冷蔵庫と冷凍庫内部の温度を適切に保ち，これらの温度および湿度は毎日記録する。

ⅳ　調理場内の温度計および湿度計は，定期的に検査を行う。

ⅴ　調理場の給水，排水，採光，換気などの状態を適正に保つ。また，夏期の直射日光を避ける設備を整備する。

ⅵ　学校給食施設および設備は，ねずみ，はえ，ごきぶりなど衛生害虫の侵入および発生を防止するため，侵入防止措置を講じる。また，ねずみおよび衛生害虫の発生状況を1カ月に1回以上点検し，発生を確認したときにはその都度駆除をすることとし，必要な場合には補修，整理整頓，清掃，清拭，消毒などを行い，その結果を記録する。なお，殺そ剤*1または殺虫剤を使用する場合は，食品を汚染しないようその取扱いに十分注意する。さらに，学校給食従事者専用の便所については，特に衛生害虫に注意する。

*1 ねずみを駆除するための薬剤

ⅶ　学校給食従事者専用の便所には，専用の履き物を備える。また，定期的に清掃および消毒を行う。

ⅷ　学校給食従事者専用の手洗い設備は，衛生的に管理するとともに，石けん液，消毒用アルコールおよびペーパータオルなど衛生器具を常備する。また，布タオルの使用は避ける。さらに，前室の手洗い設備には，個人用爪ブラシを常備する。

ix 食器具，容器および調理用の器具は，使用後でん粉や脂肪などが残留しないよう，確実に洗浄するとともに損傷がないことを確認し，熱風保管庫などで適切に保管する。また，フードカッター，野菜切り機など調理用の機械・機器は，使用後に分解して洗浄・消毒した後乾燥させる。さらに，下処理室および調理室内における機械，容器などの使用後の洗浄・消毒は，すべての食品が下処理室および調理室から搬出された後に行うよう努める。

x 天井の水滴を防ぐとともに，カビの発生防止に努める。

xi 床は，破損個所がないよう管理する。

xii 清掃用具は，整理整頓して所定の場所に保管する。また，汚染作業区域と非汚染作業区域の共用を避ける。

学校薬剤師等の協力を得て，（1）に掲げる事項については毎学年1回定期的に，（2）および（3）に掲げる事項については，毎学年3回定期的に検査を行いその実施記録を保管する。

3）調理の過程における衛生管理に係る衛生管理基準

調理の過程における衛生管理に係る衛生管理基準は，次のとおりとする。

（1）献立作成

i 献立作成は，学校給食施設・設備，ならびに人員等の能力に応じたものとするとともに，衛生的な作業工程および作業動線が確保できるよう配慮する。

ii 高温多湿の時期の生もの，和えものなどは，細菌の増殖などが起こらないように配慮する。

iii 保健所などから情報を収集し，地域における感染症や食中毒の発生状況に配慮する。

iv 献立作成委員会を設けるなどにより，栄養教諭等[*1]，保護者その他関係者の意見を尊重する。

v 統一献立（複数の学校で共通して使用する献立）の作成に当たっては，食品の品質管理および確実な検収を行う上で，支障を来たすことがないよう一定の地域別または学校種別等の単位に分けるなどにより，適正な規模での作成に努める。

（2）学校給食用食品の購入

❶共通事項

i 学校給食用食品の購入に当たっては，食品選定などのための委員会等を設けるなどにより，栄養教諭等，保護者その他関係者の意見を尊重する。また，必要に応じて衛生管理に関する専門家の助言，および協力が受けられるような仕組みを整える。

ii 食品の製造を委託する場合には，衛生上信用のおける製造業者を選定する。また，製造業者が有する設備，人員などから見て能力に応じた委託とす

----

*1 栄養教諭とともに学校給食栄養管理者である学校栄養職員（栄養士）を含むことを意味する。

ることとし，委託者（学校側）において随時点検を行い，記録を残し事故発
生の防止に努める。

❷食品納入業者

i　保健所などの協力を得て*¹，施設の衛生面および食品の取扱いが良好で，
衛生上信用のおける食品納入業者を選定する。

ii　食品納入業者または納入業者の団体などとの間に連絡会を設け，学校給食
の意義，役割および衛生管理の在り方について，定期的に意見交換を行うな
どにより，食品納入業者の衛生管理の啓発に努める。

iii　売買契約に当たっては，衛生管理に関する事項を取り決めなどにより，食
品納入業者の検便や衛生環境の整備など，業者に自主的な取組みを促す。

iv　必要に応じて，食品納入業者の衛生管理の状況を確認する。

v　原材料および加工食品について，製造業者もしくは食品納入業者などが定
期的に実施する微生物および理化学検査の結果，または生産履歴などを提出
させる。また，検査などの結果について保健所等への相談などにより，原材
料として不適と判断した場合には，食品納入業者の変更など適切な措置を講
じる。さらに，検査の結果を保管する。

❸食品の選定

i　食品は，過度に加工したものは避け，鮮度の良い衛生的なものを選定する
よう配慮する。また，有害なものまたはその疑いのあるものは避ける。

ii　有害もしくは不必要な着色料，保存料，漂白剤，発色剤その他の食品添加
物が添加された食品，または内容表示，消費期限および賞味期限ならびに製
造業者，販売業者等の名称および所在地，使用原材料および保存方法が明ら
かでない食品については，使用しない。また，可能な限り，使用原材料の原
産国についての記述がある食品を選定する。

iii　保健所などから情報提供を受け，地域における感染症や食中毒の発生状況
に応じて，食品の購入を考慮する。

（3）食品の検収・保管等

i　検収は，あらかじめ定めた検収責任者が，食品の納入に立会し，品名，数
量，納入時間，納入業者名，製造業者名および所在地，生産地，品質，鮮
度，箱・布の汚れや破れその他の包装容器の状況，異物混入および異臭の有
無，消費期限または賞味期限，製造年月日，品温，年月日表示，ロット番号
その他ロットに関する情報について，毎日点検を行い記録する。また，納入
業者から直接受配校に納入される食品の検収は，共同調理場および受配校に
おいて適切に実施し，その結果を記録する。

ii　検収のために必要な場合には，検収責任者の勤務時間を納入時間に合わせ
て割り振る。

iii　食肉類，魚介類等生鮮食品は，原則として当日納入するとともに，一回で
使い切る量を購入する。また，当日搬入できない場合には，冷蔵庫などで適

*1　保健所とともに都道府県および保健所を設置する市の本庁組織ならびに衛生研究所が一般的。その他に大学や関連学会が考えられる。

切に温度管理するなど衛生管理に留意する。

iv　納入業者に食品を納入させるに当たっては，検収室において食品の受け渡しを行い，下処理室および調理室には立ち入らせない。

v　食品は，検収室において専用の容器に移し替え，下処理室および食品の保管室にダンボールなどを持ち込まない。また，検収室内で食品が直接床面に接触しないよう，床面から 60cm 以上の高さの置台を設ける。

vi　食品を保管する必要がある場合には，食肉類，魚介類，野菜類など食品の分類ごとに区分して，専用の容器で保管するなどにより，原材料の相互汚染を防ぐ衛生的な管理を行う。また，別紙「学校給食用食品の原材料，製品等の保存基準」に従い，棚または冷蔵・冷凍設備内に保管する。

vii　牛乳は，専用の保冷庫などで適切な温度管理を行い，新鮮で良好なものが飲用に供されるよう品質の保持に努める。

viii　泥付きの根菜類などの処理は検収室で行い，下処理室を清潔に保つ[*1]。

(4) 調理過程
❶共通事項

i　給食の食品は，原則として前日調理を行わず，すべてその日に学校調理場で調理し，生で食用する野菜類，果実類などを除き，加熱処理したものを給食する。また，加熱処理する食品は，中心温度計を用いるなどにより，中心部が 75℃以上で 1 分間以上（二枚貝等ノロウイルス汚染の恐れのある食品は 85℃で 1 分間以上），またはこれと同等以上の温度まで加熱されていることを確認し，その温度と時間を記録する。さらに，中心温度計は，定期的に検査を行い，正確な温度が測定できる機器を使用する。

ii　野菜類の使用については，二次汚染防止の観点から原則として加熱調理とする。また，生野菜の提供については，教育委員会等において食中毒の発生状況，施設・設備の状況，調理過程に起こる二次汚染防止のための措置，学校給食調理員の研修の実施，衛生管理体制の実態，ならびに生野菜の食生活に果たす役割などを踏まえ，安全性を確認しつつ適用を判断する。さらに，生野菜の使用に当たっては，流水で十分洗浄し，必要に応じて消毒するとともに，消毒剤が完全に洗い落とされるまで流水で水洗いする。

iii　和えもの，サラダなどの料理の混ぜ合わせ，料理の配食および盛りつけは，清潔な場所で清潔な器具を使用し，料理に直接手を触れないよう調理する。

iv　和えもの，サラダは，各食品の調理後速やかに冷却機などで冷却を行った上で，冷却後の二次汚染に注意し，冷蔵庫等で保管するなど適切な温度管理を行う。また，やむを得ず水で冷却する場合は，直前に使用水の遊離残留塩素が 0.1mg ／ L 以上であることを確認し，確認した数値および時間を記録する。さらに，和える時間を配食の直前にするなど，給食までの時間の短縮を図り，調理終了時に温度および時間を記録する。

[*1]　検収室での作業が困難な場合には，根菜類の皮むきをした後洗浄消毒を行い，ビニール袋などに密封した状態の食品を購入する。また，根付きの野菜は，廃棄する根をカットして購入する。

v　マヨネーズは，つくらない。

vi　缶詰は，缶の状態，内壁塗装の状態などに注意する。

❷使用水の安全確保

i　使用水は，学校環境衛生基準に定める基準を満たす飲料水を使用する。また，毎日調理開始前十分な流水後および調理終了後に，遊離残留塩素が0.1mg／L以上であること，ならびに外観，臭気，味などについて水質検査を実施し，その結果を記録する。

ii　使用水が使用不的となった場合には，給食を中止し速やかに改善措置を講じる。また，再検査の結果使用した場合は，使用した水１リットルを保存食用の冷凍庫に，－20℃以下で２週間以上保存する。

iii　貯水槽を設けている場合は，専用の業者に委託するなどにより，年１回以上清掃を行う。また，清掃を行った証明書などの記録は，１年間保管する。

❸二次汚染の防止

i　献立ごとに調理作業の手順，時間および担当者を示した調理作業工程表，ならびに食品の動線を示した作業動線図を作成する。また，調理作業工程表および作業動線図を作業前に確認し，作業に当たる。

ii　調理における食品，調理用器具および容器は，床面から60cm以上の高さの置台の上に置く。

iii　食肉，魚介類および卵は，専用の容器，調理用の機器および器具を使用し，他の食品への二次汚染を防止する。

iv　調理中の食品ならびに調理用の機械，機器，器具および容器の汚染防止の徹底を図る。また，包丁およびまな板類については，食品別・処理別の使い分けの徹底を図る。

v　下処理後の非加熱食品および加熱調理後冷却を行う食品の保管には，原材料用冷蔵庫を使用しない。

vi　加熱調理した食品を一時保存する場合または調理終了後の食品は，衛生的な容器にふたをして保存するなど衛生的な取扱いを行い，他からの二次汚染を防止する。

vii　調理終了後の食品には，素手で触らない。

viii　調理作業時には，ふきんは使用しない。

ix　エプロン，履き物等は，色分けなどにより明確に作業区分ごと使い分ける。また，保管する際には，作業区分ごとに洗浄および消毒を行い，翌日までに乾燥させ，区分して保管するなど衛生管理に配慮する。

❹食品の適切な温度管理等

i　調理作業時には，調理室内の温度および湿度を確認し，その記録を行う。また，換気を行う。

ii　原材料は，適切な温度管理の励行により鮮度を保つ。また，冷蔵保管・冷凍保管する必要がある食品は，常温での放置をしない。

iii　加熱後冷却する食品は，冷却機などを用いて温度を下げ，調理用冷蔵庫で保管し，食中毒菌などの発育至適温度帯[*1]における時間を可能な限り短くする。また，加熱終了時，冷却開始時および冷却終了時の温度および時間を記録する。

iv　配送および配食に当たっては，必要に応じて保温食缶・保冷食缶または蓄冷剤などを使用し，温度管理を行う。

v　調理後の食品は，適切な温度管理を行い，調理後2時間以内に給食できるよう努める。また，配食の時間を毎日記録する。さらに，共同調理場においては，調理場搬出時および受配校搬入の時間を毎日記録するとともに，温度を定期的に記録する。

vi　加熱調理食品にトッピングする非加熱調理食品は，衛生的に保管し，給食までの時間が極力短くなるよう配慮してトッピングを行う。

*1　食中毒菌の増殖には，栄養と水分と温度の3要素が必要であるが，特に温度が重要である。食中毒菌にはそれぞれ増殖に適した温度（至適温度帯）があり，一般的に至適温度帯は20～50℃とされている。

❺廃棄物処理

i　廃棄物は，分別して衛生的に処理する。

ii　廃棄物は，汚臭・汚液が漏れないように管理する。また，廃棄物のための容器は，作業終了後速やかに清掃し，衛生上支障がないように保管する。

iii　返却された残菜は，非汚染作業区域に持ち込まない。

iv　廃棄物は，作業区域内に放置しない。

v　廃棄物の保管場所は，廃棄物の搬出後清掃するなど，環境に悪影響を及ぼさないよう管理する。

(5) 配送および配食

❶配送

共同調理場においては，容器，運搬車の設備の整備に努め，運搬途中の塵埃等による調理済み食品などの汚染を防止する。また，調理済み食品などが給食されるまでの温度の管理および時間の短縮に努める。

❷配食等

i　配膳室の衛生管理に努める。

ii　食品を運搬する場合は，容器にふたをする。

iii　パンの容器，牛乳などの瓶，その他容器などの汚染に注意する。

iv　はしなどを児童・生徒に家庭から持参させる場合は，不衛生にならないよう指導する。

v　給食当番など配食を行う児童・生徒および教職員については，毎日，下痢，発熱，腹痛などの有無，その他の健康状態および衛生的な服装であることを確認する。また，配食前，用便後の手洗いを励行させ，清潔な手指で食器および食品を扱うようにする。

vi　教職員は，児童・生徒の嘔吐物で汚れた食器具の消毒を行うなど衛生的に処理する。調理室への返却に当たっては，その旨を明示してその食器具を返却する。また，嘔吐物は，調理室に返却しない。

（6）検食および保存食等

❶検食

i 検食は，学校給食調理場および共同調理場の受配校において，あらかじめ責任者を定めて児童・生徒の摂食開始時間の30分前までに行う。また，異常があった場合には，給食を中止するとともに，共同調理場の受配校においては，速やかに共同調理場に連絡する。

ii 検食に当たっては，食品の中に人体に有害と思われる異物の混入がないか，食品の異味・異臭その他の異常がないか，一食分としてそれぞれの食品の量が適当か，味付け，香り，色彩ならびに形態などが適切か，児童・生徒の嗜好との関連についてどのように配慮されているか確認する。

iii 検食を行った時間，検食者の意見など検食の結果を記録する。

❷保存食

i 保存食は，毎日，原材料，加工食品および調理済み食品を，食品ごと50g程度ずつビニール袋など清潔な容器に密封して入れ，専用冷凍庫に－20℃以下で2週間以上保存する。また，納入された食品の製造年月日もしくはロットが違う場合，または複数の釜で調理した場合には，それぞれ保存する。

ii 原材料は，洗浄・消毒などを行わず，購入した状態で保存する。ただし，卵は，すべて割卵して混合したものから50g程度を採取して保存する。

iii 保存食は，原材料，加工食品および調理済み食品がすべて保管されているかを確認し，また，廃棄した年月日を記録する。

iv 共同調理場の受配校に納入業者から直接搬入される食品についても，共同調理場で保存する。また，複数の業者から搬入される食品は，業者ごとに保存する。

v 児童・生徒の栄養指導および盛りつけの目安とする展示食は，保存食と兼用しない。

❸残食および残品

i パンなど残食の児童・生徒の持ち帰りは，衛生上の見地から禁止することが望ましい。

ii パン，牛乳，おかず等の残品は，すべてその日のうちに処分し，翌日に繰り越して使用しない。

学校薬剤師等の協力を得て，上記の各項に掲げる事項については毎学年1回，また，（3）食品の検収・保管等，（4）調理過程❷使用水の安全確保および（6）検食および保存食等❶検食，❷保存食にあっては毎学年3回，定期的に検査を行い，実施記録を保管する。

6 管理栄養士・栄養士職務の特徴

学校給食は，学校給食法，夜間課程を置く高等学校における学校給食に関する法律，ならびに特別支援学校の幼稚部及び高等部における学校給食に関する法律に基づいて実施されている。学校給食は，学校教育法等関係法令の規定により，児童・生徒等を対象とした教育活動の一環として取り扱われている。現在学校では，「生きる力」の育成を目指した健康教育の充実が重要視されている。学校給食は，児童・生徒の「生きる力」を育成する学校教育活動の柱の一つである，「食に関する指導」の中心となる活動と位置づけられている。学校給食に関わる管理栄養士・栄養士が受け持つ業務の多くが，関係法令の規定に基づく教育職としての職務の多いことが特徴となっている。

学校給食の実務を担当するのは，学校給食法に規定される学校給食栄養管理者である。学校給食栄養管理者は，学校給食の栄養に関する専門的事項をつかさどる職員と規定され，資格要件として教育職員免許法に規定する栄養教諭の免許状を有する者，または栄養士法に規定する栄養士の免許を有する者で学校給食の実施に必要な知識・経験を有する者とされている。栄養教諭になるためには，管理栄養士を含め栄養士免許が必須とされているので，栄養士でない栄養教諭は存在しない。言い換えれば，学校給食の栄養に関する専門的事項をつかさどる職務を，法律で管理栄養士・栄養士が独占することを認めている。

学校給食法では，学校給食実施基準と学校給食衛生管理基準を規定している。他の給食施設では，主として健康増進法および食品衛生法（特に，大量調理施設衛生管理マニュアル）に基づく給食の運営管理を行っているので*1，大きな違いとなっている。厚生労働行政の執行機関である保健所の栄養指導員が実施する行政指導においても，学校給食実施基準と学校給食衛生管理基準などは所管外とされ，文部科学行政の執行機関である都道府県教育委員会ならびに市区町村教育委員会の管轄とされている。このため，地域に密着した学校給食の運営管理が可能で，様々な創意工夫による学校給食の実施と，学校給食を用いた「食に関する指導」として施行されている。

----
*1 その他に入院時食事療養では医療法，高齢者福祉施設給食では老人福祉法，児童福祉施設給食では児童福祉法，障害者福祉施設給食では障害者総合支援法が根拠法令となっている。

Ⅵ 事業所等給食

〈学習のポイント〉
●事業所給食の目的の変遷と，その特徴を知る。
●労働安全衛生規則と事業附属寄宿舎規定が定める事業所給食の規定を理解する。
●栄養・食事計画や，委託における管理栄養士・栄養士の役割を学ぶ。

　給食の運営管理領域で取り扱う事業所給食の範囲は，原則的には工場などの事業所における給食，オフィスなど会社における給食，会社や工場に勤務する従業員のための寮における給食，これらの従業員などを対象とする研修所などにおける給食，および協同組合などによる給食センターである。しかし，医療法を根拠とする病院等医療機関における入院時食事療養や，学校給食法を根拠とする小学校・中学校などにおける学校給食，および障害者総合支援法等を根拠法令とする各種福祉施設給食には該当しない，高等学校や大学の学生食堂や学生寮の給食などにおける給食も，事業所給食の一部として取り扱われている。

1　事業所給食の目的と特徴

1）事業所給食の目的

　事業所給食は，主として会社・工場に勤務する従業員を対象にしている。事業所給食では，次の**表9－16**のように広範で多様な目的をもって運営されている。

表9－16　事業所給食の目的

・適切に栄養管理が行われた食事の提供による利用者の健康の保持・増進
・利用者の勤労意欲の活性化による作業能率の伸長と生産性の向上
・食事を適正な価格で提供することによる利用者の経済負担の軽減
・身近なところで栄養的に優れた食事を提供することによる福利厚生
・同じ食事を一緒に食べることによる職場内人間関係の円滑化
・メタボリックシンドローム[*1]やハイリスク者を対象としたヘルシーメニューの提供などによる生活習慣病の発症予防（一部重症化予防）など

　旧来の事業所給食の運営は，従業員の食事にかかる経済負担の軽減を主たる目的として行われていた。このため，食事の内容は，レストランや食堂などに比べて栄養的ではあっても，食事サービスの質としては貧弱なものが多かった。しかし，最近になって給食に対する期待が変容し，従業員の健康の保持・増進や福利厚生面からの見直しが進み，給食にかかる経済的負担の軽減とともに，利用者のQOLを優先した食事サービスの質的向上を目指し，食事サービスに対する満足度の充実という観点が大切にされ，給食の運営全般にわたり著しい改善・改良が

----

*1　**メタボリックシンドローム**：内臓脂肪症候群。メタボリックシンドロームの診断基準は，腹囲が男性で85cm以上，女性で90cm以上であって，脂質異常・血圧高値・高血糖のうち2項目以上該当する場合である（日本肥満学会2005年）。なお，該当項目が1つの場合は予備軍（ハイリスクグループ）とされる。

図られている。

2）事業所給食の特徴

　事業所給食は，傷病者を対象とした入院時食事療養，福祉・介護サービスを必要とする人を対象とした各福祉施設給食とは異なり，主として健康な成人および未成年の社会人を対象とした給食である。利用者は，会社や工場で働いている健康な人たちの割合が高く，食事の提供に関する特別な制限や配慮を必要とする割合が低く，管理栄養士・栄養士が担当する給食管理の基本形として取り扱われ，給食の運営管理を学ぶときの導入部に位置づけられることが多く，このことが大きな特徴となっている。

　なお本書においては，給食の栄養・食事管理，給食の調理管理，給食の施設・設備管理，給食の組織・人事管理，給食の会計・原価管理および給食の事務管理について，事業所給食を基本として記述を行っている。これらは，いずれも総論に当たる部分である。言い換えれば，総論での学びの主体は，事業所における給食の運営管理と捉えることができ，事業所給食を位置づける特徴の一つとして挙げることができる。そこで，総論との重複を避けるため，他の施設給食に比べて簡素な記述とした。

　一方，近年事業所給食では，給食の運営を直営形態から委託形態に移行する施設が増加し，利用者本位の多様な食事提供サービスが開発・導入され，一般のレストランなど飲食店と区別がつきにくい状況になっている。法令等に縛られる傾向が強い他の給食施設との比較で，事業所給食の際立った特徴と言うことができる。

2　事業所給食に関わる法令

　事業所給食に関連する法令には，厚生労働省が労働安全衛生法施行規則として規定する「労働安全衛生規則」と，労働基準法施行規則として規定する「事業附属寄宿舎規程」がある。

1）労働安全衛生規則

　労働安全衛生規則に定める事業所給食の運営に関する事項は，次のとおりである。なお，労働安全衛生規則に規定される事業者とは，労働安全衛生法における主たる義務者であり，法人企業であれば当該法人（法人の代表者ではない），個人企業であれば事業の経営主を指している。

（1）健康診断
❶給食業務従事者の検便
　事業者は，事業に附属する食堂または調理場において，給食の業務に従事する職員に対し，その雇い入れの際または給食の業務への配置替えの際，検便による

健康診断を行わなければならない。

(2) 食堂および炊事場（調理場）

❶食堂

　事業者は，著しい暑熱，寒冷または多湿の作業場，有毒なガス，蒸気または粉じんを飛散する作業場，その他有害な作業場においては，作業場外に適当な食事の施設を設けなければならない。ただし，従業員が事業場内において食事をしないときは，この限りではない。

❷食堂および調理場

　事業者は，事業場に附属する食堂または調理場について，次に定めるところによらなければならない。

　　i　食堂と調理場とは区別して設け，採光および換気が十分であって，掃除に便利な構造とする。

　　ii　食堂の床面積は，食事の際，一人について1平方メートル（m²）以上とする。

　　iii　食堂には，食卓および従業員が食事をするための椅子を設ける（椅子については，座卓の場合を除く）。

　　iv　食堂および調理場は，便所および廃棄物置き場から，適当な距離がある場所に設ける。

　　v　食器，食品材料などの消毒のための設備を設ける。

　　vi　食器，食品材料および調味料の保存のために，適切な設備を設ける。

　　vii　ハエその他の昆虫，ねずみ，犬，猫などの害を防ぐための設備を設ける。

　　viii　飲用および洗浄のために，清浄な水を十分に備える。

　　ix　調理場の床は，不浸透性の材料で造り，洗浄および排水に便利な構造とする。

　　x　汚水および廃棄物は，調理場外に置いて露出しないように処理し，沈でん槽を設けて排出するなど有害とならないようにする。

　　xi　調理業務従事者専用の休憩室および便所を設ける。

　　　・調理業務には，調理に不適当な伝染性の疾患にかかっている者を従事させない。

　　　・調理業務従事者には，調理業務専用の清潔な作業衣を使用させる。

　　xii　調理場には，調理業務従事者以外の者をみだりに出入りさせない。

　　xiii　調理場には，調理場専用の履き物を備え，土足のまま立ち入らせない。

❸栄養の確保および向上

　事業者は，事業場において従業員に対し給食を行うときは，その給食に関し栄養の確保および向上に必要な措置を，講ずるように努めなければならない。

❹栄養士

　　i　事業者は，事業場において従業員に対して1回100食以上または1日250食以上の給食を行うときは，栄養士を置くように努めなければならない。

ii 事業者は，栄養士が食品材料の調査または選択，献立の作成，栄養価の算定，廃棄量の調査，従業員の嗜好調査および栄養指導などを，衛生管理者および給食関係者と協力して，行うようにさせなければならない。

2) 事業附属寄宿舎規程

事業附属寄宿舎規程は，事業の附属寄宿舎について適用される厚生労働省令である。

事業附属寄宿舎規程でいう第一種寄宿舎とは，労働者を6カ月以上の期間寄宿させる寄宿舎のことである。一方，第二種寄宿舎とは，労働者を6カ月に満たない期間寄宿させる寄宿舎，または労働基準法の別表に掲げる仮設の寄宿舎のことである。

事業附属寄宿舎規程における第一種寄宿舎安全衛生基準のうち，給食の運営管理に関わる主な事項は，以下のとおりである。

①常時30人以上の従業員を寄宿させる寄宿舎には，食堂を設けなければならない。ただし，寄宿舎の近接した位置に労働安全衛生規則の規定による事業場の食堂がある場合には，この限りでない。

②食堂または調理場を設ける場合には，次の事項による他に，常に清潔を保持するため必要な措置を講じなければならない。

　i 照明および換気が十分である。

　ii 食器および調理用器具をしばしば消毒するとともに，これを清潔に保管する設備を設ける。

　iii ハエその他の昆虫，ねずみなどの害を防ぐための措置を講ずる。

　iv 食堂には，食卓を設け，坐食する場合以外では椅子を設ける。

　v 食堂には，寒冷時に適当な採暖の設備を設ける。

　vi 調理場の床は，洗浄および排水に便利な構造とする。

　vii 調理業務従事者には，調理専用の清潔な作業衣を着用させる。

③飲用水および調理用水は，地方公共団体の水道から供給されるものでなければならない。ただし，地方公共団体などが行う水質検査を受け，これに合格した水と同質の水を用いる場合においては，この限りでない。

④汚水および汚物は，寝室，食堂および調理場から隔離された一定の場所において，露出しないようにしなければならない。

⑤1回300食以上の給食を行う場合には，栄養士を置かなければならない。

⑥寄宿舎に寄宿する従業員については，毎年2回以上の検査を行わなければならない。

　i 体重測定による発育および栄養状態の検査

　ii トラホーム*¹その他の伝染性眼疾患およびかいせんその他の伝染性皮膚疾患の有無の検査

⑦労働安全衛生法の規定による健康診断を受けた者については，その受けた回数

＊1 角膜，結膜の伝染性疾患。かつての日本では，失明の原因となっていたが，公衆衛生の整備に伴い，現在発症は皆無となった。トラコーマとも称する。

に応じて⑥の検査の回数を減ずることができる。

3　事業所における給食の運営管理

1）栄養・食事計画

　給食における栄養管理は，「日本人の食事摂取基準」で採用されている性別，年齢階級別および身体活動レベル別とともに，基本的には利用者個々の栄養状態や生活状況，および生活習慣病とそのハイリスク等健康状態などの評価に基づき，一人ひとりに設定される給与栄養目標量を充足するものでなければならない。しかし，他の施設給食にも言えることであるが事業所給食では，特に対象とする利用者の数が多く，一人ひとりの給与栄養目標量に基づく栄養・食事計画を立案・実施することは困難な状況にある[*1]。

　このような状況の下で事業所給食では，利用者が必要とする栄養量の確保とともに，それぞれの給食施設が掲げる給食目的の達成を目指し，それぞれの事業所の特性を踏まえた給与栄養目標量などに基づき，適切な栄養・食事計画が策定されなければならない。

（1）給与栄養目標量の設定

　事業所給食における給与栄養目標量（栄養基準量）は，各事業所の荷重平均食事摂取基準量として算出される数値の丸め処理によって設定されている[*2]。荷重

[*1]　特定健康診査の結果などから健康管理部門では，メタボリックシンドロームに該当する社員とともにそのハイリスク群の社員を把握し，特定保健指導を実施している。当該施設の管理栄養士等は，特定保健指導の一環として保健栄養指導を社員とその家族を対象に，個人別の栄養摂目標量と食事計画の提案・指導を行うことで対応を図っている。
[*2]　荷重平均食事摂取基準量はChapter2, p.31を参照。

```
┌────────────────────────────────┐
│        給与栄養目標量の設定手順           │
│                                │
│ ①利用者の「日常生活時間調査」の実施         │
│ ＜性別・年齢区分の把握＞               │
│          ⬇                    │
│ ②利用者個々の「身体活動レベル」の判定        │
│ 〈身体活動レベル（Ⅰ），（Ⅱ），（Ⅲ）〉       │
│          ⬇                    │
│ ③利用者全体の「人員構成表」の作成          │
│ 〈性別・年齢区分別・身体活動レベル別〉        │
│          ⬇                    │
│ ④「荷重平均食事摂取基準算定表」の作成        │
│          ⬇                    │
│ ⑤「食事摂取基準量」の算出              │
│ 〈エネルギー・たんぱく質・脂質〉           │
│          ⬇                    │
│ ⑥「食事摂取基準量」の設定              │
│ 〈その他の栄養素〉                  │
│          ⬇                    │
│ ⑦「食事摂取基準量」算出値等の丸め          │
│ 〈エネルギー・各栄養素〉               │
│          ⬇                    │
│ ⑧【給与栄養目標量】の設定              │
└────────────────────────────────┘
```

図9－3　事業所による給与栄養目標量設定の流れ

平均食事摂取基準量は，利用者の性別，年齢区分別および身体活動レベル別の人員構成を調査し，「日本人の食事摂取基準」を用いて，エネルギーおよび各栄養素の事業所全体としての総必要量を積算する。これを，調査した利用者の総人数で除して，一人当たりの加重平均食事摂取基重量を算出する。算出した荷重平均食事摂取基準量の数値を扱いやすいようするため，数値の丸め処理（端数処理など）を行って当該事業所の給与栄養目標量とする。

　事業所における給与栄養目標量の設定は，図9－3のような手順によって行われている。

　荷重平均食事摂取基準量は，利用者の性別，年齢区分別および身体活動レベル別の構成割合によって変動する。そこで，利用者の出入りが激しい事業所では毎月15日に，それ以外の事業所にあっては人事異動の時期に合わせて，エネルギー，たんぱく質および脂質の荷重平均食事摂取基準量の算出と，その他栄養素の食事摂取基準量の設定を行う。

（2）食品構成表の作成

①食品構成

　食品構成は，給与栄養目標量を充足するために摂取すべき食品の種類と使用量の目安である。給食で使用する多様な食品について，栄養成分の組成が類似した食品を群別に分類し，各群から使用すべき重量を算出することによって組み立てられる。

②食品構成表

　食品構成表は，食品構成の群別使用量（g）と，「食品類別荷重平均成分表」の数値から算出されるエネルギー，および各栄養素の計算値を一覧表にしたものである。

③食品構成表の作成

　食品構成表作成の実際は，過去一定期間の給食で用いた食品使用量の実績に基づいて作成されている。適切に栄養管理された献立に従って，設定通りの食品を適切な量使用し，適切に調製・提供された給食は，給与栄養目標量が充足されている。

　これを根拠として広く用いられている食品構成表の作成方法である。別に，理論的に作成する方法もあるが，新規に給食を開始するときなどに一部採用されるにとどまっているので，ここでは割愛した。

　実施献立表を用いて，期間中に使用した各食品1人当たりの総使用量を算出し，これを各食品群別に仕分けて食品群別使用量の積算を行い，期間日数で除して1人1日当たりの重量（g）として設定する。

　また，食品構成表に記入されるエネルギーおよび各栄養素の栄養計算は，「食品類別荷重平均成分表」の成分値に，食品構成表の重量（g）を乗じて算出する。

④食品類別荷重平均成分表

　「食品類別荷重平均成分表」は，食品構成表の各群における食品の使用比率

（％）に基づき，「日本食品標準成分表」に収載されている成分値を用いて栄養計算を行い，各群100g当たりの栄養量を一覧表に取りまとめたものである。「食品類別荷重平均成分表」は，日々の献立作成などに用いることはないが，食品構成を検討するときや「栄養出納表」の作成時にはなくてはならないものである。

（3）献立業務

事業所給食においても献立業務は，適切な給食の栄養管理の基礎となる管理栄養士・栄養士の業務の一つである。管理栄養士・栄養士によって適切に栄養管理された献立に基づく給食は，もっとも優れた栄養指導媒体であり，利用者の健康の保持・増進を支援するとともに，調理業務の作業能率の向上にもつながっている。

そこで管理栄養士・栄養士には，衛生的に安全・安心な給食であり，利用者が必要とするエネルギーおよび栄養素が確保され，また，利用者から高い満足度が得られる献立の作成が求められている。

年度初めなど区切りの時期に，各事業所が掲げる給食の目的，施設長の給食運営方針，給食委員会などにおける協議の結果，利用者から寄せられる要望などを幅広く把握して，年間の献立計画や期間（1ヵ月など）の献立計画を設定することが大切である。年間または期間の献立計画の設定は，日々の献立業務を円滑に進めることに寄与する。

①献立業務を支配する条件

適切に栄養管理された給食の基礎となる献立は，衛生的，栄養的，経済的な観点とともに，利用者から高い満足度が得られるものでなければならない。利用者の満足度をより高いものとするために管理栄養士・栄養士は，献立業務に影響を与える種々の条件があることを理解し，適切な対応を心掛ける必要がある。献立業務を支配する条件には，**表9－17**のようなものがある。

表9—17　献立業務を支配する条件

・事業所の給食目的や運営方針
・事業所の立地条件や周辺の環境など
・安全・安心な食事
・給与栄養目標量
・料理や食品に対する利用者の嗜好
・給食数（利用者数）
・費用（食材料費など）
・サービス形態（単一定食，選択食，カフェテリア方式など）
・給食回数（朝食・昼食・夕食）
・調理業務従事者の人数と作業能力
・施設・設備の状況
・食事の調製にかけられる時間

②献立表の作成

　事業所給食における献立表は，提供する給食を構成する料理と，料理別の食品とその使用量を，利用者1人当たり，ならびに施設全体として示したものである。

ア　1人当たりで取り扱う事項

i　料理名

ii　食品名

iii　食品の使用量

iv　食品の純使用量

v　栄養素などの量

イ　全体で取り扱う事項

i　給食の実施月日

ii　食数

iii　食品の総使用量

iv　調理作業の手順（作業工程表）

v　調理方法の要点（調理マニュアル）

vi　使用する食器

vii　盛りつけ要領（盛り付けマニュアル）など

ウ　予定献立表の作成手順[1]

*1　献立作成の手順は Chapter2, p.34 も参照。

a　献立作成に当たる基本的な考え方

i　給与栄養目標量を設定し，献立作成の目安とする。

ii　食品構成表を作成し，献立作成に活用する。

iii　嗜好調査や残食記録などの結果を反映させる。

iv　給食委員会などの協議の結果を反映させる。

v　喫食者の要望などを取り入れる。

b　予定献立表（案）の作成手順

i　作成の時期は，給食実施日の半月から1カ月程度前とする。

ii　半月（2週間）または1カ月を期間とし，サイクルメニューを活用して（素案）を取りまとめる。

iii　（素案）を管理栄養士・栄養士，調理師などによる献立会議で検討する。

iv　献立会議の結果に基づいて，（素案）の見直しを行う。

v　見直した（素案）を「予定献立表（案）」とする。

c　予定献立表の決定

i　予定献立表（案）について，関連部門の責任者から承認を得る。

ii　施設管理者（工場長など）の決裁を仰ぐ。

iii　決済により「予定献立表」が決定される。

　なお，決定後の予定献立表は，施設長などからの指示書・命令書の性格を持つので，管理栄養士・栄養士は予定献立表の記載内容を遵守しなければならない。

エ　食品の調達

a　総使用量の算出

　i　給食実施日の1週間程度前に，給食の運営状況などを勘案して「仮の給食予定数」を見極める。

　ii　食品調達のための総使用量（購入量）を算出する。（朝食，昼食，夕食など食事区分ごと）〈総使用量＝1人当たり使用量×仮の給食予定数〉

b　食品の発注と変更

　i　給食実施日の3日から1週間前に，総使用量（発注量）を各納入業者別に通知する。（発注書の発行またはインターネット）

　ii　給食実施日の前日に，給食数を決定する。

　iii　「仮の給食予定数」と食数決定数を比較し差が生じた場合には，納入業者に発注量の変更を指示する。

c　納品・検収・保管

　i　生鮮食品の納品は，原則として当日使用分を決められた時刻に行う。（生鮮食品以外は，1～2週間分をまとめて納品させる。）

　ii　検収は，納品時検収場所において，発注担当者などが必ず立ち会って行う。（検収項目は，数量，規格，品質（鮮度），品温，納入価格など）（検収者は，検収日，時刻，検品の結果などを記録し，1年間保管する。）

　iii　保管は，「大量調理施設衛生管理マニュアル」の「原材料，製品等の保存温度」[*1]それぞれに該当する温度帯（冷蔵庫・冷凍庫など）で保管する。

　iv　保管には，すべて専用の保管容器に移し替える。（段ボールや業者の運搬容器は，保管場所に持ち込ませない。）

*1　Chapter4, p.84参照。

オ　実施献立表の作成と保管

a　実施献立表の作成

　i　予定献立表の料理名，使用食品名，使用量などを変更したときは，予定献立表の該当箇所を赤字で訂正する。

　ii　使用量が10％以上増減した場合は，栄養量の計算を行い赤字で訂正する。

　iii　変更がなかった場合には，予定献立表がそのまま実施献立表となる。

　iv　変更があった場合には，赤字訂正後の予定献立表が実施献立表となる。

b　実施献立表の保管

　i　実施献立表は，給食運営の記録として1年以上保管する。

　ii　食中毒発生時の原因究明のため，すぐに取り出せる場所に保管する。

カ　献立表の書き方

　管理栄養士・栄養によって適切に作成された献立表には，次のような効果が期待できる。ただし，前後の献立表との比較・検討を行うためには，常に所定のルールに従って作成されなければならない。

　i　適切に記載・作成された献立表は，施設長等給食に関わる上司の給食運営に関する理解を容易にする。

ii 発注書や栄養出納表の作成作業を円滑にする。

iii 調理師などの給食業務従事者に対する作業上の指示が的確に行われる。

iv 利用者の給食や献立などに関する情報の提供に役立てることができる。

a 料理名の記載順*1

*1 料理名の記載順を規定した法令はない。ここではもっとも一般的な記載順を示したが，他に汁物を副菜の一部として副菜に含める記載順もある。

i 主食

ii 汁物

iii 主菜

iv 副菜

v 漬物

vi デザート（果物，牛乳など）

b 食品の記載順

i 料理別に，主材料から調理手順に従って記載する。

ii 同じ食品であっても，料理が異なるとき，異なる調理段階で使用するときは，別々に記入する。

iii 肉類や大型の魚類は，種類や使用部位まで記入する。

iv かつお節，昆布，煮干しなど「だし」をとってから捨ててしまう食品は，栄養計算はしなくても良いが，食品名や使用量は必ず記入する。また，使用量が微量である香辛料も同様に取り扱う。

c 植物油など油脂の使用量

i 炒め物では，使用食材総重量の1～3％程度（家庭などの少量調理より少なく，使用食品によって変わる。）

ii 衣をつけて揚げる料理では，使用食材総重量の7～10％程度（天ぷら，フライ，から揚げなど，調理法によって異なる。使用重量と残油重量を測定し，給油量（率）を確認しておくとよい。）

d 純使用量と使用量

i 純使用量は，実際に摂取される重量であり，栄養計算に用いられる。利用者の栄養管理上欠くことができない数値である。

ii 使用量は，発注書や仕込み表などで必要な，実際に購入する食品の重量である。

iii 純使用量から使用量への換算は，当該食品の「日本食品標準成分表」に収載されている廃棄率を用い，廃棄重量を算出して純使用量に加えることで使用量は求められる。

使用量＝純使用量÷（100－廃棄率）× 100

e 純使用量の記入

i 1食品当たりの純使用量は，原則として整数で記入する。

ii ただし，食塩など使用量の少ない食品は，小数点以下第1位まで記入する。

iii 微量使用する香辛料などは，「少々」ではなく，小数点以下第2位まで，

また，極めて微量の着香料（フレーバー）は小数点以下第3位まで記入する。（具体的な数字で記入していないと，発注量が算出できない。）

キ　栄養価の計算

a　献立表に用いる単位と桁数

原則として，各食品の栄養素等含有量は，「日本食品標準成分表」の単位および桁数に準じて取り扱う。

b　「日本食品標準成分表」に複数の成分値が収載させている食品の取扱いは使用する食品が該当する種類や部位の成分値を用いる。ただし，種類や部位が判別できない場合に備え，事前に用いる種類や部位の数値を決めておく。

c　野菜の取扱い

原則として「日本食品標準成分表」に収載されている野菜の「生」の成分値を用いる。

d　「日本食品標準成分表」に収載されていない食品の取扱い

ⅰ　成分値が収載されていない食品であって，納入業者などから「栄養成分表」などが入手できる場合には，提供された「栄養成分表」の数値を用いる。

ⅱ　同様に，「栄養成分表」が入手できない場合には，「日本食品標準成分表」に収載されている類似食品の数値を用いる。

4　管理栄養士・栄養士職務の特徴

事業所給食の主たる対象は，健康な成人である。傷病者を対象とする病院等医療施設，養護・介護を必要とする人達を対象とする福祉施設に比べ，規模の小さい事業所では，給食の運営管理に要する高度な知識・技術を必要とする業務は多くはないとされている。このため，管理栄養士・栄養士養成施設においては，給食の運営管理を学ぶときの導入部に位置づけられることが多い。一方，事業所給食施設のなかには，成人を対象とする他の給食施設ではめったに見られない，1,000人，2,000人を超す多数の利用者に食事を提供する大規模な施設がある。このような大規模施設に勤務する管理栄養士には，高度な組織・業務のマネジメント能力が必要とされている。

現在，委託契約によって給食の運営を行っている事業所が多い。このような運営形態で給食を実施している事業所において，給食の運営を委託する事業所に所属する管理栄養士・栄養士は，給食の運営に係る実務を給食受託会社が分担するので，直営方式に比べ給食に係る実務は少なく，主として給食の運営状況の確認と業務指導などにとどまっている。しかし，給食の運営管理に関連する実務が著しく減少する一方で，新たに管理栄養士・栄養士が担当する職務が確立してきた。「高齢者の医療の確保に関する法律（高齢者医療確保法）」に規定される，特定健康診査の結果に基づく特定保健指導への参画である。

高齢者医療確保法では，医療保険者（市町村や健康保険組合など）に特定保健指導の実施を義務付けており，事業所との連携が求められている。特定保健指導の担当者として健康管理部門の産業医および保健師・看護師に加え，管理栄養士・栄養士を従業員の食事・食生活に係る保健指導へ活用する動きが進められてきた。事業所所属の管理栄養士・栄養士は，健康の保持・増進に係る給食の運営管理と，従業員の健康管理チームにおける保健指導・健康教育とを兼務する，他の給食施設に見られない管理栄養士・栄養士としての職務を担っている。

　一方，事業所給食には，健康な成人を主たる対象としていることから，他の給食施設に比べ給食の運営管理を規制する法令が少ない。そのため，利用者本位の斬新な給食サービスが次々に登場することを可能にし，従来からの良好とは言えない給食イメージの改善に貢献した。給食受託会社に所属する管理栄養士・栄養士が給食イメージの改善に果たした功績は大きく，直営方式から委託方式への転換を推し進める一翼を担ってきた。給食受託会社に所属する管理栄養士・栄養士は，委託事業所に所属する管理栄養士・栄養士に比べ，給食の運営管理に専念できるというメリットがある。言葉を変えれば，「給食運営管理のプロフェッショナル」につながる職務を担当しているのである。

資 料 編

日本人の食事摂取基準
2020年版

日本人の食事摂取基準（2020年版）概要

厚生労働省健康局健康課栄養指導室
「日本人の食事摂取基準（2020年版）」策定検討会報告書より

Ⅰ　総　論

1　策定方針

　日本人の食事摂取基準は，健康な個人及び集団を対象として，国民の健康の保持・増進，生活習慣病の予防のために参照するエネルギー及び栄養素の摂取量の基準を示すものである。

　日本人の食事摂取基準（2020年版）策定の方向性を図1に示した。平成25年度に開始した健康日本21（第二次）では，高齢化の進展や糖尿病等有病者数の増加等を踏まえ，主要な生活習慣病の発症予防と重症化予防の徹底を図るとともに，社会生活を営むために必要な機能の維持及び向上を図ること等が基本的方向として掲げられている。こうしたことから，2020年版については，栄養に関連した身体・代謝機能の低下の回避の観点から，健康の保持・増進，生活習慣病の発症予防及び重症化予防に加え，高齢者の低栄養予防やフレイル予防も視野に入れて策定を行うこととした。このため，関連する各種疾患ガイドラインとも調和を図っていくこととした。なお，フレイル（Frailty）の用語については，2015年版では「フ

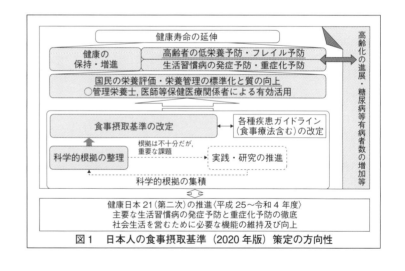

図1　日本人の食事摂取基準（2020年版）策定の方向性

レイルティ」を用いたが，平成26年5月の日本老年医学会の提唱を踏まえ，2020年版においては「フレイル」を用いることとした。

　また，科学的根拠に基づく策定を行うことを基本とし，現時点で根拠は十分ではないが重要な課題については，今後，実践や研究を推進していくことで根拠の集積を図る必要があることから，研究課題の整理も行うこととした。

　さらに，本文読後の理解を助けるものとして，総論及び各論（エネルギー・栄養素）については，分野ごとに概要を示した。

1-1 対象とする個人及び集団の範囲

食事摂取基準の対象は、健康な個人及び健康な者を中心として構成されている集団とし、生活習慣病等に関する危険因子を有していたり、また、高齢者においてはフレイルに関する危険因子を有していたりしても、おおむね自立した日常生活を営んでいる者及びこのような者を中心として構成されている集団は含むものとする。具体的には、歩行や家事などの身体活動を行っている者であり、体格〔body mass index：BMI, 体重 (kg) ÷身長 (m)^2〕が標準より著しく外れていない者とする。なお、フレイルについては、現在のところ世界的に統一された概念は存在せず、フレイルを健常状態と要介護状態の中間的な段階に位置づける考え方と、ハイリスク状態から重度障害状態までをも含める考え方があるが、食事摂取基準においては、食事摂取基準の対象範囲を踏まえ、前者の考え方を採用する。

また、疾患を有していたり、疾患に関する高いリスクを有していたりする個人及び集団に対して治療を目的とする場合は、食事摂取基準におけるエネルギー及び栄養素の摂取に関する基本的な考え方を必ず理解した上で、その疾患に関連する治療ガイドライン等の栄養管理指針を用いることになる。

1-2 策定するエネルギー及び栄養素

食事摂取基準は、健康増進法に基づき、厚生労働大臣が定めるものとされている図2に示したエネルギー（熱量）及び栄養素について、その摂取量の基準を策定するものである。

併せて、国民の健康の保持・増進を図る上で重要な栄養素であり、かつ十分な科学的根拠に基づき、望ましい摂取量の基準を策定できるものがあるかについて、諸外国の食事摂取基準も参考に検討する。

1　国民がその健康の保持増進を図る上で摂取することが望ましい熱量に関する事項

2　国民がその健康の保持増進を図る上で摂取することが望ましい次に掲げる栄養素の量に関する事項

イ　国民の栄養摂取の状況からみてその欠乏が国民の健康の保持増進に影響を与えているものとして厚生労働省令で定める栄養素
- たんぱく質
- n-6系脂肪酸, n-3系脂肪酸
- 炭水化物, 食物繊維
- ビタミンA, ビタミンD, ビタミンE, ビタミンK, ビタミンB$_1$, ビタミンB$_2$, ナイアシン, ビタミンB$_6$, ビタミンB$_{12}$, 葉酸, パントテン酸, ビオチン, ビタミンC
- カリウム, カルシウム, マグネシウム, リン, 鉄, 亜鉛, 銅, マンガン, ヨウ素, セレン, クロム, モリブデン

ロ　国民の栄養摂取の状況からみてその過剰な摂取が国民の健康の保持増進に影響を与えているものとして厚生労働省令で定める栄養素
- 脂質, 飽和脂肪酸, コレステロール
- 糖類（単糖類又は二糖類であって、糖アルコールでないものに限る。）
- ナトリウム

図2　健康増進法に基づき定める食事摂取基準

1-3 指標の目的と種類

●エネルギーの指標

エネルギーについては、エネルギー摂取の過不足の回避を目的とする指標を設定する。

●栄養素の指標

栄養素の指標は、三つの目的からなる五つの指標で構成する。具体的には、摂取不足の回避を目的とする3種類の指標、過剰摂取による健康障害の回避を目的とする指標及び生活習慣病の発症予防を目的

とする指標から構成する（図3）。なお，食事摂取基準で扱う生活習慣病は，高血圧，脂質異常症，糖尿病及び慢性腎臓病（chronic kidney disease：CKD）を基本とするが，我が国において大きな健康課題であり，栄養素との関連が明らかであるとともに栄養疫学的に十分な科学的根拠が存在する場合に

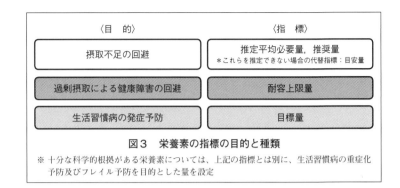

〈目的〉　　　　　　　　　　　〈指標〉

摂取不足の回避　　　　　推定平均必要量，推奨量
　　　　　　　　　　　　＊これらを推定できない場合の代替指標：目安量

過剰摂取による健康障害の回避　　　　耐容上限量

生活習慣病の発症予防　　　　　　目標量

図3　栄養素の指標の目的と種類

※ 十分な科学的根拠がある栄養素については、上記の指標とは別に、生活習慣病の重症化予防及びフレイル予防を目的とした量を設定

は，その他の疾患も適宜含める。また，脳血管疾患及び虚血性心疾患は，生活習慣病の重症化に伴って生じると考え，重症化予防の観点から扱うこととする。

摂取不足の回避を目的として，「推定平均必要量」（estimated average requirement：EAR）を設定する。推定平均必要量は，半数の者が必要量を満たす量である。推定平均必要量を補助する目的で「推奨量」（recommended dietary allowance：RDA）を設定する。推奨量は，ほとんどの者が充足している量である。

十分な科学的根拠が得られず，推定平均必要量と推奨量が設定できない場合は，「目安量」（adequate intake：AI）を設定する。一定の栄養状態を維持するのに十分な量であり，目安量以上を摂取している場合は不足のリスクはほとんどない。

過剰摂取による健康障害の回避を目的として，「耐容上限量」（tolerable upper intake level：UL）を設定する。十分な科学的根拠が得られない栄養素については設定しない。

一方，生活習慣病の発症予防を目的として食事摂取基準を設定する必要のある栄養素が存在する。しかしながら，そのための研究の数及び質はまだ十分ではない。そこで，これらの栄養素に関して，「生活習慣病の発症予防のために現在の日本人が当面の目標とすべき摂取量」として「目標量」（tentative dietary goal for preventing life-style related diseases：DG）を設定する。なお，生活習慣病の重症化予防及びフレイル予防を目的として摂取量の基準を設定できる栄養素については，発症予防を目的とした量（目標量）とは区別して示す。

1－4　年齢区分

乳児については，前回と同様に，「出生後6か月未満（0〜5か月）」と「6か月以上1歳未満（6〜11か月）」の二つに区分することとし，特に成長に合わせてより詳細な年齢区分設定が必要と考えられる場合には，「出生後6か月未満（0〜5か月）」及び「6か月以上9か月未満（6〜8か月）」，「9か月以上1歳未満（9〜11か月）」の三つの区分とする。

1〜17歳を小児，18歳以上を成人とする。なお，高齢者については，65〜74歳，75歳以上の二つの区分とする。

2　策定の基本的事項

2－1　指標の概要

2－1－1　エネルギーの指標

　エネルギーについては，エネルギーの摂取量及び消費量のバランス（エネルギー収支バランス）の維持を示す指標として，BMIを用いた。このため，成人における観察疫学研究において報告された総死亡率が最も低かったBMIの範囲，日本人のBMIの実態などを総合的に検証し，目標とするBMIの範囲を提示した。なお，BMIは，健康の保持・増進，生活習慣病の発症予防，さらには，加齢によるフレイルを回避するための要素の一つとして扱うことに留めるべきである。

　なお，エネルギー必要量については，無視できない個人間差が要因として多数存在するため，性・年齢区分・身体活動レベル別に単一の値として示すのは困難であるが，エネルギー必要量の概念は重要であること，目標とするBMIの提示が成人に限られていること，エネルギー必要量に依存することが知られている栄養素の推定平均必要量の算出に当たってエネルギーの必要量の概数が必要となることなどから，参考資料としてエネルギー必要量の基本的事項や測定方法，推定方法を記述するとともに，併せて推定エネルギー必要量を参考表として示した。

2－1－2　栄養素の指標

●推定平均必要量（estimated average requirement：EAR）

　ある対象集団において測定された必要量の分布に基づき，母集団（例えば，30～49歳の男性）における必要量の平均値の推定値を示すものとして「推定平均必要量」を定義する。つまり，当該集団に属する50％の者が必要量を満たす（同時に，50％の者が必要量を満たさない）と推定される摂取量として定義される。

　推定平均必要量は，摂取不足の回避が目的だが，ここでいう「不足」とは，必ずしも古典的な欠乏症が生じることだけを意味するものではなく，その定義は栄養素によって異なる。それぞれの栄養素で用いられた推定平均必要量の定義については，本章の表4及び各論を参照されたい。

●推奨量（recommended dietary allowance：RDA）

　ある対象集団において測定された必要量の分布に基づき，母集団に属するほとんどの者（97～98％）が充足している量として「推奨量」を定義する。推奨量は，推定平均必要量が与えられる栄養素に対して設定され，推定平均必要量を用いて算出される。

　推奨量は，実験等において観察された必要量の個人間変動の標準偏差を，母集団における必要量の個人間変動の標準偏差の推定値として用いることにより，理論的には，（推定必要量の平均値＋2×推定必要量の標準偏差）として算出される。しかし，実際には推定必要量の標準偏差が実験から正確に与えられることは稀である。そのため，多くの場合，推定値を用いざるを得ない。

　したがって，

　推奨量＝推定平均必要量×（1＋2×変動係数）＝推定平均必要量×推奨量算定係数

として，推奨量を求めた。

●目安量（adequate intake：AI）

　特定の集団における，ある一定の栄養状態を維持するのに十分な量として「目安量」を定義する。十分な科学的根拠が得られず「推定平均必要量」が算定できない場合に算定するものとする。実際には，

特定の集団において不足状態を示す者がほとんど観察されない量として与えられる。基本的には，健康な多数の者を対象として，栄養素摂取量を観察した疫学的研究によって得られる。

目安量は，次の三つの概念のいずれかに基づく値である。どの概念に基づくものであるかは，栄養素や性・年齢区分によって異なる。

①特定の集団において，生体指標等を用いた健康状態の確認と当該栄養素摂取量の調査を同時に行い，その結果から不足状態を示す者がほとんど存在しない摂取量を推測し，その値を用いる場合：対象集団で不足状態を示す者がほとんど存在しない場合には栄養素摂取量の中央値を用いる。

②生体指標等を用いた健康状態の確認ができないが，健康な日本人を中心として構成されている集団の代表的な栄養素摂取量の分布が得られる場合：原則，栄養素摂取量の中央値を用いる。

③母乳で保育されている健康な乳児の摂取量に基づく場合：母乳中の栄養素濃度と哺乳量との積を用いる。

●耐容上限量（tolerable upper intake level：UL）

健康障害をもたらすリスクがないとみなされる習慣的な摂取量の上限として「耐容上限量」を定義する。これを超えて摂取すると，過剰摂取によって生じる潜在的な健康障害のリスクが高まると考える。

理論的には，「耐容上限量」は，「健康障害が発現しないことが知られている習慣的な摂取量」の最大値（健康障害非発現量，no observed adverse effect level：NOAEL）と「健康障害が発現したことが知られている習慣的な摂取量」の最小値（最低健康障害発現量，lowest observed adverse effect level：LOAEL）との間に存在する。しかし，これらの報告は少なく，特殊な集団を対象としたものに限られること，さらには，動物実験や in vitro など人工的に構成された条件下で行われた実験で得られた結果に基づかねばならない場合もあることから，得られた数値の不確実性と安全の確保に配慮して，NOAEL 又は LOAEL を「不確実性因子」（uncertain factor：UF）で除した値を耐容上限量とした。具体的には，基本的に次のようにして耐容上限量を算定した。

・ヒトを対象として通常の食品を摂取した報告に基づく場合：

UL＝NOAEL÷UF　（UF には 1 から 5 の範囲で適当な値を用いた）

・ヒトを対象としてサプリメントを摂取した報告に基づく場合，又は，動物実験や in vitro の実験に基づく場合：

UL＝LOAEL÷UF　（UF には 10 を用いた）

●目標量（tentative dietary goal for preventing life-style related diseases：DG）

生活習慣病の発症予防を目的として，特定の集団において，その疾患のリスクや，その代理指標となる生体指標の値が低くなると考えられる栄養状態が達成できる量として算定し，現在の日本人が当面の目標とすべき摂取量として「目標量」を設定する。これは，疫学研究によって得られた知見を中心とし，実験栄養学的な研究による知見を加味して策定されるものである。しかし，栄養素摂取量と生活習慣病のリスクとの関連は連続的であり，かつ，閾値が存在しない場合が多い（図4）。このような場合には，好ましい摂取量として，ある値又は範囲を提唱することは困難である。そこで，諸外国の食事摂取基準や疾病予防ガイドライン，現在の日本人の摂取量・食品構成・嗜好などを考慮し，実行可能性を重視して設定することとした。また，生活習慣病の重症化予防及びフレイル予防を目的とした量を設定できる場合は，発症予防を目的とした量（目標量）とは区別して示すこととした。

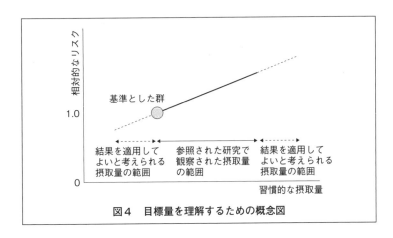

図4　目標量を理解するための概念図

　　栄養素摂取量と生活習慣病のリスクとの関連は連続的であり，かつ，閾値が存在しない場合が多い。関連が直線的で閾値のない典型的な例を図に示した。実際には，不明確ながら閾値が存在すると考えられるものや関連が曲線的なものも存在する。

　各栄養素の特徴を考慮して，基本的には次の3種類の算定方法を用いた。なお，次の算定方法に該当しない場合でも，栄養政策上，目標量の設定の重要性を認める場合は基準を策定することとした。

・望ましいと考えられる摂取量よりも現在の日本人の摂取量が少ない場合：範囲の下の値だけを算定する。食物繊維とカリウムが相当する。これらの値は，実現可能性を考慮し，望ましいと考えられる摂取量と現在の摂取量（中央値）との中間値を用いた。小児については，目安量で用いたものと同じ外挿方法（参照体重を用いる方法）を用いた。ただし，この方法で算出された摂取量が現在の摂取量（中央値）よりも多い場合は，現在の摂取量（中央値）を目標量とした。

・望ましいと考えられる摂取量よりも現在の日本人の摂取量が多い場合：範囲の上の値だけを算定する。飽和脂肪酸，ナトリウム（食塩相当量）が相当する。これらの値は，最近の摂取量の推移と実現可能性を考慮して算定した。小児のナトリウム（食塩相当量）については，推定エネルギー必要量を用いて外挿し，実現可能性を考慮して算定した。

・生活習慣病の発症予防を目的とした複合的な指標：構成比率を算定する。エネルギー産生栄養素バランス〔たんぱく質，脂質，炭水化物（アルコールを含む）が，総エネルギー摂取量に占めるべき割合〕がこれに相当する。

2－2　レビューの方法

　可能な限り科学的根拠に基づいた策定を行うことを基本とした。システマティック・レビューの手法を用いて，国内外の学術論文や入手可能な学術資料を最大限に活用することにした。

　エネルギー及び栄養素についての基本的なレビューにおいては，「日本人の食事摂取基準（2015年版）」の策定において課題となっていた部分について特に重点的にレビューを行った。併せて，高齢者，乳児等の対象特性についてのレビューを行った。エネルギー及び栄養素と生活習慣病の発症予防・重症化予防との関係についてのレビューは，高血圧，脂質異常，高血糖及び腎機能低下に関するリサーチクエスチョンの定式化を行うため，可能な限りPICO形式を用いてレビューした。このほか栄養素摂取量との数量的関連が多数の研究によって明らかにされ，その予防が日本人にとって重要であると考えられ

参考 1 食事摂取基準の各指標を理解するための概念

　推定平均必要量や耐容上限量などの指標を理解するための概念図を図5に示す。この図は，習慣的な摂取量と摂取不足又は過剰摂取に由来する健康障害のリスク，すなわち，健康障害が生じる確率との関係を概念的に示している。この概念を集団に当てはめると，摂取不足を生じる者の割合又は過剰摂取によって健康障害を生じる者の割合を示す図として理解することもできる。

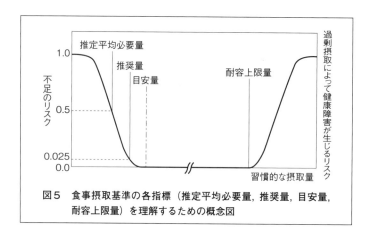

図5　食事摂取基準の各指標（推定平均必要量，推奨量，目安量，耐容上限量）を理解するための概念図

　縦軸は，個人の場合は不足又は過剰によって健康障害が生じる確率を，集団の場合は不足状態にある者又は過剰摂取によって健康障害を生じる者の割合を示す。

　不足の確率が推定平均必要量では0.5（50％）あり，推奨量では0.02〜0.03（中間値として0.025）（2〜3％又は2.5％）あることを示す。耐容上限量以上の量を摂取した場合には過剰摂取による健康障害が生じる潜在的なリスクが存在することを示す。そして，推奨量と耐容上限量との間の摂取量では，不足のリスク，過剰摂取による健康障害が生じるリスクともに0（ゼロ）に近いことを示す。

　目安量については，推定平均必要量及び推奨量と一定の関係を持たない。しかし，推奨量と目安量を同時に算定することが可能であれば，目安量は推奨量よりも大きい（図では右方）と考えられるため，参考として付記した。

　目標量は，ここに示す概念や方法とは異なる性質のものであることから，ここには図示できない。

ている疾患に限ってレビューの対象とした。この際，研究対象者の健康状態や重症度の分類に留意して検討することとした。これらのレビューは，平成29〜30年度厚生労働行政推進調査事業費補助金（循環器疾患・糖尿病等生活習慣病対策総合研究事業）の「日本人の食事摂取基準（2020年版）の策定に資する代謝性疾患の栄養評価及び各栄養素等の最新知見の評価に関する研究」を中心に行った。こうしたレビューの方法については，今後，その標準化を図っていく必要がある。特に，摂取量の数値の算定

を目的とする食事摂取基準で求められるレビューの方法は，定性的な予防及び治療指針の策定を目的とする他のガイドラインで求められるレビューの方法とは異なるため，食事摂取基準に特化したレビュー方法の開発，向上及びその標準化を図る必要がある。

　なお，前回の策定までに用いられた論文や資料についても必要に応じて再検討を行った。ただし，他の医療分野と異なり，エビデンスレベルを判断し明示する方法は，人間栄養学，公衆栄養学，予防栄養学では十分に確立していない。加えて，得られるエビデンスレベルは，栄養素間でばらつきが生じる。

　こういった実情を踏まえ，メタ・アナリシスなど，情報の統合が定量的に行われている場合には，基本的にはそれを優先的に参考にすることとした。実際には，それぞれの研究の内容を詳細に検討し，現時点で利用可能な情報で，最も信頼度の高い情報を用いるように留意した。さらに，食事摂取基準のように，「定性的な文章」ではなく，「量」の算定を目的とするガイドラインにおいては，通常のメタ・アナリシスよりも量・反応関係メタ・アナリシス（dose-response meta-analysis）から得られる情報の利用価値が高い。そこで，今回の策定では，目標量に限って，表1のような基準でエビデンスレベルを付すことにした。

表1　目標量の算定に付したエビデンスレベル[1, 2]

エビデンスレベル	数値の算定に用いられた根拠	栄養素
D1	介入研究又はコホート研究のメタ・アナリシス，並びにその他の介入研究又はコホート研究に基づく。	たんぱく質，飽和脂肪酸，食物繊維，ナトリウム（食塩相当量），カリウム
D2	複数の介入研究又はコホート研究に基づく。	—
D3	日本人の摂取量等分布に関する観察研究（記述疫学研究）に基づく。	脂質
D4	他の国・団体の食事摂取基準又はそれに類似する基準に基づく。	—
D5	その他	炭水化物[3]

[1] 複数のエビデンスレベルが該当する場合は上位のレベルとする。
[2] 目標量は食事摂取基準として十分な科学的根拠がある栄養素について策定するものであり，エビデンスレベルはあくまでも参考情報である点に留意すべきである。
[3] 炭水化物の目標量は，総エネルギー摂取量（100%エネルギー）のうち，たんぱく質及び脂質が占めるべき割合を差し引いた値である。

2－3　指標及び基準改定の採択方針

●推定平均必要量（estimated average requirement：EAR）
・十分な科学的根拠が得られたものについては，推定平均必要量を設定する。
・推定平均必要量の算定において，身体的エンドポイントを変更した場合には，その根拠に基づき推定平均必要量の値を変更する。
・参照体位の変更に伴い，必要に応じて推定平均必要量の値を変更する。

●推奨量（recommended dietary allowance：RDA）
・推定平均必要量を設定したものについては，推奨量を設定する。
・変動係数の変更が必要と判断される明確な根拠が得られ，変動係数を変更したものについては，推奨量を変更する。

●目安量（adequate intake：AI）
・栄養素の不足状態を示す者がほとんど存在しない集団で，日本人の代表的な栄養素摂取量の分布が得られる場合は，その中央値とする。この場合，複数の報告において，最も摂取量が少ない集団の中央値を用いることが望ましい。
　また，目安量の策定に当たっては，栄養素の不足状態を示さない「十分な量」の程度に留意する必要

があることから，その取扱いは以下のとおりとする。

①他国の食事摂取基準や国際的なガイドライン，調査データ等を参考に判断できる場合には，中央値にこだわらず，適切な値を選択する。

②得られる日本人の代表的な栄養素摂取量のデータが限定的かつ参考となる情報が限定的で「十分な量」の程度の判断が困難な場合には，そのことを記述の上，得られるデータの中央値を選択しても差し支えない。

●耐容上限量（tolerable upper intake level：UL）

・十分な科学的根拠が得られたものについては，耐容上限量を設定する。

・新たな知見により，健康障害発現量を見直す必要が生じた場合には，耐容上限量を変更する。

・不確実性要因の決定において変更が必要な知見が新たに得られた場合には，不確実性因子（UF）を変更する。

●目標量（tentative dietary goal for preventing life-style related diseases：DG）

・値を設定するに十分な科学的根拠を有し，かつ現在の日本人において，食事による摂取と生活習慣病との関連での優先度が高いものについては，目標量を設定する。

・十分な科学的根拠により導き出された値が，国民の摂取実態と大きく乖離している場合は，当面摂取を目標とする量として目標量を設定する。

・なお，生活習慣病の重症化予防及びフレイル予防を目的として摂取量の基準を設定する必要のある栄養素については，発症予防を目的とした量（目標量）とは区別して設定し，食事摂取基準の各表の脚注に示す。

２－４　年齢区分

表2に示した年齢区分を用いることとした。乳児については，前回と同様に，「出生後6か月未満（0〜5か月）」と「6か月以上1歳未満（6〜11か月）」の二つに区分することとしたが，特に成長に合わせてより詳細な年齢区分設定が必要と考えられたエネルギー及びたんぱく質については，「出生後6か月未満（0〜5か月）」及び「6か月以上9か月未満（6〜8か月）」，「9か月以上1歳未満（9〜11か月）」の三つの区分で表した。なお，エネルギー及びたんぱく質以外の栄養素でも詳細な月齢区分の設定が必要と考えられるが，母乳中の栄養素濃度や乳児の離乳食に関して信頼度の高い新たな知見が得られなかったことから，今後の課題とする。

表2　年齢区分
年齢等
0〜5　（月）※
6〜11　（月）※
1〜2　（歳）
3〜5　（歳）
6〜7　（歳）
8〜9　（歳）
10〜11　（歳）
12〜14　（歳）
15〜17　（歳）
18〜29　（歳）
30〜49　（歳）
50〜64　（歳）
65〜74　（歳）
75以上　（歳）

※エネルギー及びたんぱく質については，「0〜5か月」，「6〜8か月」，「9〜11か月」の三つの区分で表した。

1〜17歳を小児，18歳以上を成人とした。なお，高齢者については，65歳以上とし，年齢区分については，65〜74歳，75歳以上の二つの区分を設けた。ただし，栄養素等によっては，高齢者における各年齢区分のエビデンスが必ずしも十分ではない点には留意すべきである。

２－５　参照体位

２－５－１　目的

食事摂取基準の策定において参照する体位（身長・体重）は，性及び年齢区分に応じ，日本人として平均的な体位を持った者を想定し，健全な発育及び健康の保持・増進，生活習慣病の予防を考える上で

の参照値として提示し，これを参照体位（参照身長，参照体重）と呼ぶ（表3）。

表3　参照体位（参照身長，参照体重）[1]

性　別	男　性		女　性[2]	
年齢等	参照身長(cm)	参照体重(kg)	参照身長(cm)	参照体重(kg)
0～ 5 （月）	61.5	6.3	60.1	5.9
6～11 （月）	71.6	8.8	70.2	8.1
6～ 8 （月）	69.8	8.4	68.3	7.8
9～11 （月）	73.2	9.1	71.9	8.4
1～ 2 （歳）	85.8	11.5	84.6	11.0
3～ 5 （歳）	103.6	16.5	103.2	16.1
6～ 7 （歳）	119.5	22.2	118.3	21.9
8～ 9 （歳）	130.4	28.0	130.4	27.4
10～11 （歳）	142.0	35.6	144.0	36.3
12～14 （歳）	160.5	49.0	155.1	47.5
15～17 （歳）	170.1	59.7	157.7	51.9
18～29 （歳）	171.0	64.5	158.0	50.3
30～49 （歳）	171.0	68.1	158.0	53.0
50～64 （歳）	169.0	68.0	155.8	53.8
65～74 （歳）	165.2	65.0	152.0	52.1
75 以上 （歳）	160.8	59.6	148.0	48.8

[1] 0～17歳は，日本小児内分泌学会・日本成長学会合同標準値委員会による小児の体格評価に用いる身長，体重の標準値を基に，年齢区分に応じて，当該月齢及び年齢区分の中央時点における中央値を引用した。ただし，公表数値が年齢区分と合致しない場合は，同様の方法で算出した値を用いた。18歳以上は，平成28年国民健康・栄養調査における当該の性及び年齢区分における身長・体重の中央値を用いた。
[2] 妊婦，授乳婦を除く。

2−5−2　基本的な考え方

　乳児・小児については，日本小児内分泌学会・日本成長学会合同標準値委員会による小児の体格評価に用いる身長，体重の標準値を参照体位とした。

　一方，成人・高齢者については，現時点では，性別及び年齢区分ごとの標準値となり得る理想の体位が不明なことから，これまでの日本人の食事摂取基準での方針を踏襲し，原則として利用可能な直近のデータを現況値として用い，性別及び年齢区分ごとに一つの代表値を算定することとした。

　なお，現況において，男性では肥満の者の割合が約3割，女性では20～30歳代でやせの者の割合が2割程度見られる。また，高齢者においては，身長，体重の測定上の課題を有している。今後，こうした点を踏まえ，望ましい体位についての検証が必要である。

2−5−3　算出方法等

●乳児・小児

　日本小児内分泌学会・日本成長学会合同標準値委員会による小児の体格評価に用いる身長，体重の標準値を基に，年齢区分に応じて，当該月齢及び年齢区分の中央時点における中央値を引用した。ただし，公表数値が年齢区分と合致しない場合は，同様の方法で算出した値を用いた。

●成人・高齢者（18歳以上）

　平成28年国民健康・栄養調査における当該の性・年齢区分における身長・体重の中央値とし，女性

については，妊婦，授乳婦を除いて算出した。

参考資料として，分布を示す統計量を以下に示す（参考表1，2）。

参考表1　身長 (cm) の分布 (25, 50, 75 パーセンタイル) (性, 年齢区分別)[1]

年　齢		パーセンタイル		
		25	50	75
男性	18～29（歳）	167.9	171.0	175.0
	30～49（歳）	168.0	171.0	175.0
	50～64（歳）	165.0	169.0	173.0
	65～74（歳）	161.5	165.2	169.1
	75以上（歳）	156.9	160.8	165.0
女性[2]	18～29（歳）	154.0	158.0	162.0
	30～49（歳）	154.3	158.0	161.6
	50～64（歳）	152.2	155.8	159.3
	65～74（歳）	148.2	152.0	155.8
	75以上（歳）	144.0	148.0	151.8

[1] 平成28年国民健康・栄養調査における当該の性及び年齢区分における身長の分布。全国補正値。
[2] 妊婦，授乳婦を除く。

参考表2　体重 (kg) の分布 (25, 50, 75 パーセンタイル) (性, 年齢区分別)[1]

年　齢		パーセンタイル		
		25	50	75
男性	18～29（歳）	57.4	64.5	74.0
	30～49（歳）	62.0	68.1	76.4
	50～64（歳）	61.6	68.0	75.0
	65～74（歳）	58.5	65.0	71.5
	75以上（歳）	53.6	59.6	66.4
女性[2]	18～29（歳）	46.5	50.3	55.2
	30～49（歳）	48.0	53.0	59.1
	50～64（歳）	48.6	53.8	59.7
	65～74（歳）	47.0	52.1	58.0
	75以上（歳）	43.0	48.8	54.8

[1] 平成28年国民健康・栄養調査における当該の性及び年齢区分における身長の分布。全国補正値。
[2] 妊婦，授乳婦を除く。

2－6　策定した食事摂取基準

1歳以上について基準を策定した栄養素と指標を表4に示す。

なお，健康増進法に基づき厚生労働大臣が定めるものとされている栄養素の摂取量の基準について参考情報がある場合は，原則として，該当栄養素の摂取量の基準に係る表の脚注に記載する。

表4　基準を策定した栄養素と指標[1]（1歳以上）

<table>
<tr><th colspan="2">栄養素</th><th>推定平均
必要量
（EAR）</th><th>推奨量
（RDA）</th><th>目安量
（AI）</th><th>耐容
上限量
（UL）</th><th>目標量
（DG）</th></tr>
<tr><td colspan="2">たんぱく質[2]</td><td>○b</td><td>○b</td><td>—</td><td>—</td><td>○[3]</td></tr>
<tr><td rowspan="5">脂質</td><td>脂　質</td><td>—</td><td>—</td><td>—</td><td>—</td><td>○[3]</td></tr>
<tr><td>飽和脂肪酸[4]</td><td>—</td><td>—</td><td>—</td><td>—</td><td>○[3]</td></tr>
<tr><td>n−6系脂肪酸</td><td>—</td><td>—</td><td>○</td><td>—</td><td>—</td></tr>
<tr><td>n−3系脂肪酸</td><td>—</td><td>—</td><td>○</td><td>—</td><td>—</td></tr>
<tr><td>コレステロール[5]</td><td>—</td><td>—</td><td>—</td><td>—</td><td>—</td></tr>
<tr><td rowspan="3">炭水化物</td><td>炭水化物</td><td>—</td><td>—</td><td>—</td><td>—</td><td>○[3]</td></tr>
<tr><td>食物繊維</td><td>—</td><td>—</td><td>—</td><td>—</td><td>○</td></tr>
<tr><td>糖類</td><td>—</td><td>—</td><td>—</td><td>—</td><td>—</td></tr>
<tr><td colspan="2">主要栄養素バランス[2]</td><td>—</td><td>—</td><td>—</td><td>—</td><td>○[3]</td></tr>
<tr><td rowspan="13">ビタミン</td><td colspan="1" rowspan="4">脂溶性</td></tr>
</table>

<table>
<tr><th colspan="3">栄養素</th><th>推定平均
必要量
（EAR）</th><th>推奨量
（RDA）</th><th>目安量
（AI）</th><th>耐容
上限量
（UL）</th><th>目標量
（DG）</th></tr>
<tr><td rowspan="13">ビ
タ
ミ
ン</td><td rowspan="4">脂溶性</td><td>ビタミン A</td><td>○a</td><td>○a</td><td>—</td><td>○</td><td>—</td></tr>
<tr><td>ビタミン D[2]</td><td>—</td><td>—</td><td>○</td><td>○</td><td>—</td></tr>
<tr><td>ビタミン E</td><td>—</td><td>—</td><td>○</td><td>○</td><td>—</td></tr>
<tr><td>ビタミン K</td><td>—</td><td>—</td><td>○</td><td>—</td><td>—</td></tr>
<tr><td rowspan="9">水溶性</td><td>ビタミン B₁</td><td>○c</td><td>○c</td><td>—</td><td>—</td><td>—</td></tr>
<tr><td>ビタミン B₂</td><td>○c</td><td>○c</td><td>—</td><td>—</td><td>—</td></tr>
<tr><td>ナイアシン</td><td>○a</td><td>○a</td><td>—</td><td>○</td><td>—</td></tr>
<tr><td>ビタミン B₆</td><td>○b</td><td>○b</td><td>—</td><td>○</td><td>—</td></tr>
<tr><td>ビタミン B₁₂</td><td>○a</td><td>○a</td><td>—</td><td>—</td><td>—</td></tr>
<tr><td>葉　酸</td><td>○a</td><td>○a</td><td>—</td><td>○[7]</td><td>—</td></tr>
<tr><td>パントテン酸</td><td>—</td><td>—</td><td>○</td><td>—</td><td>—</td></tr>
<tr><td>ビオチン</td><td>—</td><td>—</td><td>○</td><td>—</td><td>—</td></tr>
<tr><td>ビタミン C</td><td>○x</td><td>○x</td><td>—</td><td>—</td><td>—</td></tr>
<tr><td rowspan="13">ミ
ネ
ラ
ル</td><td rowspan="5">多
量</td><td>ナトリウム[6]</td><td>○a</td><td>—</td><td>—</td><td>—</td><td>○</td></tr>
<tr><td>カリウム</td><td>—</td><td>—</td><td>○</td><td>—</td><td>○</td></tr>
<tr><td>カルシウム</td><td>○b</td><td>○b</td><td>—</td><td>○</td><td>—</td></tr>
<tr><td>マグネシウム</td><td>○b</td><td>○b</td><td>—</td><td>○[7]</td><td>—</td></tr>
<tr><td>リ　ン</td><td>—</td><td>—</td><td>○</td><td>○</td><td>—</td></tr>
<tr><td rowspan="8">微
量</td><td>鉄</td><td>○x</td><td>○x</td><td>—</td><td>○</td><td>—</td></tr>
<tr><td>亜　鉛</td><td>○b</td><td>○b</td><td>—</td><td>○</td><td>—</td></tr>
<tr><td>銅</td><td>○b</td><td>○b</td><td>—</td><td>○</td><td>—</td></tr>
<tr><td>マンガン</td><td>—</td><td>—</td><td>○</td><td>○</td><td>—</td></tr>
<tr><td>ヨウ素</td><td>○a</td><td>○a</td><td>—</td><td>○</td><td>—</td></tr>
<tr><td>セレン</td><td>○a</td><td>○a</td><td>—</td><td>○</td><td>—</td></tr>
<tr><td>クロム</td><td>—</td><td>—</td><td>○</td><td>○</td><td>—</td></tr>
<tr><td>モリブデン</td><td>○b</td><td>○b</td><td>—</td><td>○</td><td>—</td></tr>
</table>

[1] 一部の年齢区分についてだけ設定した場合も含む。
[2] フレイル予防を図る上での留意事項を表の脚注として記載。
[3] 総エネルギー摂取量に占めるべき割合（％エネルギー）。
[4] 脂質異常症の重症化予防を目的としたコレステロールの量と，トランス脂肪酸の摂取に関する参考
　情報を表の脚注として記載。
[5] 脂質異常症の重症化予防を目的とした量を飽和脂肪酸の表の脚注に記載。
[6] 高血圧及び慢性腎臓病（CKD）の重症化予防を目的とした量を表の脚注として記載。
[7] 通常の食品以外の食品からの摂取について定めた。
[a] 集団内の半数の者に不足又は欠乏の症状が現れ得る摂取量をもって推定平均必要量とした栄養素。
[b] 集団内の半数の者で体内量が維持される摂取量をもって推定平均必要量とした栄養素。
[c] 集団内の半数の者で体内量が飽和している摂取量をもって推定平均必要量とした栄養素。
[x] 上記以外の方法で推定平均必要量が定められた栄養素。

エネルギーの食事摂取基準：推定エネルギー必要量（kcal/日）

性　別	男　性			女　性		
身体活動レベル[1]	Ⅰ	Ⅱ	Ⅲ	Ⅰ	Ⅱ	Ⅲ
0〜5　（月）	—	550	—	—	500	—
6〜8　（月）	—	650	—	—	600	—
9〜11（月）	—	700	—	—	650	—
1〜2　（歳）	—	950	—	—	900	—
3〜5　（歳）	—	1,300	—	—	1,250	—
6〜7　（歳）	1,350	1,550	1,750	1,250	1,450	1,650
8〜9　（歳）	1,600	1,850	2,100	1,500	1,700	1,900
10〜11（歳）	1,950	2,250	2,500	1,850	2,100	2,350
12〜14（歳）	2,300	2,600	2,900	2,150	2,400	2,700
15〜17（歳）	2,500	2,800	3,150	2,050	2,300	2,550
18〜29（歳）	2,300	2,650	3,050	1,700	2,000	2,300
30〜49（歳）	2,300	2,700	3,050	1,750	2,050	2,350
50〜64（歳）	2,200	2,600	2,950	1,650	1,950	2,250
65〜74（歳）	2,050	2,400	2,750	1,550	1,850	2,100
75以上（歳）[2]	1,800	2,100	—	1,400	1,650	—
妊婦（付加量）[3]初期				＋50	＋50	＋50
中期				＋250	＋250	＋250
後期				＋450	＋450	＋450
授乳婦（付加量）				＋350	＋350	＋350

[1] 身体活動レベルは，低い，ふつう，高いの三つのレベルとして，それぞれⅠ，Ⅱ，Ⅲで示した。
[2] レベルⅡは自立している者，レベルⅠは自宅にいてほとんど外出しない者に相当する。レベルⅠは高齢者施設で自立に近い状態で過ごしている者にも適用できる値である。
[3] 妊婦個々の体格や妊娠中の体重増加量及び胎児の発育状況の評価を行うことが必要である。
注1：活用に当たっては，食事摂取状況のアセスメント，体重及びBMIの把握を行い，エネルギーの過不足は，体重の変化又はBMIを用いて評価すること。
注2：身体活動レベルⅠの場合，少ないエネルギー消費量に見合った少ないエネルギー摂取量を維持することになるため，健康の保持・増進の観点からは，身体活動量を増加させる必要がある。

たんぱく質の食事摂取基準（推定平均必要量，推奨量，目安量：g/日，目標量：%エネルギー）

性　別	男　性				女　性			
年齢等	推定平均必要量	推奨量	目安量	目標量[1]	推定平均必要量	推奨量	目安量	目標量[1]
0〜5　（月）	—	—	10	—	—	—	10	—
6〜8　（月）	—	—	15	—	—	—	15	—
9〜11（月）	—	—	25	—	—	—	25	—
1〜2　（歳）	15	20	—	13〜20	15	20	—	13〜20
3〜5　（歳）	20	25	—	13〜20	20	25	—	13〜20
6〜7　（歳）	25	30	—	13〜20	25	30	—	13〜20
8〜9　（歳）	30	40	—	13〜20	30	40	—	13〜20
10〜11（歳）	40	45	—	13〜20	40	50	—	13〜20
12〜14（歳）	50	60	—	13〜20	45	55	—	13〜20
15〜17（歳）	50	65	—	13〜20	45	55	—	13〜20
18〜29（歳）	50	65	—	13〜20	40	50	—	13〜20
30〜49（歳）	50	65	—	13〜20	40	50	—	13〜20
50〜64（歳）	50	65	—	14〜20	40	50	—	14〜20
65〜74（歳）[2]	50	60	—	15〜20	40	50	—	15〜20
75以上（歳）[2]	50	60	—	15〜20	40	50	—	15〜20
妊婦（付加量）初期					＋0	＋0	—	—[3]
中期					＋5	＋5	—	—[3]
後期					＋20	＋25	—	—[4]
授乳婦（付加量）					＋15	＋20	—	—[4]

[1] 範囲に関しては，おおむねの値を示したものであり，弾力的に運用すること。
[2] 65歳以上の高齢者について，フレイル予防を目的とした量を定めることは難しいが，身長・体重が参照体位に比べて小さい者や，特に75歳以上であって加齢に伴い身体活動量が大きく低下した者など，必要エネルギー摂取量が低い者では，下限が推奨量を下回る場合があり得る。この場合でも，下限は推奨量以上とすることが望ましい。
[3] 妊婦（初期・中期）の目標量は，13〜20%エネルギーとした。
[4] 妊婦（後期）及び授乳婦の目標量は，15〜20%エネルギーとした。

性　別	脂質の食事摂取基準（%エネルギー）				飽和脂肪酸の食事摂取基準（%エネルギー）[2,3]	
	男　性		女　性		男　性	女　性
年齢等	目安量	目標量[1]	目安量	目標量[1]	目標量	目標量
0～5　（月）	50	—	50	—	—	—
6～11　（月）	40	—	40	—	—	—
1～2　（歳）	—	20～30	—	20～30	—	—
3～5　（歳）	—	20～30	—	20～30	10以下	10以下
6～7　（歳）	—	20～30	—	20～30	10以下	10以下
8～9　（歳）	—	20～30	—	20～30	10以下	10以下
10～11（歳）	—	20～30	—	20～30	10以下	10以下
12～14（歳）	—	20～30	—	20～30	10以下	10以下
15～17（歳）	—	20～30	—	20～30	8以下	8以下
18～29（歳）	—	20～30	—	20～30	7以下	7以下
30～49（歳）	—	20～30	—	20～30	7以下	7以下
50～64（歳）	—	20～30	—	20～30	7以下	7以下
65～74（歳）	—	20～30	—	20～30	7以下	7以下
75以上（歳）	—	20～30	—	20～30	7以下	7以下
妊　婦			—	20～30		7以下
授乳婦			—	20～30		7以下

[1] 範囲に関しては，おおむねの値を示したものである。
[2] 飽和脂肪酸と同じく，脂質異常症及び循環器疾患に関与する栄養素としてコレステロールがある。コレステロールに目標量は設定しないが，これは許容される摂取量に上限が存在しないことを保証するものではない。また，脂質異常症の重症化予防の目的からは，200mg/日未満に留めることが望ましい。
[3] 飽和脂肪酸と同じく，冠動脈疾患に関与する栄養素としてトランス脂肪酸がある。日本人の大多数は，トランス脂肪酸に関する世界保健機関（WHO）の目標（1%エネルギー未満）を下回っており，トランス脂肪酸の摂取による健康への影響は，飽和脂肪酸の摂取によるものと比べて小さいと考えられる。ただし，脂質に偏った食事をしている者では，留意する必要がある。トランス脂肪酸は人体にとって不可欠な栄養素ではなく，健康の保持・増進を図る上で積極的な摂取は勧められないことから，その摂取量は1%エネルギー未満に留めることが望ましく，1%エネルギー未満でもできるだけ低く留めることが望ましい。

性　別	n－6系脂肪酸の食事摂取基準（g/日）		n－3系脂肪酸の食事摂取基準（g/日）	
	男　性	女　性	男　性	女　性
年齢等	目安量	目安量	目安量	目安量
0～5　（月）	4	4	0.9	0.9
6～11　（月）	4	4	0.8	0.8
1～2　（歳）	4	4	0.7	0.8
3～5　（歳）	6	6	1.1	1.0
6～7　（歳）	8	7	1.5	1.3
8～9　（歳）	8	7	1.5	1.3
10～11（歳）	10	8	1.6	1.6
12～14（歳）	11	9	1.9	1.6
15～17（歳）	13	9	2.1	1.6
18～29（歳）	11	8	2.0	1.6
30～49（歳）	10	8	2.0	1.6
50～64（歳）	10	8	2.2	1.9
65～74（歳）	9	8	2.2	2.0
75以上（歳）	8	7	2.1	1.8
妊　婦		9		1.6
授乳婦		10		1.8

	炭水化物の食事摂取基準（％エネルギー）		食物繊維の食事摂取基準（g/日）	
性　別	男　性	女　性	男　性	女　性
年齢等	目標量[1,2]	目標量[1,2]	目標量	目標量
0〜5　（月）	―	―	―	―
6〜11（月）	―	―	―	―
1〜2　（歳）	50〜65	50〜65	―	―
3〜5　（歳）	50〜65	50〜65	8以上	8以上
6〜7　（歳）	50〜65	50〜65	10以上	10以上
8〜9　（歳）	50〜65	50〜65	11以上	11以上
10〜11（歳）	50〜65	50〜65	13以上	13以上
12〜14（歳）	50〜65	50〜65	17以上	17以上
15〜17（歳）	50〜65	50〜65	19以上	18以上
18〜29（歳）	50〜65	50〜65	21以上	18以上
30〜49（歳）	50〜65	50〜65	21以上	18以上
50〜64（歳）	50〜65	50〜65	21以上	18以上
65〜74（歳）	50〜65	50〜65	20以上	17以上
75以上（歳）	50〜65	50〜65	20以上	17以上
妊　婦		50〜65		18以上
授乳婦		50〜65		18以上

[1] 範囲に関しては，おおむねの値を示したものである。
[2] アルコールを含む。ただし，アルコールの摂取を勧めるものではない。

ビタミンAの食事摂取基準（μgRAE/日）[1]								
性　別	男　性				女　性			
年齢等	推定平均必要量[2]	推奨量[2]	目安量[3]	耐容上限量[3]	推定平均必要量[2]	推奨量[2]	目安量[3]	耐容上限量[3]
0〜5　（月）	―	―	300	600	―	―	300	600
6〜11（月）	―	―	400	600	―	―	400	600
1〜2　（歳）	300	400	―	600	250	350	―	600
3〜5　（歳）	350	450	―	700	350	500	―	850
6〜7　（歳）	300	400	―	950	300	400	―	1,200
8〜9　（歳）	350	500	―	1,200	350	500	―	1,500
10〜11（歳）	450	600	―	1,500	400	600	―	1,900
12〜14（歳）	550	800	―	2,100	500	700	―	2,500
15〜17（歳）	650	900	―	2,500	500	650	―	2,800
18〜29（歳）	600	850	―	2,700	450	650	―	2,700
30〜49（歳）	650	900	―	2,700	500	700	―	2,700
50〜64（歳）	650	900	―	2,700	500	700	―	2,700
65〜74（歳）	600	850	―	2,700	500	700	―	2,700
75以上（歳）	550	800	―	2,700	450	650	―	2,700
妊婦(付加量)初期					＋0	＋0	―	―
中期					＋0	＋0	―	―
後期					＋60	＋80	―	―
授乳婦（付加量）					＋300	＋450	―	―

[1] レチノール活性当量（μgRAE）
　＝レチノール（μg）＋β-カロテン（μg）×1/12＋α-カロテン（μg）×1/24
　　＋β-クリプトキサンチン（μg）×1/24＋その他のプロビタミンAカロテノイド（μg）×1/24
[2] プロビタミンAカロテノイドを含む。
[3] プロビタミンAカロテノイドを含まない。

年齢等	ビタミンDの食事摂取基準 (μg/日)[1]				ビタミンEの食事摂取基準 (mg/日)[2]				ビタミンKの食事摂取基準 (μg/日)	
性別	男性		女性		男性		女性		男性	女性
	目安量	耐容上限量	目安量	耐容上限量	目安量	耐容上限量	目安量	耐容上限量	目安量	目安量
0～5（月）	5.0	25	5.0	25	3.0	—	3.0	—	4	4
6～11（月）	5.0	25	5.0	25	4.0	—	4.0	—	7	7
1～2（歳）	3.0	20	3.5	20	3.0	150	3.0	150	50	60
3～5（歳）	3.5	30	4.0	30	4.0	200	4.0	200	60	70
6～7（歳）	4.5	30	5.0	30	5.0	300	5.0	300	80	90
8～9（歳）	5.0	40	6.0	40	5.0	350	5.0	350	90	110
10～11（歳）	6.5	60	8.0	60	5.5	450	5.5	450	110	140
12～14（歳）	8.0	80	9.5	80	6.5	650	6.0	600	140	170
15～17（歳）	9.0	90	8.5	90	7.0	750	5.5	650	160	150
18～29（歳）	8.5	100	8.5	100	6.0	850	5.0	650	150	150
30～49（歳）	8.5	100	8.5	100	6.0	900	5.5	700	150	150
50～64（歳）	8.5	100	8.5	100	7.0	850	6.0	700	150	150
65～74（歳）	8.5	100	8.5	100	7.0	850	6.5	650	150	150
75以上（歳）	8.5	100	8.5	100	6.5	750	6.5	650	150	150
妊婦			8.5	—			6.5	—		150
授乳婦			8.5	—			7.0	—		150

[1] 日照により皮膚でビタミンDが産生されることを踏まえ，フレイル予防を図る者はもとより，全年齢区分を通じて，日常生活において可能な範囲内での適度な日光浴を心掛けるとともに，ビタミンDの摂取については，日照時間を考慮に入れることが重要である。
[2] α-トコフェロールについて算定した。α-トコフェロール以外のビタミンEは含んでいない。

年齢等	ビタミンB$_1$の食事摂取基準 (mg/日)[1,2]						ビタミンB$_2$の食事摂取基準 (mg/日)[3]					
性別	男性			女性			男性			女性		
	推定平均必要量	推奨量	目安量	推定平均必要量	推奨量	目安量	推定平均必要量	推奨量	目安量	推定平均必要量	推奨量	目安量
0～5（月）	—	—	0.1	—	—	0.1	—	—	0.3	—	—	0.3
6～11（月）	—	—	0.2	—	—	0.2	—	—	0.4	—	—	0.4
1～2（歳）	0.4	0.5	—	0.4	0.5	—	0.5	0.6	—	0.5	0.5	—
3～5（歳）	0.6	0.7	—	0.6	0.7	—	0.7	0.8	—	0.6	0.8	—
6～7（歳）	0.7	0.8	—	0.7	0.8	—	0.8	0.9	—	0.7	0.9	—
8～9（歳）	0.8	1.0	—	0.8	0.9	—	0.9	1.1	—	0.9	1.0	—
10～11（歳）	1.0	1.2	—	0.9	1.1	—	1.1	1.4	—	1.0	1.3	—
12～14（歳）	1.2	1.4	—	1.1	1.3	—	1.3	1.6	—	1.2	1.4	—
15～17（歳）	1.3	1.5	—	1.0	1.2	—	1.4	1.7	—	1.2	1.4	—
18～29（歳）	1.2	1.4	—	0.9	1.1	—	1.3	1.6	—	1.0	1.2	—
30～49（歳）	1.2	1.4	—	0.9	1.1	—	1.3	1.6	—	1.0	1.2	—
50～64（歳）	1.1	1.3	—	0.9	1.1	—	1.2	1.5	—	1.0	1.2	—
65～74（歳）	1.1	1.3	—	0.9	1.1	—	1.2	1.5	—	1.0	1.2	—
75以上（歳）	1.0	1.2	—	0.8	0.9	—	1.1	1.3	—	0.9	1.0	—
妊婦（付加量）				+0.2	+0.2	—				+0.2	+0.3	—
授乳婦（付加量）				+0.2	+0.2	—				+0.5	+0.6	—

[1] チアミン塩化物塩酸塩（分子量＝337.3）の重量として示した。
[2] 身体活動レベルⅡの推定エネルギー必要量を用いて算定した。
特記事項：推定平均必要量は，ビタミンB$_1$の欠乏症である脚気を予防するに足る最小必要量からではなく，尿中にビタミンB$_1$の排泄量が増大し始める摂取量（体内飽和量）から算定。
[3] 身体活動レベルⅡの推定エネルギー必要量を用いて算定した。
特記事項：推定平均必要量は，ビタミンB$_2$の欠乏症である口唇炎，口角炎，舌炎などの皮膚炎を予防するに足る最小量からではなく，尿中にビタミンB$_2$の排泄量が増大し始める摂取量（体内飽和量）から算定。

ナイアシンの食事摂取基準 (mgNE/日)[1, 2]								
性　別	男　性				女　性			
年齢等	推定平均 必要量	推奨量	目安量	耐容 上限量[3]	推定平均 必要量	推奨量	目安量	耐容 上限量[3]
0～5（月）[4]	—	—	2	—	—	—	2	—
6～11（月）	—	—	3	—	—	—	3	—
1～2（歳）	5	6	—	60(15)	4	5	—	60(15)
3～5（歳）	6	8	—	80(20)	6	7	—	80(20)
6～7（歳）	7	9	—	100(30)	7	8	—	100(30)
8～9（歳）	9	11	—	150(35)	8	10	—	150(35)
10～11（歳）	11	13	—	200(45)	10	10	—	150(45)
12～14（歳）	12	15	—	250(60)	12	14	—	250(60)
15～17（歳）	14	17	—	300(70)	11	13	—	250(65)
18～29（歳）	13	15	—	300(80)	9	11	—	250(65)
30～49（歳）	13	15	—	350(85)	10	12	—	250(65)
50～64（歳）	12	14	—	350(85)	9	11	—	250(65)
65～74（歳）	12	14	—	300(80)	9	11	—	250(65)
75以上（歳）	11	13	—	300(75)	9	10	—	250(60)
妊　婦（付加量）					+0	+0	—	—
授乳婦（付加量）					+3	+3	—	—

[1] ナイアシン当量（NE）＝ナイアシン＋1/60 トリプトファンで示した。
[2] 身体活動レベルⅡの推定エネルギー必要量を用いて算定した。
[3] ニコチンアミドの重量（mg/日），（ ）内はニコチン酸の重量（mg/日）。
[4] 単位はmg/日。

ビタミンB6の食事摂取基準 (mg/日)[1]								ビタミンB12の食事摂取基準 (μg/日)[3]					
性　別	男　性				女　性				男　性			女　性		
年齢等	推定 平均 必要量	推奨量	目安量	耐容 上限量[2]	推定 平均 必要量	推奨量	目安量	耐容 上限量[2]	推定 平均 必要量	推奨量	目安量	推定 平均 必要量	推奨量	目安量
0～5（月）	—	—	0.2	—	—	—	0.2	—	—	—	0.4	—	—	0.4
6～11（月）	—	—	0.3	—	—	—	0.3	—	—	—	0.5	—	—	0.5
1～2（歳）	0.4	0.5	—	10	0.4	0.5	—	10	0.8	0.9	—	0.8	0.9	—
3～5（歳）	0.5	0.6	—	15	0.5	0.6	—	15	0.9	1.1	—	0.9	1.1	—
6～7（歳）	0.7	0.8	—	20	0.6	0.7	—	20	1.1	1.3	—	1.1	1.3	—
8～9（歳）	0.8	0.9	—	25	0.8	0.9	—	25	1.3	1.6	—	1.3	1.6	—
10～11（歳）	1.0	1.1	—	30	1.0	1.1	—	30	1.6	1.9	—	1.6	1.9	—
12～14（歳）	1.2	1.4	—	40	1.0	1.3	—	40	2.0	2.4	—	2.0	2.4	—
15～17（歳）	1.2	1.5	—	50	1.0	1.3	—	45	2.0	2.4	—	2.0	2.4	—
18～29（歳）	1.1	1.4	—	55	1.0	1.1	—	45	2.0	2.4	—	2.0	2.4	—
30～49（歳）	1.1	1.4	—	60	1.0	1.1	—	45	2.0	2.4	—	2.0	2.4	—
50～64（歳）	1.1	1.4	—	55	1.0	1.1	—	45	2.0	2.4	—	2.0	2.4	—
65～74（歳）	1.1	1.4	—	50	1.0	1.1	—	40	2.0	2.4	—	2.0	2.4	—
75以上（歳）	1.1	1.4	—	50	1.0	1.1	—	40	2.0	2.4	—	2.0	2.4	—
妊　婦（付加量）					+0.2	+0.2	—	—				+0.3	+0.4	—
授乳婦（付加量）					+0.3	+0.3	—	—				+0.7	+0.8	—

[1] たんぱく質の推奨量を用いて算定した（妊婦・授乳婦の付加量は除く）。
[2] ピリドキシン（分子量＝169.2）の重量として示した。
[3] シアノコバラミン（分子量＝1,355.37）の重量として示した。

葉酸の食事摂取基準（μg/日）[1]								
性 別	男 性				女 性			
年齢等	推定平均 必要量	推奨量	目安量	耐容 上限量[2]	推定平均 必要量	推奨量	目安量	耐容 上限量[2]
0～5 （月）	—	—	40	—	—	—	40	—
6～11 （月）	—	—	60	—	—	—	60	—
1～2 （歳）	80	90	—	200	90	90	—	200
3～5 （歳）	90	110	—	300	90	110	—	300
6～7 （歳）	110	140	—	400	110	140	—	400
8～9 （歳）	130	160	—	500	130	160	—	500
10～11 （歳）	160	190	—	700	160	190	—	700
12～14 （歳）	200	240	—	900	200	240	—	900
15～17 （歳）	220	240	—	900	200	240	—	900
18～29 （歳）	200	240	—	900	200	240	—	900
30～49 （歳）	200	240	—	1,000	200	240	—	1,000
50～64 （歳）	200	240	—	1,000	200	240	—	1,000
65～74 （歳）	200	240	—	900	200	240	—	900
75以上 （歳）	200	240	—	900	200	240	—	900
妊婦（付加量）[3,4]					＋200	＋240	—	—
授乳婦（付加量）					＋80	＋100	—	—

[1] プテロイルモノグルタミン酸（分子量＝441.40）の重量として示した。
[2] 通常の食品以外の食品に含まれる葉酸（狭義の葉酸）に適用する。
[3] 妊娠を計画している女性，妊娠の可能性がある女性及び妊娠初期の妊婦は，胎児の神経管閉鎖障害のリスク低減のために，通常の食品以外の食品に含まれる葉酸（狭義の葉酸）を400μg/日摂取することが望まれる。
[4] 付加量は，中期及び後期にのみ設定した。

	パントテン酸の食事摂取基準（mg/日）		ビオチンの食事摂取基準（μg/日）	
性 別	男 性	女 性	男 性	女 性
年齢等	目安量	目安量	目安量	目安量
0～5 （月）	4	4	4	4
6～11 （月）	5	5	5	5
1～2 （歳）	3	4	20	20
3～5 （歳）	4	4	20	20
6～7 （歳）	5	5	30	30
8～9 （歳）	6	5	30	30
10～11 （歳）	6	6	40	40
12～14 （歳）	7	6	50	50
15～17 （歳）	7	6	50	50
18～29 （歳）	5	5	50	50
30～49 （歳）	5	5	50	50
50～64 （歳）	6	5	50	50
65～74 （歳）	6	5	50	50
75以上 （歳）	6	5	50	50
妊 婦		5		50
授乳婦		6		50

ビタミンCの食事摂取基準（mg/日）[1]						
性　別	男　性			女　性		
年齢等	推定平均必要量	推奨量	目安量	推定平均必要量	推奨量	目安量
0〜5　（月）	—	—	40	—	—	40
6〜11（月）	—	—	40	—	—	40
1〜2　（歳）	35	40	—	35	40	—
3〜5　（歳）	40	50	—	40	50	—
6〜7　（歳）	50	60	—	50	60	—
8〜9　（歳）	60	70	—	60	70	—
10〜11（歳）	70	85	—	70	85	—
12〜14（歳）	85	100	—	85	100	—
15〜17（歳）	85	100	—	85	100	—
18〜29（歳）	85	100	—	85	100	—
30〜49（歳）	85	100	—	85	100	—
50〜64（歳）	85	100	—	85	100	—
65〜74（歳）	80	100	—	80	100	—
75以上（歳）	80	100	—	80	100	—
妊　婦（付加量）				＋10	＋10	—
授乳婦（付加量）				＋40	＋45	—

[1] L―アスコルビン酸（分子量＝176.12）の重量で示した。
特記事項：推定平均必要量は，ビタミンCの欠乏症である壊血病を予防するに足る最小量からではなく，心臓血管系の疾病予防効果及び抗
　　　　　酸化作用の観点から算定。

	ナトリウムの食事摂取基準（mg/日,（　）は食塩相当量［g/日]）[1]						カリウムの食事摂取基準（mg/日）			
性　別	男　性			女　性			男　性		女　性	
年齢等	推定平均必要量	目安量	目標量	推定平均必要量	目安量	目標量	目安量	目標量	目安量	目標量
0〜5　（月）	—	100(0.3)	—	—	100(0.3)	—	400	—	400	—
6〜11（月）	—	600(1.5)	—	—	600(1.5)	—	700	—	700	—
1〜2　（歳）	—	—	(3.0未満)	—	—	(3.0未満)	900	—	900	—
3〜5　（歳）	—	—	(3.5未満)	—	—	(3.5未満)	1,000	1,400以上	1,000	1,400以上
6〜7　（歳）	—	—	(4.5未満)	—	—	(4.5未満)	1,300	1,800以上	1,200	1,800以上
8〜9　（歳）	—	—	(5.0未満)	—	—	(5.0未満)	1,500	2,000以上	1,500	2,000以上
10〜11（歳）	—	—	(6.0未満)	—	—	(6.0未満)	1,800	2,200以上	1,800	2,000以上
12〜14（歳）	—	—	(7.0未満)	—	—	(6.5未満)	2,300	2,400以上	1,900	2,400以上
15〜17（歳）	—	—	(7.5未満)	—	—	(6.5未満)	2,700	3,000以上	2,000	2,600以上
18〜29（歳）	600(1.5)	—	(7.5未満)	600(1.5)	—	(6.5未満)	2,500	3,000以上	2,000	2,600以上
30〜49（歳）	600(1.5)	—	(7.5未満)	600(1.5)	—	(6.5未満)	2,500	3,000以上	2,000	2,600以上
50〜64（歳）	600(1.5)	—	(7.5未満)	600(1.5)	—	(6.5未満)	2,500	3,000以上	2,000	2,600以上
65〜74（歳）	600(1.5)	—	(7.5未満)	600(1.5)	—	(6.5未満)	2,500	3,000以上	2,000	2,600以上
75以上（歳）	600(1.5)	—	(7.5未満)	600(1.5)	—	(6.5未満)	2,500	3,000以上	2,000	2,600以上
妊　婦				600(1.5)	—	(6.5未満)			2,000	2,600以上
授乳婦				600(1.5)	—	(6.5未満)			2,200	2,600以上

[1] 高血圧及び慢性腎臓病（CKD）の重症化予防のための食塩相当量の量は，男女とも6.0g/日未満とした。

性　別	カルシウムの食事摂取基準（mg/日）								マグネシウムの食事摂取基準（mg/日）							
	男　性				女　性				男　性				女　性			
年齢等	推定平均必要量	推奨量	目安量	耐容上限量	推定平均必要量	推奨量	目安量	耐容上限量	推定平均必要量	推奨量	目安量	耐容上限量	推定平均必要量	推奨量	目安量	耐容上限量[1]
0〜5 （月）	—	—	200	—	—	—	200	—	—	—	20	—	—	—	20	—
6〜11 （月）	—	—	250	—	—	—	250	—	—	—	60	—	—	—	60	—
1〜2 （歳）	350	450	—	—	350	400	—	—	60	70	—	—	60	70	—	—
3〜5 （歳）	500	600	—	—	450	550	—	—	80	100	—	—	80	100	—	—
6〜7 （歳）	500	600	—	—	450	550	—	—	110	130	—	—	110	130	—	—
8〜9 （歳）	550	650	—	—	600	750	—	—	140	170	—	—	140	160	—	—
10〜11 （歳）	600	700	—	—	600	750	—	—	180	210	—	—	180	220	—	—
12〜14 （歳）	850	1,000	—	—	700	800	—	—	250	290	—	—	240	290	—	—
15〜17 （歳）	650	800	—	—	550	650	—	—	300	360	—	—	260	310	—	—
18〜29 （歳）	650	800	—	2,500	550	650	—	2,500	280	340	—	—	230	270	—	—
30〜49 （歳）	600	750	—	2,500	550	650	—	2,500	310	370	—	—	240	290	—	—
50〜64 （歳）	600	750	—	2,500	550	650	—	2,500	310	370	—	—	240	290	—	—
65〜74 （歳）	600	750	—	2,500	550	650	—	2,500	290	350	—	—	230	280	—	—
75以上 （歳）	600	700	—	2,500	500	600	—	2,500	270	320	—	—	220	260	—	—
妊　婦（付加量）					+0	+0	—	—					+30	+40	—	—
授乳婦（付加量）					+0	+0	—	—					+0	+0	—	—

[1] 通常の食品以外からの摂取量の耐容上限量は，成人の場合350mg/日，小児では5mg/kg 体重/日とした。それ以外の通常の食品からの摂取の場合，耐容上限量は設定しない。

リンの食事摂取基準（mg/日）				
性　別	男　性		女　性	
年齢等	目安量	耐容上限量	目安量	耐容上限量
0〜5 （月）	120	—	120	—
6〜11 （月）	260	—	260	—
1〜2 （歳）	500	—	500	—
3〜5 （歳）	700	—	700	—
6〜7 （歳）	900	—	800	—
8〜9 （歳）	1,000	—	1,000	—
10〜11 （歳）	1,100	—	1,000	—
12〜14 （歳）	1,200	—	1,000	—
15〜17 （歳）	1,200	—	900	—
18〜29 （歳）	1,000	3,000	800	3,000
30〜49 （歳）	1,000	3,000	800	3,000
50〜64 （歳）	1,000	3,000	800	3,000
65〜74 （歳）	1,000	3,000	800	3,000
75以上 （歳）	1,000	3,000	800	3,000
妊　婦			800	—
授乳婦			800	—

鉄の食事摂取基準（mg/日）

性　別	男　性				女　性					
					月経なし		月経あり			
年齢等	推定平均必要量	推奨量	目安量	耐容上限量	推定平均必要量	推奨量	推定平均必要量	推奨量	目安量	耐容上限量
0～5（月）	—	—	0.5	—	—	—	—	—	0.5	—
6～11（月）	3.5	5.0	—	—	3.5	4.5	—	—	—	—
1～2（歳）	3.0	4.5	—	25	3.0	4.5	—	—	—	20
3～5（歳）	4.0	5.5	—	25	4.0	5.5	—	—	—	25
6～7（歳）	5.0	5.5	—	30	4.5	5.5	—	—	—	30
8～9（歳）	6.0	7.0	—	35	6.0	7.5	—	—	—	35
10～11（歳）	7.0	8.5	—	35	7.0	8.5	10.0	12.0	—	35
12～14（歳）	8.0	10.0	—	40	7.0	8.5	10.0	12.0	—	40
15～17（歳）	8.0	10.0	—	50	5.5	7.0	8.5	10.5	—	40
18～29（歳）	6.5	7.5	—	50	5.5	6.5	8.5	10.5	—	40
30～49（歳）	6.5	7.5	—	50	5.5	6.5	9.0	10.5	—	40
50～64（歳）	6.5	7.5	—	50	5.5	6.5	9.0	11.0	—	40
65～74（歳）	6.0	7.5	—	50	5.0	6.0	—	—	—	40
75以上（歳）	6.0	7.0	—	50	5.0	6.0	—	—	—	40
妊婦（付加量）初期					＋2.0	＋2.5	—	—	—	—
中期・後期					＋8.0	＋9.5	—	—	—	—
授乳婦（付加量）					＋2.0	＋2.5	—	—	—	—

亜鉛の食事摂取基準（mg/日）／銅の食事摂取基準（mg/日）

性　別	亜鉛 男　性				亜鉛 女　性				銅 男　性				銅 女　性			
年齢等	推定平均必要量	推奨量	目安量	耐容上限量	推定平均必要量	推奨量	目安量	耐容上限量	推定平均必要量	推奨量	目安量	耐容上限量	推定平均必要量	推奨量	目安量	耐容上限量
0～5（月）	—	—	2	—	—	—	2	—	—	—	0.3	—	—	—	0.3	—
6～11（月）	—	—	3	—	—	—	3	—	—	—	0.3	—	—	—	0.3	—
1～2（歳）	3	3	—	—	2	3	—	—	0.3	0.3	—	—	0.2	0.3	—	—
3～5（歳）	3	4	—	—	3	3	—	—	0.3	0.4	—	—	0.3	0.3	—	—
6～7（歳）	4	5	—	—	3	4	—	—	0.4	0.4	—	—	0.4	0.4	—	—
8～9（歳）	5	6	—	—	4	5	—	—	0.4	0.5	—	—	0.4	0.5	—	—
10～11（歳）	6	7	—	—	5	6	—	—	0.5	0.6	—	—	0.5	0.6	—	—
12～14（歳）	9	10	—	—	7	8	—	—	0.7	0.8	—	—	0.6	0.8	—	—
15～17（歳）	10	12	—	—	7	8	—	—	0.8	0.9	—	—	0.6	0.7	—	—
18～29（歳）	9	11	—	40	7	8	—	35	0.7	0.9	—	7	0.6	0.7	—	7
30～49（歳）	9	11	—	45	7	8	—	35	0.7	0.9	—	7	0.6	0.7	—	7
50～64（歳）	9	11	—	45	7	8	—	35	0.7	0.9	—	7	0.6	0.7	—	7
65～74（歳）	9	11	—	40	7	8	—	35	0.7	0.9	—	7	0.6	0.7	—	7
75以上（歳）	9	10	—	40	6	8	—	30	0.7	0.8	—	7	0.6	0.7	—	7
妊　婦（付加量）					＋1	＋2	—	—					＋0.1	＋0.1	—	—
授乳婦（付加量）					＋3	＋4	—	—					＋0.5	＋0.6	—	—

256

マンガンの食事摂取基準（mg/日）				
性　別	男　性		女　性	
年齢等	目安量	耐容上限量	目安量	耐容上限量
0〜5 （月）	0.01	—	0.01	—
6〜11 （月）	0.5	—	0.5	—
1〜2 （歳）	1.5	—	1.5	—
3〜5 （歳）	1.5	—	1.5	—
6〜7 （歳）	2.0	—	2.0	—
8〜9 （歳）	2.5	—	2.5	—
10〜11 （歳）	3.0	—	3.0	—
12〜14 （歳）	4.0	—	4.0	—
15〜17 （歳）	4.5	—	3.5	—
18〜29 （歳）	4.0	11	3.5	11
30〜49 （歳）	4.0	11	3.5	11
50〜64 （歳）	4.0	11	3.5	11
65〜74 （歳）	4.0	11	3.5	11
75以上 （歳）	4.0	11	3.5	11
妊　婦			3.5	—
授乳婦			3.5	—

	ヨウ素の食事摂取基準 （μg/日）								セレンの食事摂取基準 （μg/日）							
性　別	男　性				女　性				男　性				女　性			
年齢等	推定平均必要量	推奨量	目安量	耐容上限量	推定平均必要量	推奨量	目安量	耐容上限量	推定平均必要量	推奨量	目安量	耐容上限量	推定平均必要量	推奨量	目安量	耐容上限量
0〜5 （月）	—	—	100	250	—	—	100	250	—	—	15	—	—	—	15	—
6〜11 （月）	—	—	130	250	—	—	130	250	—	—	15	—	—	—	15	—
1〜2 （歳）	35	50	—	300	35	50	—	300	10	10	—	100	10	10	—	100
3〜5 （歳）	45	60	—	400	45	60	—	400	10	15	—	100	10	10	—	100
6〜7 （歳）	55	75	—	550	55	75	—	550	15	15	—	150	15	15	—	150
8〜9 （歳）	65	90	—	700	65	90	—	700	15	20	—	200	15	20	—	200
10〜11 （歳）	80	110	—	900	80	110	—	900	20	25	—	250	20	25	—	250
12〜14 （歳）	95	140	—	2,000	95	140	—	2,000	25	30	—	350	25	30	—	300
15〜17 （歳）	100	140	—	3,000	100	140	—	3,000	30	35	—	400	20	25	—	350
18〜29 （歳）	95	130	—	3,000	95	130	—	3,000	25	30	—	450	20	25	—	350
30〜49 （歳）	95	130	—	3,000	95	130	—	3,000	25	30	—	450	20	25	—	350
50〜64 （歳）	95	130	—	3,000	95	130	—	3,000	25	30	—	450	20	25	—	350
65〜74 （歳）	95	130	—	3,000	95	130	—	3,000	25	30	—	450	20	25	—	350
75以上 （歳）	95	130	—	3,000	95	130	—	3,000	25	30	—	400	20	25	—	350
妊　婦（付加量）					＋75	＋110	—	—[1]					＋5	＋5	—	—
授乳婦（付加量）					＋100	＋140	—	—[1]					＋15	＋20	—	—

[1]妊婦及び授乳婦の耐容上限量は，2,000 μg/日とした。

クロムの食事摂取基準（µg/日）				
性　別	男　性		女　性	
年齢等	目安量	耐容上限量	目安量	耐容上限量
0〜5 （月）	0.8	—	0.8	—
6〜11 （月）	1.0	—	1.0	—
1〜2 （歳）	—	—	—	—
3〜5 （歳）	—	—	—	—
6〜7 （歳）	—	—	—	—
8〜9 （歳）	—	—	—	—
10〜11 （歳）	—	—	—	—
12〜14 （歳）	—	—	—	—
15〜17 （歳）	—	—	—	—
18〜29 （歳）	10	500	10	500
30〜49 （歳）	10	500	10	500
50〜64 （歳）	10	500	10	500
65〜74 （歳）	10	500	10	500
75以上 （歳）	10	500	10	500
妊　婦			10	—
授乳婦			10	—

モリブデンの食事摂取基準（µg/日）								
性　別	男　性				女　性			
年齢等	推定平均必要量	推奨量	目安量	耐容上限量	推定平均必要量	推奨量	目安量	耐容上限量
0〜5 （月）	—	—	2	—	—	—	2	—
6〜11 （月）	—	—	5	—	—	—	5	—
1〜2 （歳）	10	10	—	—	10	10	—	—
3〜5 （歳）	10	10	—	—	10	10	—	—
6〜7 （歳）	10	15	—	—	10	15	—	—
8〜9 （歳）	15	20	—	—	15	15	—	—
10〜11 （歳）	15	20	—	—	15	20	—	—
12〜14 （歳）	20	25	—	—	20	25	—	—
15〜17 （歳）	25	30	—	—	20	25	—	—
18〜29 （歳）	20	30	—	600	20	25	—	500
30〜49 （歳）	25	30	—	600	20	25	—	500
50〜64 （歳）	25	30	—	600	20	25	—	500
65〜74 （歳）	20	30	—	600	20	25	—	500
75以上 （歳）	20	25	—	600	20	25	—	500
妊　婦（付加量）					＋0	＋0	—	—
授乳婦（付加量）					＋3	＋3	—	—

index ■さくいん

エスカベーシック
給食の運営管理論―計画と実務
2011 年 4 月 1 日　第一版第 1 刷発行
2018 年 3 月 15 日　新訂版第 1 刷発行

エスカベーシック
給食の運営管理論―計画と実務 改訂新版

2022 年 3 月 3 日　第一版第 1 刷発行

編著者　芦川修貳／服部富子
著　者　伊澤正利／金子裕美子
　　　　須永将広／田中　寛
　　　　登坂三紀夫／永井　豊
　　　　野原健吾／藤井　茂
　　　　藤井駿吾／矢ヶ崎栄作

発行者　宇野文博

発行所　株式会社 同文書院
〒112-0002
東京都文京区小石川 5-24-3
TEL　(03)3812-7777
FAX　(03)3812-7792
振替　00100-4-1316

DTP　日本ハイコム株式会社
印刷・製本　日本ハイコム株式会社